孙向红 主编

孙向红
中医治疗慢性萎缩性胃炎经验集

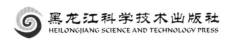

黑龙江科学技术出版社
HEILONGJIANG SCIENCE AND TECHNOLOGY PRESS

图书在版编目(CIP)数据

孙向红中医治疗慢性萎缩性胃炎经验集 / 孙向红主编. -- 哈尔滨：黑龙江科学技术出版社，2022.4
（国医传薪录丛书）
ISBN 978-7-5719-1349-6

Ⅰ．①孙… Ⅱ．①孙… Ⅲ．①慢性病－萎缩性胃炎－中医临床－经验－中国－现代 Ⅳ．①R259.733

中国版本图书馆CIP数据核字（2022）第050215号

孙向红中医治疗慢性萎缩性胃炎经验集
SUN XIANGHONG ZHONGYI ZHILIAO
MANXING WEISUOXING WEIYAN JINGYANJI

主　　编	孙向红
责任编辑	张东君　罗　琳
封面设计	宗　宁
出　　版	黑龙江科学技术出版社
	地址：哈尔滨市南岗区公安街70-2号　邮编：150007
	电话：（0451）53642106　传真：（0451）53642143
	网址：www.lkcbs.cn
发　　行	全国新华书店
印　　刷	黑龙江龙江传媒有限责任公司
开　　本	710 mm×1000 mm　1/16
印　　张	23.25
字　　数	403千字
版　　次	2022年4月第1版
印　　次	2022年4月第1次印刷
书　　号	ISBN 978-7-5719-1349-6
定　　价	98.00元

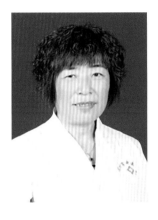

孙向红

　　主任医师,山东省名老中医专家,从事中医内科临床工作近40年,一直从事中医内科临床研治及教学工作。曾任中国中医药研究促进会内分泌学分会常务委员、滨州市中医药学会内分泌专业委员会副主任委员、滨州市医学会内分泌与代谢疾病专业委员会副主任委员、山东省中医药学会内科专业委员会委员。通过近40年的临床实践,掌握了扎实的专业理论基础知识,总结积累了丰富独到的临床经验,特别擅长运用中医治疗内分泌疾病、心脑血管疾病、呼吸系统疾病、消化系统疾病及肿瘤。工作近40年来,在国家级期刊发表学术论文《中医药治疗糖尿病足的临床效果观察》《胰岛素抵抗对血脂、血糖的影响研究》等3篇,在省级期刊发表学术论文《中西医结合治疗慢性非特异性溃疡性结肠炎》《心脑通治疗气虚血瘀冠心病100例》《小柴胡汤在五官科中的应用》《妇科从肝论治举例》等7篇,主持课题《当归四逆汤加减结合足疗治疗寒凝血瘀型糖尿病周围神经病变的临床研究》《健乳消癖口服液治疗乳腺增生病临床研究》共2项,荣获市级科技进步奖2项及三等奖3项,优秀科技成果1项,取得发明实用型专利“一种皮肤滚针”“一种中医针灸针”等3项,主编著作《康复与临床治疗学》1部。2010年先后荣获滨州市三八红旗手荣誉称号和滨州市卫生系统“巾帼建功十大标兵”称号。曾获得全市疾病预防控制工作先进个人2次,滨州市卫生系统先进个人并荣立三等功1次。

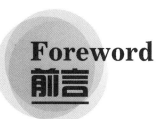

Foreword
前言

　　随着社会的不断发展,人们生活节奏的加快和饮食结构的改变,慢性萎缩性胃炎的发病率呈逐年升高的趋势,严重影响了人类的身体健康和生活质量。中医学是我们的传统医学,几千年来的临床实践证明,运用中医药指导治疗慢性萎缩性胃炎收效甚佳。为总结中医治疗慢性萎缩性胃炎的学术思想和临床经验,在此基础上加以创新,特编写了此书,以期不断提高药物临床疗效,发挥中医药防病治病的优势。

　　全书分为两篇。第一篇为基础篇,主要介绍消化系统疾病的基础知识;第二篇为专述篇,首先阐述了慢性萎缩性胃炎传统医学认识,然后叙述了慢性萎缩性胃炎现代医学认识,最后详细介绍了治疗慢性萎缩性胃炎典型医案记录。其中医案记录中既包括用药记录,又包括学生对老师选方用药辨证思路的总结,将诊疗思想与学生的临床心悟穿插其中,使读者体会一个完整的诊疗过程。本书既突出了中医特色,又紧跟现代医学进展,内容翔实、全面,兼顾广度与深度,注意实用性与先进性的统一。本书适合消化内科中医及中西医结合医师阅读参考,也可作为中医和中西医结合专业学生的辅导参考资料。

　　由于编写时间仓促,水平有限,疏漏之处在所难免,敬请读者和同道批评指正,以便不断完善。

孙向红

2022 年 2 月

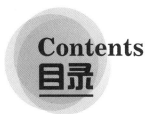
Contents
目录

基础篇

专述篇

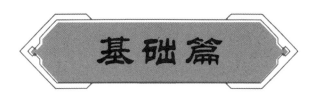

基础篇

第一章

消化系统形态结构

第一节 食 管

一、形态和位置

食管是前后扁窄的长管状器官,它是消化管道最狭窄的部分,其长度因年龄及体位的变化而变化。食管上端凭借括约肌装置上接咽,平对第 6 颈椎下缘,起于环状软骨,沿颈椎前方下行,经胸廓上口入胸腔,向下经上纵隔、后纵隔通过膈的食管裂孔约在 T_{11} 水平,止于胃的贲门。

人的食管从门齿或鼻孔开始计算,长 36～50 cm,平均 40 cm。但随个体胸部的长度不同而有差别。分为颈部、胸部和腹部。

(一)颈部食管

颈部食管长约 5 cm,是指食管起始端至胸骨的颈静脉切迹平面间的一段。食管起始部距离门齿约15 cm。它的前方凭借结缔组织与气管后壁相连;后方凭借椎前筋膜与脊柱相隔。其上端两侧与甲状腺的侧叶及甲状旁腺相邻;下端两侧与颈动脉鞘相邻。在食管与气管之间两侧的沟内,分别有左、右喉返神经经过。

(二)胸部食管

胸部食管长 18～20 cm,上接颈静脉切迹平面的食管,下止于膈肌的食管裂孔。食管向下行经胸主动脉右前方,该处在 X 线像有明显的主动脉弓压迹,食管继续向下,紧接着与气管分叉和左支气管相遇。在 X 线上见此处食管形成支气管压迹,再向下则沿左心房后方,心包之背侧下行,此段食管稍凸向正中线右侧。除在第 4 胸椎水平面一段外,食管两侧由纵隔胸膜覆盖。在右肺根处,奇静脉经食管前上方汇入上腔静脉。胸段食管的下段,膈肌为底,两侧分别为前方的心包和后方的降主动脉——食管下三角区,具有较重要的解剖价值。

(三)腹部食管

从食管裂孔至贲门为食管最短的一段(2~3 cm),形成食管胃接合部。从食管腔外观察,无明确的食管胃接合部标志。但从胃镜观察,食管下段黏膜呈白色,胃黏膜呈红色,标志从复层鳞状上皮变为单层柱状上皮。前方和右侧邻肝的左叶后缘,左侧有时可以与脾接触。

二、组织结构

(一)构成

1.黏膜

食管黏膜在食管镜下呈淡黄色,平滑,并有 7~10 条纵向皱襞,有利于食物下滑。光镜下见食管黏膜由上皮层、基膜层、固有膜层和肌层构成。

(1)上皮层:为复层鳞状上皮,在食管胃接合部上方 1~2 cm 变为柱状上皮,连接胃黏膜,位于最内层。

(2)基膜层:为一透明的网状纤维膜,位于上皮层与固有膜层之间。

(3)固有膜层:富含血管、淋巴管、神经、腺体,由致密结缔组织所构成。

(4)肌层:位于固有膜深面,由平滑肌组成,主要功能是帮助血液循环及腺体分泌。

2.黏膜下层

黏膜下层由疏松结缔组织所构成,含食管主要的血管、淋巴管、神经丛,位于黏膜肌层与肌层之间。

3.肌层

肌层由内环肌、外纵肌两层肌肉组成。横纹肌与平滑肌交替,食管上段以横纹肌为主,下段以平滑肌为主。至食管下段 1/3 处两层肌肉均为平滑肌。食管镜显示食管胃接合部食管腔呈闭合状态,即所称食管下括约肌。

4.外膜

外膜富含血管、淋巴管和神经的疏松结缔组织。

(二)生理性狭窄

食管正常有 3 个狭窄。第 1 个狭窄位于咽与食管的交接处,即食管的起始部,由环咽肌和环状软骨所围成。第 2 个狭窄在胸段食管入口以下,约平 T_4

下缘,由主动脉弓从其左壁越过和左主支气管从食管前方越过而形成。有学者将其分成主动脉弓及左主支气管 2 处食管狭窄,但临床价值不大。第 3 处狭窄位于食管裂孔处,距门齿约 40 cm,受食管下括约肌的作用而形成。3 个狭窄处易滞留异物,尤以第 2～3 狭窄处为食管疾病的多发部位,如瘢痕、挛缩和憩室等。

三、动脉

由于食管是前后扁窄的长管状器官,纵经颈、胸、腹,各段有不同的血液来源。在食管外膜及黏膜下具有广泛的吻合。

(一)颈部食管动脉

此动脉多从锁骨下动脉发出的甲状腺动脉的食管支供应,为 2～8 支。右侧甲状腺动脉升支通常有一个重要的气管食管支,与喉返神经伴行,供应气管及食管。

(二)胸部食管动脉

此动脉主要来源于主动脉弓、胸主动脉和肋间动脉。其中胸部上段(胸骨角平面以上)动脉主要来源于支气管动脉。靠近支气管分叉处的食管的血液供应最丰富。胸部下段(胸骨角平面以下)动脉主要来源于胸主动脉,手术中注意结扎主动脉食管支。

(三)腹部食管动脉

其主要由腹腔动脉发出的胃左动脉的食管支供应。这些动脉分别沿食管的右前外侧和背侧行走,分支入食管壁。它向上穿入食管裂孔与胸主动脉起始的最下两条食管动脉的分支吻合。除上述动脉外,腹部食管还可以由腹主动脉、脾动脉、腹腔动脉等发出的食管支供应。

(四)食管动脉与手术的关系

(1)食管的动脉进入食管壁后,呈 T 形分布,形成纵向的吻合,在肌层及黏膜下层形成广泛的壁内吻合,因此有很好的血运。

(2)胸部下段动脉主要来源于胸主动脉,压力较大,手术中注意结扎主动脉食管支,以免术后出血。

四、静脉

通常食管的静脉与动脉伴行,回流的毛细血管的血液注入黏膜层的静脉网,黏膜层的静脉网位于固有层内,黏膜肌与环形肌之间,由 10～15 条纵行的静脉组成。这些静脉均匀地围绕食管而分布,纵行静脉间有很多横向吻合支相连胸部。食管的下端,静脉数目增多,但其直径减小,至贲门部,这些静脉显著弯曲,并与胃的黏膜下静脉相通。食管壁内之静脉均经穿静脉向外流向食管外周的静脉,而后伴随迷走神经而行。颈部食管周围的静脉则流入甲状腺下静脉、甲状腺下极静脉丛、椎静脉、颈深静脉及气管周围静脉丛。在胸部食管周围的静脉向左流入半奇静脉,在奇静脉弓水平以上的食管静脉向左流入上位的肋间静脉,胸部食管周围右侧的静脉入奇静脉。它在右肺根之上方注入上腔静脉。由于奇静脉邻近肺门,容易受到中段食管肿瘤的侵犯,手术中钝性剥离时,高度警惕奇静脉的损伤。胸部食管的下部和食管腹部的静脉向下流入胃冠状静脉。当有门静脉高压症时,引起食管下段静脉曲张,此种食管静脉曲张易破裂,造成致命性出血。

五、淋巴

食管黏膜层、黏膜下层和外膜内的淋巴毛细管交汇成网。黏膜层的淋巴毛细管网位于黏膜固有层内,较稠密。黏膜下层的淋巴液主要在淋巴丛内沿食管纵轴流动。在做活体染料灌注时,淋巴管呈纵行方向扩散达 1~5 cm;但在环周方向上伸展则不到 1 cm,纵行较横行扩散距离大 6 倍左右。故在发现食管癌出现症状时,癌肿常常已沿管壁纵轴扩散一定距离。由于食管癌在横向无甚扩展,则早期癌多无管腔闭塞现象。一般食管上 2/3 的淋巴多数流向颅侧;下 1/3 的淋巴则流向尾侧。临床胸段食管区分为 3 站淋巴结,1~2 站属于局部淋巴结,1 站为食管旁及贲门旁;2 站为食管周围、气管旁、气管支气管、胃左动脉旁、胃小弯等;3 站属于远处淋巴结,有颈部、肺门、胃大弯、脾门等淋巴结。

食管的肌层内淋巴管较少,外膜内淋巴管主要是纵行分布,但不像黏膜下层的淋巴丛排列规律。食管颈部的局部淋巴结管靠咽部的淋巴管入咽后淋巴结。主动脉以上的食管,其靠上端的淋巴管流入颈深淋巴结群。该群淋巴结位于颈内静脉两侧,其输出管汇入颈淋巴干。左侧者流入胸导管;右侧者流入右淋巴导管。上述两群淋巴结的输出管入支气管纵隔干,并分别注入左侧的胸导管和右侧的右淋巴导管。支气管纵隔干有与胸廓内淋巴管链和颈深淋巴链相吻合者。肺门后方食管的淋巴管注入后纵隔淋巴结。该结位于食管与胸主动脉间,它们的输出管主要流入气管和支气管淋巴结。在食管、胸主动脉背侧和膈之上方有膈淋巴结;在膈下方和贲门所形成的角内有 1~2 个淋巴结,它们的输出管流入气管淋巴结和气管支气管下淋巴结。贲门周围淋巴结属胃上淋巴结的一部分,它们的输出管主要注入腹腔淋巴结和胃胰淋巴结。贲门部的淋巴管可上升经食管裂孔与胸部食管的局部淋巴结相连。食管淋巴的引流是不受食管分部所局限,可以呈现跳跃式的转移,距其较远部位的淋巴结可以受累。食管的淋巴管有不经局部淋巴结而直接入胸导管者。因此,发现和诊治早期食管病变具有重要意义。人们超过 40 岁以后,则淋巴管壁出现退行性变化;高龄者,该管变薄变硬,脆性增大,外伤或淋巴压力增高时,易致胸导管破裂。胸导管在第 4～6 胸椎间的一段有 1～3 个瓣膜,但亦有超过 10 个瓣膜者。胸导管主要是从肠干输送乳糜池的脂肪进入血液循环。人体摄入的 60%～70% 的脂肪是经胸导管运入血液循环的,同时胸导管亦是运送血管外血浆蛋白及储于肝脏的蛋白质回流的主要径路。胸导管破裂则形成乳糜胸,故在施行食管手术时,应避免胸导管的损伤。胸导管末端注入左侧静脉角者居多,占 87%,注入左颈内静脉者次之,再次为注入左锁骨下静脉注入左头臂(无名)静脉者,偶尔亦可注入右侧静脉角。

六、神经

食管由躯体传出、内脏传出和内脏传入神经分布,主要是交感神经及迷走神经支配,并形成广泛的食管神经丛。

(一)交感神经

胸、颈部脊柱前外侧纵行伸长的交感神经干。它们在交感干内上升或下降一定距离,交感干内神经节中的神经细胞构成突触。交感干内的细胞发出节后纤维,它们离开交感神经干,通常左侧有 3 支,右侧有 4 支食管支。分布至胃食管的括约肌和胃近端的交感神经来源于腹腔神经节的节后纤维。

(二)副交感神经

副交感神经起于延髓内迷走神经背运动核,其纤维出延髓形成迷走神经。该神经自颅后窝的颈静脉孔出颅,支配食管内平滑肌的运动。支配咽和食管内横纹肌的躯体传出神经是从延髓内疑核发出。其纤维分别入舌咽和迷走神经内,分别支配咽肌和食管的横纹肌。

(三)迷走神经

迷走神经还接受交感神经来的纤维。迷走神经在颈部被颈血管鞘包围。它位于颈总动脉和颈内静脉之间的后方。右侧迷走神经又分为交感神经和副神经,穿出颈血管鞘进入胸部,在后纵隔内下降,越过肺门偏向内侧,左侧离颈血管鞘经主动脉弓前,先在左头臂(无名)静脉之后,至主动脉弓下缘处,迷走神经主走在胸主动脉和左肺动脉之间,继而至左支气管之后,再分支达食管。右迷走神经的数个食管支,互相交织在食管周围形成食管丛。该丛在食管裂孔的上方,重又形成迷走神经前、后干。食管上 1/3 迷走神经分布颇少,而以食管的中 1/3 最丰富。在食管裂孔上方前干清楚可见,后干通常仅有很细的神经束。迷走神经前、后干均穿膈的食管裂孔入腹腔。颈部食管的横纹肌由迷走神经发出的喉返神经支配。右喉返神经发出点较高,从锁骨下动脉之前方,绕其下缘,再从后方上升。左喉返神经发出点较低,在动脉韧带之左侧,从主动脉弓前方,绕其下缘,再由后方上升。左右喉返神经均经气管、食管间之沟内上升。其分支支配食管肌的运动和调节腺体的分泌。迷走神经在肺门处发出分支入肺丛。迷走神经至腹腔内分出胃前支、胃后支、腹腔支和肝支。

根据迷走神经损伤部位不同,在临床上有不同的表现。一般说,迷走神经损伤会出现心悸、恶心、呕吐和呼吸深而慢等症状。如损伤部位较高,还会有咽喉感觉障碍、咽喉声音嘶哑、语言困难、呛咳和吞咽障碍等。如果手术中损伤一侧喉返神经,不仅影响声带的功能,同时可能影响吞咽功能,容易导致吸入性肺炎。如果双侧喉返神经损伤可因声门闭合窒息,则可能导致患者失语,顽固性肺炎,甚至死亡。因此,在做手术时要十分细心,勿损害喉返神经。

第二节　胃

胃是食管末端和十二指肠壶腹之间的膨大部分,约 4/5 在中线的左侧,1/5 在中线的右侧。胃有两个开口,其上端与腹段食管相连处称贲门,贲门相当于第 11 胸椎的高度。胃的下端与十二指肠相连的部分称为幽门,幽门位于第 1 腰椎下端右侧距中线 2 cm 处,其标志为幽门前静脉。胃上缘的凹面称胃小弯,胃下缘的凸面称胃大弯。胃小弯近幽门处有一角切迹,称幽门切迹,根据胃角切迹可将胃分为 3 部分:①胃底部,位于贲门左侧,高于贲门水平以上部分,是胃的最上部分;②胃体部,胃底与角切迹之间的部分,所占面积最大;③幽门部,角切迹以下部分,胃大弯侧的中间沟分为幽门窦和幽门管两部分。

胃前壁右侧半包括胃小弯被左半肝所覆盖,胃前壁左侧半的上部被横膈所覆盖,而胃底位于左侧膈穹。左侧半的下部直接与腹前壁接触,称为游离面。胃后壁是小网膜囊前壁的一部分,膈腹膜与胰、左肾上腺、脾、横结肠及其系膜及膈脚等相毗邻,所谓胃床即指上述器官。胃后壁与胰腺关系密切,故胃后壁溃疡易与胰腺粘连,有时穿孔入胰腺称为穿通性溃疡。

一、韧带和皱襞

肝门与十二指肠上部及胃小弯之间有肝十二指肠韧带和肝胃韧带,内有肝蒂、胃右动脉、胃左动脉转弯后的一段及其胃壁支,还有胃膈韧带与膈肌相连,内部常有胃后动脉、静脉通过。在肝胃韧带的后方胃小弯的较高处后胃胰皱襞,内有胃左动脉、静脉及迷走神经后干的腹腔支。在胃窦部的后壁与胰头、颈部相连后腹膜皱襞,称为"胃胰韧带"。胃大弯与横结肠之间有胃结肠韧带,即大网膜。它有前两层和后两层,两者之间为小网膜囊。在大网膜前两层之间有胃网膜左、右血管。胃大弯上部与脾之间有胃脾韧带,内有胃短血管。

二、血管

胃的血运极为丰富,血供来自胃左、右动脉和胃短动脉等,它们之间有丰富的吻合支,形成立体网状动脉结构。此外,左膈下动脉分为小支至胃底,供应胃底部的内侧壁。60%～80%的胃标本中可发现来自脾动脉的胃后动脉,供应胃小弯侧的胃体后壁上部。

(一)动脉

胃左动脉一般起自腹腔干,但有少数(2.5%～15%)起自腹主动脉。胃左动脉发出后,向左上方行于胃胰皱襞内,至贲门稍下方发出食管支并弯向右下方靠近胃小弯,在肝胃韧带两层浆膜之间下行,从左至右沿途发出胃前、后壁各4～6条胃壁支。其终末支与胃右动脉相吻合,形成胃小弯动脉弓。文献报道有5%～15%的胃左动脉发出副肝左动脉,分布至肝左外叶等处。据统计,约有1/4的标本胃右动脉分为前后2支,由此2支动脉发出胃窦部前后壁支。

胃右动脉起源于肝固有动脉,亦有起自肝总、肝左或肝右动脉等处者。胃右动脉的胃壁支的数目、粗细及分布范围等均小于胃左动脉。

胃网膜右动脉是胃十二指肠动脉的主要终末支。在大网膜前叶两层腹膜间沿胃大弯左行,沿途发出多数分支至胃前、后壁和大网膜,其终末支多与胃网膜左动脉相吻合,形成胃大弯动脉弓。胃网膜右动脉分布范围一般超过胃体部大弯侧右侧半。

胃网膜左动脉是脾动脉或脾动脉下级支的分支。此动脉初在胃脾韧带内,后在大网膜前后两层之间,由左向右沿胃大弯行走,沿途发出多数胃前、后壁支,其终末支与胃网膜右动脉相吻合。此动脉一般较短,分布范围亦小,常限于胃体部大弯侧的左下部。

胃网膜左右动脉向胃壁发出多数小支,每支距离一般在 1.5 cm 左右,但在两动脉的终末支吻合处附近,不仅各小支的距离增大,且各小支逐渐细小,并呈交叉方向分布于胃壁上。这种解剖标志相当于胃大弯的中点,可作为胃适量切除的参考。

胃短动脉起源于脾动脉主干或其分支,少数起自胃网膜左动脉。一般有4~6支,经胃脾韧带分布于胃底外侧部,胃底内侧部由左膈下动脉的胃底支供应。

(二)静脉

胃的静脉基本与同名动脉伴行,均注入门静脉系统。其中临床意义较大者有胃左静脉和胃后静脉。胃左静脉一般由胃角切迹附近开始,收纳胃壁小静脉支,逐渐向贲门方向汇合,形成1条或2条胃支。在贲门下方2~3 cm处弯向右下方并有食管支汇入形成胃左静脉干,最后多汇入门静脉,其余依次汇入脾静脉或门、脾静脉交角处。胃左静脉位于胃肠壁内,此为胃左静脉的外科标志。施行门、奇静脉断流手术时,如仅结扎胃壁支而未结扎食管支,则食管支的血流量和压力反而相对增加,术后可能更易再出血。

胃后静脉引流区为靠近贲门及胃小弯侧的胃底及胃体后壁的上部。胃后静脉由胃底后壁经胃膈韧带和网膜囊后壁腹膜后方汇入脾静脉,是门静脉系统的属支。门静脉高压症时,胃后静脉可受累扩张,是导致食管胃底静脉曲张及出血的重要血管之一,因此在施行门、奇静脉断流手术时,应将此静脉包括在内予以结扎。

三、神经

分布于胃的神经有交感、副交感神经和内脏感觉神经。

(一)交感神经

胃的交感神经主要来自腹腔神经丛的节后纤维,其神经纤维缠绕于腹腔干分支的表面至胃壁;部分交感神经纤维来自肝丛,经肝胃韧带分布于胃小弯。其功能是抑制胃运动,减少胃液分泌。

(二)副交感神经

胃的副交感神经来自左、右迷走神经,可促进胃运动,增加胃液分泌。

1.迷走神经前干

左迷走神经在食管下端形成迷走神经前干,经膈食管裂孔进入腹腔,行于腹段食管前壁肌层与腹膜之间。从左上向右下走行,约于贲门水平分为肝支和胃前支。胃前支紧贴胃小弯走行,在肝胃韧带内距胃小弯缘 0.5～1.0 cm 范围与胃左动脉伴行,沿途发出 4～6 条胃前壁支,下行至胃角切迹处(个别者在切迹上方 2.5 cm 处),则延续为前"鸦爪"形分支。此支又分为 3～4 支至幽门管前壁,控制幽门部排空功能。

2.迷走神经后干

右迷走神经在食管下端形成迷走神经后干,一般粗于前干。走行于腹段食管右后壁肌层外层的疏松组织中,较易分离和寻找。在贲门稍下方分为腹腔支和胃后支,胃后支多紧贴胃小弯走行,其次是在肝胃韧带内距胃小弯缘 0.5～1.0 cm,少数位于距胃小弯缘 0.5 cm 的胃后壁上。约有 38% 胃后支缺如,此时的胃后壁支与"鸦爪"形分支均由腹腔神经丛腹腔支发出。胃后支发出胃后壁支 2～3 条后,在胃角切迹附近仍延续为后"鸦爪"形分支,控制幽门管排空功能。

另外,前干在分为肝支及胃前支以前,常有 1～2 支自神经干发出至胃的贲门部。约 1/4 标本中可发现,后干在分为腹腔支及胃后支以前,发出 1～2 细支至胃的贲门部。在行胃迷走神经切断术时,此 2 支如果被忽略则可造成手术不彻底。

3.内脏感觉神经

胃的感觉神经纤维分别随交感、副交感神经进入脊髓和延髓。胃的痛觉冲动主要随交感神经通过腹腔丛、交感干传入脊髓 $T_{6\sim10}$ 节段。胃手术时,封闭腹腔丛可阻滞痛觉的传入。胃的膨胀感和饥饿感冲动则经迷走神经传入延髓,胃手术时应避免过度牵拉或强烈刺激迷走神经。

四、淋巴结

胃黏膜的淋巴液引流至黏膜下层,再穿过肌层、浆膜层,经淋巴管汇流至胃周围淋巴结。一般分为4组:①胃上淋巴结,沿胃左、右动脉排列,收纳胃小弯部淋巴液;②胃下淋巴结,沿胃网膜左、右动脉排列,收纳胃大弯侧下半部及大网膜淋巴液;③幽门淋巴结,其中幽门上淋巴结与胃右动脉相关,幽门下淋巴结与胃网膜右动脉相关,收纳幽门部、十二指肠前段及胰头等处的淋巴液;④胰脾淋巴结,沿脾动脉排列,收纳胃大弯上部的淋巴液。来自以上 4 组的淋巴液均注入腹腔淋巴结,经此入乳糜池,再经胸导管入左颈静脉,因此胃癌淋巴结转移可触及左锁骨上窝肿大的淋巴结。

第三节 肝 胆

　　肝脏是人体中最大的实质性腺体,其大小因人而异,一般左右径为 25 cm,前后径为 15 cm,上下径为 6 cm,通常其重在 1 200～1 500 g,约占成人体重的 1/40。胚胎第 4 周时,在前肠与卵黄柄交界处的腹侧发生憩室样肝突起,以后其头部衍化为肝脏,尾部形成胆囊和胆囊管,基底部形成胆总管,卵黄静脉形成门静脉和肝静脉,脐静脉与以后形成的门静脉左支吻合,延续为静脉导管和下腔静脉相通,为胎儿与母体间物质交换的主要途径,胎儿出生后,脐静脉和静脉导管闭塞,形成肝圆韧带和静脉韧带。腹系膜前部形成镰状韧带、左右冠状韧带的前页和左右三角韧带的一部分,膜的后部形成肝胃韧带、肝十二指肠韧带、左右冠状韧带的后页和左右三角韧带的一部分。

　　肝脏的大部分位于右侧季肋部,仅小部分超越前正中线在左位季肋部。肝的上界相当于右侧锁骨中线第 5 肋间隙,下界与右肋缘平行,后面相当于第 6～12 肋,前面相当于第 6～9 软肋,左侧外叶前缘达剑突下 2～3 cm,并随呼吸上下移动。肝脏为一不规则的楔形器官,其右侧钝圆,左侧薄。从外观可分膈、脏两面。膈面光滑隆凸,大部分与横膈相连。镰状韧带位于膈面的前部,向后延伸并向左右扩展成冠状韧带,冠状韧带又向左右延伸形成左、右三角韧带。这些韧带将肝脏固定在右上腹。在右冠状韧带前后页间,有部分肝面没有腹膜覆盖,称为肝裸区。肝脏的脏面有两个纵沟和一个横沟,构成 H 形。右纵沟由胆囊窝和腔静脉沟构成,左纵沟则由肝圆韧带和静脉韧带组成,横沟则连在此两纵沟之间,绝大多数在肝脏之中部,即第一肝门所在。在横沟的右旁常见一侧沟(即右切迹)伸向肝的右下方。从这些沟内很容易分离出门静脉、肝管及肝动脉的分支。在脏面有肝胃韧带和肝十二指肠韧带,前者称小网膜,内含胃左右动脉;后者向上到达横沟,内含门静脉、肝动脉和胆总管等。在右侧肝的脏面还有肝肾韧带和肝结肠韧带。

　　膈下区是指横膈之下,横结肠及其系膜以上的一个大间隙,肝脏位于其中。肝脏及其韧带又将膈下区分成若干间隙。肝上间隙被镰状韧带分为左、右肝上间隙,后者被右冠状韧带和右三角韧带分为右前肝上间隙和右后肝上间隙。肝下间隙被肝圆韧带和静脉韧带分为右肝下和左肝下间隙,后者被小网膜分成左前肝下间隙和左后肝下间隙。右肝上间隙和右肝下间隙是膈下脓肿好发部位。

因心脏不停地跳动和胃的蠕动,左肝上和左肝下间隙不易形成脓肿。

一、韧带

肝脏除了裸区外均被腹膜覆盖,腹膜反折处形成韧带使肝脏固定在膈和腹前壁。肝周韧带包括镰状韧带、肝圆韧带、冠状韧带、三角韧带、肝胃韧带、肝十二指肠韧带和肝肾韧带与肝结肠韧带。

(一)镰状韧带

镰状韧带上是前腹上壁的腹膜层反折至肝表面形成,并将肝的膈面分成左右两部分,它是左叶间裂表面的标志。其下端与肝圆韧带相连,上端向后延伸与两侧的冠状韧带相连。

(二)肝圆韧带

肝圆韧带起自脐而达肝圆韧带切迹,经镰状韧带游离缘的两层腹膜间达脐静脉窝止于门静脉左支的囊部并与静脉韧带相连,是脐静脉闭锁所形成的纤维索带。门脉高压时,闭锁的脐静脉可再通。

(三)冠状韧带

冠状韧带是肝膈面与脏面被膜反折至膈所形成。有左、右冠状韧带。左冠状韧带分前、后两层,右冠状韧带分上、下两层。两层之间为肝裸区。

(四)三角韧带

三角韧带由左冠状韧带前后两层和右冠状韧带上下两层延伸并汇合而成。左三角韧带有较大血管和迷走胆管,手术切断后要妥善处理。

(五)肝胃韧带

肝胃韧带起自胃小弯,上方与静脉韧带相连,其右缘移行于肝十二指肠韧带。由两层腹膜组成,其内有迷走神经的肝支,胃前支及胃左、右动静脉。有时胃左动脉发出的副肝左动脉经此韧带入肝,供血给左外叶或左半肝。

(六)肝十二指肠韧带

肝十二指肠韧带位于肝门横沟与十二指肠第一段间,左缘与肝胃韧带相连,右缘游离,后为网膜孔。由两层腹膜组成,其内有肝固有动脉、门静脉主干、胆总管、神经和淋巴管,称为肝蒂。手术时可在此处阻断肝的血流。

(七)肝肾韧带与肝结肠韧带

肝肾韧带是由右冠状韧带下层绕过右肝的脏面和右肾前面而形成,其内有右肾上腺静脉。肝结肠韧带是连于右肝下缘和横结肠肝曲间的腹膜。

二、分叶及分段

从外形上看,肝脏为一整体性器官,仅被镰状韧带分为左右两叶,但事实上这一分叶法并不符合肝脏内部的管道分布规律。在肝灌注标本上可见到肝内有若干平面缺少管道的分布,这些平面是肝内分叶的自然界线,称为肝裂。根据肝裂及管道的分布,有多种方法对肝脏进行分叶、分段。目前,国内临床普遍接受的是 5 叶 4 段分界法,而国际上则通用的是 8 分段法。

(一)肝裂

肝脏主要有三个主裂、两个段间裂和一个背裂。

1. 正中裂

正中裂起自胆囊窝的中部,向后上方斜行抵于下腔静脉的左缘。正中裂多是斜行的,一般与肝门平面成 $60°\sim80°$ 角,开口向左。在正中裂的平面内有肝中静脉经过,因此也有人认为左、右两半肝的分界线可以肝中静脉代替正中裂为界。在一般情况下,正中裂几乎将肝平均分为左、右两半肝,大小大致相等。正中裂通过尾状叶时,通常也将它分成左、右各半,有时正中裂仅将尾状突与尾状叶分开,除尾状突外,整个尾状叶全属于左半肝。

2. 左叶间裂

左叶间裂从肝前缘的脐切迹向后上方抵于肝左静脉注入下腔静脉处,在膈面约相当于镰状韧带之左侧,在脏面则以左纵沟为标志。左叶间裂将左半肝分为左外叶和左内叶。在它的平面上有肝左静脉的叶间支经过。

3. 右叶间裂

在正中裂的右侧约距肝右缘 1/3 处,有一接近水平位的斜裂(与水平面成 $30°\sim45°$ 角之开口向右侧),起自肝右静脉汇入下腔静脉处,斜向右前方再弯向肝的右下缘,称为右叶间裂。它将右半肝分为右前叶与右后叶,有肝右静脉从其平面上经过,故在肝右前、后叶切除时,沿肝右静脉分离就是右叶间裂的部位。

4. 左外叶段间裂

此裂起于肝左静脉回流入下腔静脉处,然后以斜行方向越过左外叶止于肝左缘的后中 1/3 处,将左外叶分成外上段和外下段,在此裂平面中有肝左静脉的段间支经过。

5. 右后叶段间裂

此裂在肝的脏面起于肝门的右切迹,横过右后叶止于右外侧缘之中点附近,将右后叶分成上段与下段,因此右切迹(即横沟)可作为右后叶段间裂在肝表面之标志。

6.背裂

背裂位于肝脏后上缘中部,尾状叶前方,是第二肝门所在。在肝脏上极形成一弧线,将尾状叶隔开。

(二)分段

1.五叶四段

肝脏按上所述肝裂分成五叶四段,即左外叶、左内叶、右前叶、右后叶和尾状叶,左外叶和右后叶又各分为上下两段。这对于肝脏疾病的定位诊断和开展肝叶切除术有重要意义。

2.8段分界法

Couinand 以肝裂、门静脉和肝静脉为基础,提出肝脏的功能性分段,将肝脏分为8段。即尾状叶为 I 段,左外叶为 II 段和 III 段,左内叶为 IV 段,右前叶为 V、VIII 段,右后叶为 VI、VII 段。1989 年,Couinand 又以脐静脉为界,将尾状叶分左、右两段,左侧为 I 段,右侧为 IX 段。解剖学研究结果证明肝脏是一分段性器官,每一肝段都有它的单独管道系统,可以作为一个外科切除单位。如切除 IV 段称为 IV 段切除术。为解决肝解剖和手术名称不统一问题,国际肝胆胰协会(IHPBA)于 1998 年底组建了一个命名委员会,于 2000 年 5 月在澳大利亚正式通过。新命名对肝进行三级划分,将肝脏分为 9 段。第 1 级划分称肝中界面,将肝分为左、右半肝,肝中界面以胆囊窝和下腔静脉窝为界,肝中静脉位于其中。第 2 级划分称区界面,右区界面以肝右静脉为界而将右半肝分为右前区和右后区,左区界面以镰状韧带为界将左半肝分为左内区和左外区。第 3 级划分称段界面,即各段之间的界面。

三、血管

肝脏是由肝实质和一系列管道系统组成,血供非常丰富。肝内有两个不同的管道系统:一个是 Glisson 系统,另一个是肝静脉系统。前者包含门静脉、肝动脉和肝胆管,三者被包于一结缔组织鞘内,称 Glisson 系统。肝静脉系统是肝内血液输出道,单独构成一个系统。

(一)门静脉

门静脉是由肠系膜上静脉和脾静脉在胰颈后方汇合而成,相当于第二腰椎水平,经十二指肠升部后到达肝十二指肠韧带内,在胆总管和肝动脉后方进入肝门。成人门静脉长 5.5~8 cm,内径为 1.0 cm。门静脉在形成主干后还接受若干小静脉,如胃冠状静脉、幽门静脉、胰十二指肠上静脉和胆囊静脉。门静脉无静脉瓣,在体内构成独立的循环系统。与体循环有 4 支主要交通支:①胃冠状静脉和食管下端静脉丛吻合后通过奇静脉入上腔静脉;②肠系膜下静脉经直肠上、下静脉与肛管静脉吻合后经阴部内静脉入下腔静脉;③脐旁静脉与腹壁上下深静脉吻合后分别进入上、下腔静脉;④腹膜后肠系膜静脉分支和下腔静脉分支吻合。门脉高压时,吻合支扩张,大量门静脉血进入体循环,特别是食管下端静脉曲张易引起大出血。门静脉入肝后分左右两支。

1.门静脉左干

门静脉左干自门静脉主干分出后沿横沟走向左侧称为横部,达左横沟后即弯向前方转为矢状部,其末端稍膨大称为囊部,矢状部与横部转角之处叫角部,其相交之角度一般为 90°~130°。整个左半肝及大部分尾状叶的门静脉血管即由此横部、角部、矢状部和囊部发出。横部长 2~4 cm,偶尔可达 4~6 cm。分布至尾叶的血管即从横部的上缘发出,通常有 1~3 支,少数可有 4~5 支,但有时尾叶之右半部或尾状也可由门静脉右干分出的小支获得若干血供给。有时横部的前下缘也可发出 1~3 小支分布左内叶。从角部的凸侧面发出的分支,走向左外上方分布至左外叶后上段,称为左外叶后上段支,一般是一个较大的支,也有时另有若干小支呈扇形分布。从矢状部和囊部内侧发出的 2~4 支较大的门静脉分支,分布折向前内方和后内方,分布至左内叶的前下部和后上部,称为左内支。最后自囊部外侧发出的一支较大的静脉,称为左外叶前下段支,呈扇形分布于前下段区域内。

2.门静脉右干

门静脉右干变异较大,有时没有干,其右前叶的门静脉乃自主干直接发出,或来自门静脉左干之横部,而门静脉右支只有右后叶支直接分布到右后叶的上、下段内。自门静脉右干的上缘发出者为 1~3 支的小静脉分布至尾叶的右半部。在正常情况下,门静脉右干的前缘分出一支大支称为右前支,该支自右干发出后很快分成两组静脉小支,分别分布于右前叶的前下区域和后上区域。从门静脉右干或直接自门静脉主干发出的一支比较大的静脉支分布至右后叶者称右后支;它在右前支起点处之外侧部又分成两个末支,分别分布于右后叶之上段和下段区域内。

(二)肝动脉

肝动脉起源于腹腔动脉,称肝总动脉。肝总动脉在十二指肠上方先后分出胃十二指肠动脉和胃右动脉后称为肝固有动脉,行于肝十二指肠韧带内,再分出肝左右动脉。肝动脉在进入肝门前有很多变异,其中最重要的是迷走动脉。迷走动脉是指起源于腹腔动脉以外的肝动脉,如来源于肠系膜上动脉、腹主动脉和胃左动脉等。如肝脏没有其他动脉供血时,这种异位来源的迷走动脉称为替代肝动脉。如有肝左、右动脉,还有另一支异位起始的迷走动脉,这种迷走动脉被称为副肝动脉。副肝动脉多供给肝脏的一段血液。其中以副肝右动脉起源于肠系膜上动脉和副肝左动脉起源于胃左动脉常见。副肝右动脉的发生率为8%～12%,副肝左动脉发生率为 18%～25%。

肝动脉自肝门处进入肝脏后与门静脉、肝胆管并行,外有纤维组织(Glisson鞘)包裹,Glisson 系统为肝脏分叶、分段的解剖基础。肝动脉的内径比门静脉小得多,肝动脉供血量占肝脏血供的 20%,但肝动脉血氧含量高达 85%,而门静脉血氧含量仅 20%,故肝脏的氧供大部分来源于肝动脉。

(三)肝静脉

收集各个肝小叶中央静脉血液的血管,逐渐汇合成左、中、右 3 支肝静脉,在肝的后上缘处(即第二肝门)直接汇入下腔静脉。

1.肝左静脉

肝左静脉接受来自左外叶的全部回血,它起于左外叶的前下缘,向后上方行走,偏在左叶间裂之左侧,于下腔静脉之左壁注入。有时肝左静脉与肝中静脉合并进入下腔静脉,开口在下腔静脉的左前壁。

2.肝中静脉

肝中静脉接受左内叶和右前叶的全部回血,一般由两个大支合成(一支来自左内叶,一支来自右前叶),两支的汇合点约在门静脉主干分叉点的左侧附近。肝中静脉多与肝左静脉合并进入下腔静脉,少数单独开口在下腔静脉的左前壁。

3.肝右静脉

肝右静脉接受右后叶全部回血,是肝静脉中最大的一支。它起于右后叶的外侧缘,沿右叶间裂行走,呈弓形弯向内上方,开口于下腔静脉的前壁(或右壁);其开口处通常较肝左静脉之开口为低。

此外,另有数支短小肝静脉直接汇入下腔静脉,这些小静脉多引流尾状叶的回血,又称为肝短静脉。

四、肝门解剖

肝脏有 3 个肝门。第一肝门位于横沟。第二肝门为肝静脉汇入下腔静脉区域。第三肝门为肝短静脉汇入下腔静脉区。

(一)第一肝门

在肝的脏面,有 H 形的沟,其中部呈横行的沟,称为肝门。其内有肝管、门静脉、肝固有动脉左右支、淋巴管及神经出入。肝管位于右前方,左前方为肝动脉,门静脉位于两者后方。第一肝门前缘为肝方叶,后缘为尾叶,两侧壁为构成肝右叶和肝左叶的肝门结构。

肝是一个节段性器官,各段都有独立的血液供应和引流管道,因而功能上独立的肝段,都有它自己的门,这就是肝门分级的概念。所以提出了三级肝门的概念。第一级肝门相当于肝门横沟左、右端,在该处胆管和血管出入于左右半肝。第二级肝门相当于第二级肝管分之部,在右侧相当于右前、右后肝管分出处,在左侧相当于左内、左外肝管分出处。第三级肝门相当于 Couinand 肝段的门,如左外上段和左外下段,这是肝脏外科中能切除的最小功能单位。根据肝门分级的概念,可做比较理想的功能性肝切除术,以达到最大限度保留有功能肝组织。

(二)第二肝门

肝静脉离肝汇入下腔静脉区域为第二肝门其肝外标记是沿镰状韧带向下后方的延长线,此线正对肝左、中静脉共干后入下腔静脉处。3 支主要的肝静脉均在下腔静脉窝汇入下腔静脉。以肝左、中静脉共干后汇入下腔静脉多见(46%~66%),肝右、中、左静脉分别汇入下腔静脉少见(33%~53%)。

(三)第三肝门

除上述 3 支主要肝静脉外,尚有直接汇入下腔静脉的小肝静脉,称为肝短静脉。肝短静脉有 3~30 支,平均 14 支。在肝切除时如处理不当可引起大出血,故称为第三肝门。

五、胆系解剖

胆管系统发生于胚胎第 4 周初,在前肠末端腹侧壁内胚层细胞增生,向外长出一囊突起,称肝憩室,为肝、胆囊与胆管的始基。憩室发育增大,末端膨大,分为头、尾两支,发育为肝索,而尾支发育为胆囊和胆管。肝憩室与十二指肠相连接的部分发育为胆管。以左、右肝胆管相汇处为界,胆管系统分为肝内胆管和肝外胆管两部分。肝内胆管包括右肝胆管和肝叶、肝段、尾段胆管分支;肝外胆管包括胆囊、胆囊管、肝总管、胆总壶腹部。

(一)肝内胆管

肝内胆管起源于肝内毛细胆管,逐渐变粗并合并成小叶间胆管、肝段胆管和左右肝胆管,后者在肝门横沟内汇合成肝总管。肝内胆管与门静脉、肝动脉的分支走行一致,三者均包在称为 Glisson 系统的结缔组织鞘内。

根据肝脏的分叶,肝内胆管分为左、右肝胆管(第 1 级分支)、右前叶、右后叶、左内叶和左外叶肝胆管(第 2 级分支),肝段胆管(第 3 分支),尾状叶亦分左右肝段胆管。

1.左肝胆管

左肝胆管引流左半肝的胆汁,由左外叶、左内叶和尾状叶的肝管汇合而成,与右肝管相比,它较长、较细,且与肝总管形成的角度比右肝管者小,因此左侧肝内结石比右侧多见。

2.右肝胆管

右肝胆管引流右半肝的胆汁,由右前叶和右后叶胆管汇合而成,并连接来自尾状叶的右支段肝管,它比左侧胆管短而粗。

3.尾状叶胆管

尾状叶胆管分为左、右支及尾状突支,引流尾状叶的胆汁。

(二)肝外胆管

肝外胆管包括肝总管、胆囊、胆囊管和胆总管。

1.肝总管

肝总管由左、右肝管汇合而成,位于肝十二指肠韧带右侧缘内,肝固有动脉右侧,门静脉的右前方,下行于十二指肠第一段后方,胰头部后段的胆总管沟内,斜行进入十二指肠第二段后侧内壁而开口于十二指肠乳头。它长约 3 cm,直径约 5 mm。由黏膜、黏膜下、肌肉和浆膜层组成。黏膜层衬托以单层柱状上皮细胞,黏膜下层含有较多的弹力纤维组织,肌层有括约肌作用,这些肌纤维称为 Mirizzi 纤维,浆膜层有较多的血管、淋巴管和神经组织。

2.胆囊及胆囊管

胆囊是梨形的囊腔脏器,长 5～8 cm,宽 2～3 cm,容积 30～50 mL,通过结缔组织附着于肝囊窝内。在体表投影上,相当于右侧锁骨中线与右侧第 9 或 10 肋软骨交叉处或右侧腹直外缘交界处。胆囊分底、体、颈 3 部分。底部呈球状,多游离;体部紧靠在胆囊床上,少数情况下,胆囊大部分游离,呈游离胆囊或悬浮胆囊;胆囊体与颈部连接处呈漏斗状,部分囊壁向外凸出形成一个囊袋,称 Hartamnn 袋,胆囊结石易滞留于此。胆囊颈部与胆囊管相接。

胆囊分外膜、肌层和黏膜 3 层。底部与体部含有较丰富的平滑肌,并含有黏膜腺,腺管穿过肌层开口于黏膜。胆囊虽有伸缩功能,但其壁较薄,在胆囊内压力较高时可发生穿孔,引起胆汁性腹膜炎。

胆囊管长 2～4 cm,直径 0.2～0.4 cm,其结构层次与胆囊壁基本相同,在其近胆囊颈的一侧,胆囊管的黏膜呈螺旋瓣样皱襞,称 Heister 瓣,此处易有结石嵌顿;在近胆总管的一侧,内壁较光滑。

3.胆总管

肝总管与胆囊管汇合后形成胆总管,开口于十二指肠乳头部,全长 7～8 cm,直径 6～8 mm,组织学结构与肝总管相似,但肌层较缺乏。

根据胆总管与邻近器官的关系,将其分为以下 4 部分。

(1)十二指肠上段:自胆囊管与肝总管结合部始至十二指肠上缘,与胆管一同位于肝十二指肠韧带内,长约 3 cm。

(2)十二指肠后段:位于十二指肠降部的背面,长 1～2 cm,与下腔静脉和门静脉相邻近。

(3)十二指肠下段:亦称胰段,长约 3 mm,通过胰头或紧贴胰头后面进入十二指肠,逐渐变细,管腔的黏膜有瓣状皱襞,容易发生结石嵌顿。

(4)十二指肠内段通过十二指肠壁,开口于肠腔内,也称壁内段。胰管多在该部分与胆总管汇合。该段有括约肌的约束,呈一狭窄的管腔段,其长度变异很大,在 7～38 mm。胆总管在开口之前内腔常轻度扩大,称 Vater 壶腹或十二指肠壶腹。开口部的十二指肠黏膜处膨隆,称十二指肠乳头。

胆总管末端有纵行和环状肌纤维包绕,称为 Oddi 括约肌,使该段形成一高压带,静止时压力约为1.33 kPa(10 mmHg),在括约肌收缩时可达 13.3 kPa(100 mmHg)。它的主要作用是调节胆管的胆汁进入十二指肠,分流胆汁进入胆囊,防止肠内容物反流入胆管。其结构十分复杂,可分为 3 部分。

胆总管括约肌:位于胆总管的末端,为一作用很强的括约肌,分为胆总管上和下括约肌两部分。胆总管上括约肌居于肠外,包绕胆总管;胆总管下括约肌为一列粗环肌束,位于肠内,有部分环绕壶腹或胰管,该括约肌可控制胆汁的排泄。

胰管括约肌:位于胰管的末端,为一肌环,作用较弱,易变,不恒定,仅见于20%的人。

壶腹部括约肌:见于少数人。它由两种肌纤维组成,一为纵行肌纤维,一为环状或半环肌纤维。它将壶腹末端固定于十二指肠。

Oddi 括约肌为一独立的结构,其结构和功能上的异常,可能是某些"特发性"胰腺炎或胆囊炎的原因。

(三)胆管的血运、淋巴及神经

胆囊管和肝管由胆囊动脉和肝固有动脉分支供血。胆总管的远侧大部分主要由胰十二指肠上后动脉分支供应,其余部分则由肝固有动脉、胆囊动脉、肝右动脉或其他动脉的分支供血。

胆囊动脉常为肝右动脉的分支,70%～80%位于肝、胆囊管和肝总管所形成的胆囊三角(Calot 三角)内。大多数胆囊动脉行至胆囊颈附近时分为两支,分别走向胆囊的游离面和附着面。胆囊动脉起自肝右动脉以外者约占 10%,可起始于肝固有动脉、肝左动脉、胃十二指肠动脉或间接起始于肠系膜上动脉。肝内可有一些小动脉分支经胆囊床进入胆囊壁。胆囊上面的一些小静脉经胆囊窝进入肝内的肝静脉,其余静脉在胆囊颈处汇合成 1～2 支胆囊静脉,与同名动脉伴行,汇入门静脉,少数入门静脉右支。

胆管的淋巴系统较丰富。胆囊的淋巴除部分直接流向肝脏外,多集中于胆囊颈部的淋巴结,然后再回流到胆囊管部位的淋巴结和淋巴管中。胆管上部淋巴,经由肝门部淋巴结、腹腔淋巴结、肠淋巴干、乳糜池,注入胸导管。胆总管下端的淋巴流向胰头淋巴结,再与腹腔淋巴结相连。

胆管有丰富的自主神经支配,特别是胆总管末端处。胆管的神经来自腹腔神经丛及迷走神经的分支,随肝动脉分支分布于胆囊及胆管。右膈神经的躯体感觉纤维也经肝丛分布于胆囊等处。

第四节　胰　　腺

一、大体解剖

胰腺是腹膜后位器官,横贴于腹后壁上部,L_1～L_2 前方。色灰红,质软,长条状;长 12～15 cm,宽 3～9 cm,厚 1.5～2.5 cm,重 60～100 g。胰分头、颈、体、尾 4 部分,其间无明显界限。胰头为胰右端膨大部分,位于 L_2 前右侧,其上、下及右侧被十二指肠环绕。胰头的后下部向左上方形成的钩状突起,称为钩突。突与头之间的凹陷为胰切迹。胰头的上部与胃幽门、十二指肠上部及横结肠系膜相邻接。钩突前面有肠系膜上动、静脉及神经通过。胰头与十二指肠间的沟内通过胰、十二指肠上、下动脉间吻合支。胰头后面无腹膜,借疏松结缔组织与 T_{12}、L_1 及膈右脚相连,且与下腔静脉、门静脉及胆总管邻接,有时胆总管穿行胰头实质内,当胰头因肿瘤或炎症时,可压迫胆总管与门静脉引起阻塞性黄疸或腹水。胰颈长 2.5 cm,前上方邻幽门及十二指肠第 1 段。十二指肠后壁溃疡易与胰粘连,偶有穿透胰组织内。胰体长 3～5 cm,多呈三棱形,分前、后、下 3 个面。体前上隔网膜囊与胃后壁相邻,故胃后壁溃疡时易与胰粘连。前下隔腹膜与十二指肠空肠曲、小肠及结肠左曲相邻。后无腹膜,邻椎体、腹主动脉、左肾、左肾上腺及其血管。胰尾是胰左端狭窄部分,长 1.5～3.0 cm,1/3 人的胰尾与脾门相接触,2/3 的人胰尾与脾门相邻 1.0 cm 之内。

胰管位于胰实质中,从胰尾部起始,自左向右贯穿胰的全长。胰管由细变粗,达胰头部与胆总管合并,共同开口于十二指肠乳头。副胰管起始胰头上部,与胰管相通,末端开口于十二指肠乳头上方的副乳头。

胰腺的血液供应丰富,来自胃十二指肠动脉的胰十二指肠上动脉和来自肠系膜上动脉的胰十二指肠下动脉,供应胰头、十二指肠降段及下部的血液。来自脾动脉及其数个胰分支供应胰体、尾的血液。胰静脉与相应动脉伴行,胰头和胰颈的静脉血汇入胰十二指肠上、下静脉及肠系膜上静脉。胰体、尾多数支静脉血汇入脾静脉,最后汇入门静脉。

胰腺的淋巴较丰富,小叶间结缔组织内有较多的毛细淋巴管和淋巴管,与小叶间动、静脉伴行,小叶间淋巴管与被膜内淋巴管相通,最终至脏器外注入局部淋巴结。胰的神经是由腹腔神经节换元后的交感神经与迷走神经所支配。交感神经节后纤维分布终止于血管,其兴奋减少腺体的分泌。迷走神经纤维分布终止于腺泡和胰岛,其兴奋有加强胰腺的分泌作用。

二、组织结构

胰腺是仅次于肝的第二大消化腺。胰腺表面所包的疏松结缔组织被膜伸入腺实质,将实质分成许多小叶,叶间结缔组织内有血管、淋巴管、神经和导管穿行。胰腺由内分泌部和外分泌部组成。外分泌部为浆液性复管泡状腺,有分泌胰液及多种消化酶的功能。内分泌部即为胰岛,是由多种内分泌细胞组成的细胞团,分布于小叶内腺泡之间,有分泌多种内分泌激素的作用。

(一)外分泌部

胰腺的外分泌部由腺泡和导管系统组成。腺泡是外分泌部的分泌单位,由锥体形的腺泡细胞构成,细胞核大,呈圆形,位于细胞的近基底部,有 1～2 个核仁,胞质内有很多折光性强的嗜酸性分泌颗粒,称酶原颗粒。邻近胰岛的腺泡,其腺细胞较离胰岛远的腺细胞大,酶原颗粒多,染色亦较深。近胰岛周围的腺泡称岛晕,含有较高的淀粉酶。电镜下腺细胞的基底部,可见排列成板层状很多的粗面内质网,核糖体分布于粗面内质网之间。基底部可见丰富的线粒体纵形排列。高尔基复合体亦很发达。在核上区、内质网附近有很多酶原颗粒和溶酶体。酶原颗粒是包有界膜的圆形颗粒。腺泡细胞游离面有少量微绒毛,相邻的腺细胞间有连接复合体和镶嵌连接,可防止胰蛋白酶由腺泡腔漏入细胞间隙和腺泡腔内酶的反流。在腺泡的内壁可见泡心细胞。泡心细胞扁平形,核圆或卵圆形,是闰管末端插入腺泡内的上皮细胞。腺泡细胞的粗面内质网在核糖体上合成酶蛋白前体进入内质网小池,然后运输至高尔基复合体,经其加工浓缩后形成酶原颗粒,脱离高尔基复合体的分泌面,融合成较大的分泌颗粒。酶原颗粒移动至细胞顶部,在腺泡细胞分泌时,颗粒界膜与腔面界膜融合,以胞吐方式将酶蛋白释放入腺泡腔内。导管系统由闰管、小叶内导管、叶间导管和主胰管组成。闰管是与腺泡相连的一段细而长的导管,伸入腺泡的一段为泡心细胞,另一端汇入小叶内导管。小叶内导管出小叶后形成小叶间导管,小叶间导管汇入主胰管。闰管为扁平上皮。小叶内导管为单层立方上皮细胞。小叶间导管为单层柱状上皮,在柱状上皮之间有杯状细胞。主胰管为单层高柱状上皮。胰管上皮有分泌胰液、电解质和黏蛋白的重要功能。胰管上皮与所分泌的黏液,在生理状态下有防止胰蛋白酶及胆汁等反流入胰实质的屏障作用。

(二)内分泌部

胰腺的内分泌部即胰岛,为大小不等,形状不一,分布在腺泡之间的细胞群。胰岛以胰尾最多。人的胰岛有 10 万～200 万个,全部胰岛组织占胰总重量的 1‰～2‰。胰岛细胞排列成不规则的索状,索间含有孔的毛细血管,细胞朝毛细血管一侧有基膜,且与毛细血管基膜紧密贴连,有利于激素的透过。胰岛细胞无导管,且与胰管不相通,几乎每个胰岛细胞和毛细血管直接接触,细胞释放的激素直接渗入血液。人的胰岛内主要有 3 种细胞,即 A 细胞、B 细胞、D 细胞。A 细胞约占胰岛细胞总数的 20%,在胰体、尾部的胰岛内较多,分布于胰岛的周边部。电镜下 A 细胞线粒体较少,高尔基复合体不发达,有少量的粗面内质网,胞质内有较多的分泌颗粒,颗粒外有一层界膜,颗粒与界膜间有一层狭窄的透明膜。A 细胞合成分泌胰高血糖素,有促进糖原和脂肪的分解作用,使血糖升高。B 细胞约占胰岛细胞数的 75%,多位于胰岛的中央部。细胞核较小,呈圆形,胞质内含有大量橘黄色颗粒,线粒体较腺细胞小。高尔基复合体发育一般。粗面内质网均匀地分布于胞质内,当分泌颗粒稀少时,粗面内质网与核糖体较多。B 细胞含有 5-羟色胺和多巴胺,细胞能摄取 5-羟色胺和多巴,使其脱羧。5-羟色胺可能有助于胰岛素的贮存。B 细胞主要分泌胰岛素,胰岛素调节血糖的代谢,促使葡萄糖在肝细胞、脂肪细胞和肌细胞内合成糖原,储存能源,同时防止高血糖的发生。D 细胞约占胰岛细胞数的 5%。散在分布于 A、B 细胞之间,细胞核卵圆形,细胞器少。D 细胞分泌生长抑素,其作用是抑制 A、B、PP 细胞的分泌功能。另外,胰岛中还有 D1、PP 等细胞。D1 细胞分泌血管活性肠肽(VIP),VIP 使胰腺泡细胞分泌,刺激胰岛素和胰高糖素的分泌,抑制胃酶的分泌。PP 细胞分布于钩突内的胰岛周边部,分泌胰多肽,胰多肽抑制胰液的分泌,减弱胆囊的收缩,增加胆总管的紧张度,抑制胃窦和小肠的运动等。

胰腺的内分泌部和外分泌部两者的结构及生理功能虽然不同,但关系十分密切。扫描电镜下可见胰岛与胰腺外分泌部有血管吻合,即胰腺小叶内动脉分支入胰岛,形成毛细血管,分布于胰岛细胞索之间,与胰岛细胞紧贴,然后毛细血管汇成数个放射状小血管离开胰岛,至腺泡周围再度形成毛细血管,故称胰岛-腺泡门脉系统。胰岛周围腺泡毛细血管血液内胰岛激素的含量比外周血液高数百倍。胰腺泡细胞膜上发现有胰岛素受体。胰岛分泌的激素有调节和影响腺泡的分泌及代谢活动。

第五节 十二指肠

一、解剖

(一)位置与形态

十二指肠是小肠的首段,因其长度相当于本人 12 个手指并列的距离而得名。成年人的十二指肠全长 20～25 cm。其起始端与胃幽门相接,末端至十二指肠空肠曲处续于空肠。全段肠管呈"C"字形弯曲包绕胰头。按其行走方向可分为 4 部分。

1.上部

上部是十二指肠的首段,起自胃的幽门,水平向右后方延伸至肝门下方,十二指肠于胆囊颈附近急转向下形成十二指肠上曲,接续降部,长 4～5 cm,位于

T_{12} 与 L_1 交界处。上部近侧段黏膜平坦,无皱襞,钡餐 X 线下呈三角形阴影,称十二指肠壶腹,是溃疡穿孔的易发部位。

2.降部

降部始于十二指肠上曲,沿 $L_{1\sim3}$ 椎体和下腔静脉的右侧下降,至 L_3 椎体的下缘处折向左,形成十二指肠下曲,续于水平部,长 7～8 cm。降部为腹膜外位,固定于腹后壁。降部中段前方有横结肠系膜根跨过,将其分为上、下两段,分别与肝右前叶和小肠袢相邻;后方与右肾门及右输尿管起始部相邻,外侧邻结肠右曲,内侧邻胰腺头部及胆总管的胰腺段。降部后内侧壁中、下 1/3 交界处的黏膜皱襞上有十二指肠大乳头,为肝胰壶腹的开口,距幽门约 8 cm;其左上方 1 cm 处常可见十二指肠小乳头,为副胰管开口处。

3.横部

此为十二指肠的第 3 部,亦称水平部,长 10～12 cm,自十二指肠下曲向左,横过第 3 腰椎前方至其左侧,移行为升部。此部也为腹膜外位。水平部的上方邻胰头和胰十二指肠下血管;前方覆有腹膜,与小肠袢相邻;左侧为小肠系膜根和其中的肠系膜上血管跨过;后方与右输尿管、右睾丸(卵巢)血管、下腔静脉、腹主动脉和脊柱相邻。水平部介于肠系膜上动脉与腹主动脉的夹角中,若系膜上动脉起点过低,可能造成此角过小,导致肠系膜上动脉压迫综合征(Wilkie 征)。

4.升部

升部为十二指肠第 4 部,由水平部向左上斜升,至 L_2 左侧折向前下,形成十二指肠空肠曲,续于空肠,长2～3 cm。十二指肠空肠曲被一束由平滑肌与结缔组织共同构成的十二指肠提肌固定在右膈脚上,临床上称为曲氏(Treitz)韧带,有上提和固定十二指肠空肠曲的作用。

(二)血管

十二指肠的动脉来自胰十二指肠上、下动脉(发自肠系膜上动脉),分别发出前、后支,在胰头与十二指肠降部的前、后面形成胰十二指肠动脉弓,发出分支供应十二指肠上部、降部和水平部。另外,胃十二指肠动脉发出的十二指肠上动脉和十二指肠后动脉及胃网膜右动脉发出的小支也分布于十二指肠上部;与动脉伴行的静脉,除胰十二指肠上后静脉接汇入门静脉外,其他静脉均先汇入肠系膜上静脉再汇入门静脉。

(三)神经支配

神经支配来自腹腔丛和肠系膜上丛。其中交感神经兴奋时,抑制肠管蠕动,减少腺体分泌,促进血管收缩;副交感神经(迷走神经)促进蠕动和腺体分泌。

(四)淋巴引流

十二指肠前壁和后壁的淋巴管在壁内相互通畅吻合,前淋巴管向上输入降部与胰头之间前面的胰十二指肠前淋巴结,其输出管经幽门下淋巴结,最后回流入腹腔淋巴结。后淋巴管经胰头后方淋巴管可流到肠系膜上淋巴结。上部的部分淋巴管可直接输入幽门下淋巴结、肝淋巴结。水平部和升部的部分淋巴管直接输入大肠系膜上淋巴结。

二、组织构造

十二指肠为小肠的起始部,具有小肠的基本形态结构特点。由内至外可将十二指肠分为黏膜、黏膜下层、肌层和外膜4层。

(一)黏膜

十二指肠黏膜自距幽门5 cm处开始形成环行皱襞。黏膜表面有许多细小的肠绒毛,是由上皮和固有层向肠腔突起形成的,长0.5~1.5 mm,形态不一,呈叶状,绒毛与小肠其他部分相比更发达。环行皱襞和绒毛使肠腔表面积扩大20~30倍。十二指肠黏膜上皮为单层柱状上皮。其中绒毛部上皮由吸收细胞、杯状细胞、内分泌细胞和少量的帕内特细胞、未分化细胞组成。

1.吸收细胞

吸收细胞为黏膜上皮内最多的细胞,呈高柱状,核椭圆形,位于细胞基部。绒毛表面的吸收细胞游离面在光镜下可见明显的纹状缘,电镜下它是由密集而规则排列的微绒毛构成。每个吸收细胞约有微绒毛1 000根,每根长1~1.4 μm,粗约80 nm,使细胞游离面积扩大约20倍。小肠腺的吸收细胞微绒毛较少且短,故纹状缘薄。微绒毛表面尚有一层厚0.1~0.5 μm的细胞衣,它是吸收细胞产生的糖蛋白,内有参与消化吸收的重要部位。微绒毛内有纵行微丝束,它们下延汇入细胞顶部的终末网。吸收细胞胞质内有丰富的线粒体和滑面内质网。滑面内质网膜含有的酶可将细胞吸收的甘油与脂肪酸合成甘油三酯,后者与胆固醇、磷脂及9-脂蛋白结合后,在高尔基复合体形成乳糜微粒,然后从细胞侧面释出,这是脂肪吸收与运动的方式。相邻细胞顶部之间有紧密连接、中间连接等构成的连接复合体,可阻止肠腔内物质由细胞间隙进入组织,保证选择性吸收的进行。

2.杯状细胞

杯状细胞散在于吸收细胞间,分泌黏液,有润滑和保护作用。在十二指肠内此类细胞较小肠其他段少。

3.帕内特细胞

帕内特细胞是小肠腺的特征性细胞,位于腺底部,常三五成群。细胞呈锥体形,胞质顶部充满粗大嗜酸性颗粒,内含溶菌酶等,具有一定的灭菌作用。

4.内分泌细胞

十二指肠内分泌细胞主要有G、I、S共3种。G细胞以胃幽门部分布较多,十二指肠相对较少,分泌的促胃液素对壁细胞的泌酸功能有强烈的刺激作用。I细胞主要分布于十二指肠和空肠,产生的激素兼有促进胰腺外分泌的胰酶分泌和胆囊收缩的作用,故称为缩胆囊素-促胰酶素。S细胞分布特点同I细胞,产生的促胰酶可促进胰导管上皮细胞分泌水和碳酸氢盐,导致胰液分泌量剧增,此外还能与G细胞拮抗,抑制促胃液素的释放和胃酸的分泌。

5.未分化细胞

未分化细胞位于小肠腺下半部,散在于其他细胞之间。胞体较小,呈柱状,胞质嗜碱性。细胞不断增殖、分化、向上迁移,以补充绒毛顶端脱落的吸收细胞和杯状细胞。绒毛上皮细胞的更新周期为2~4天。一般认为,内分泌细胞和帕内特细胞亦来源于未分化细胞。

十二指肠黏膜固有层为细密的结缔组织,此层中除有大量的小肠腺外,还有丰富的游走细胞,如淋巴细胞、浆细胞、巨噬细胞、嗜酸性粒细胞等。绒毛中轴的固有层结缔组织内有1条或2条纵行毛细淋巴管,称中央乳糜管,它的起始部为盲端,向下穿过黏膜肌进入黏膜下层形成淋巴管丛。中央乳糜管管腔较大,内皮细胞间隙宽,无基膜,故通透性大。吸收细胞释出的乳糜微粒由中央乳糜管输出。此管周围有丰富的有孔毛细血管网,肠上皮吸收的氨基酸、单糖等水溶性物质主要经此入血。绒毛内还有少量来自黏膜肌的平滑肌纤维,可使绒毛收缩,利于物质吸收和淋巴与血液的运行。另外,十二指肠固有层除有分散的淋巴细胞外,尚有孤立淋巴小结。

(二)黏膜下层

黏膜下层为疏松结缔组织,含较多的血管和淋巴管。其中有丰富的十二指肠腺,为复管泡状的黏液腺,其导管穿过开口于小肠腺底部。此腺分泌碱性黏液(pH8.2~9.3),可保护十二指肠黏膜免受酸性胃液的侵蚀。最近研究表明,人十二指肠腺尚分泌尿抑胃素,释入肠腔,具有抑制胃酸分泌和刺激小肠上皮细胞增殖的作用。

(三)肌层

十二指肠黏膜肌层由内环行与外纵行 2 层平滑肌组成。

(四)外膜

十二指肠壶腹和升部其外膜均为浆膜,其余部分后壁为纤维膜。

第二章

消化系统生理功能

第一节 食 管

食管的主要功能是主动地将吞咽下去的食团和喝进去的流质或水运送到胃。它是由口腔至胃的通道。食管的上端有食管上括约肌,下端是食管下括约肌。在静息情况下括约肌使食管分别与咽和胃隔开。食管内压略低于大气压而呈负压。除进食时外,上括约肌处关闭状态,既阻碍空气由咽进入,也避免了胃内容物的反流。

一、静息食管

(一)压力特点

静息时食管体肌肉松弛,质感柔软,其中压力与胸腔压力是一致的。测量同一水平位置的胸膜腔内压和食管内压表明,食管内压较胸膜腔内压略高,食管内压亦随呼吸运动而有改变。仰卧位平和吸气时压力为 $-1.18\sim-1.47$ kPa($-12\sim-15$ cmH$_2$O),呼气时为 $-0.098\sim-0.196$ kPa($-1\sim-2$ cmH$_2$O)。咳嗽能使食管内压变动于 $-6.37\sim14.71$ kPa($-65\sim+150$ cmH$_2$O)。经放射、测压肌电研究发现,静息时食管体有表浅的运动,其运动力量与呼吸、心脏搏动和主动脉搏动等因素有关。在食管中、下部利用食管超声可探查到降主动脉引起的主动脉搏动及左心房、左心室的搏动。静息时食管常缺乏肌电活动,但有时可发生伴随吸气的节律性肌电活动。食管的两端压力比食管内压高一些,如口腔和咽的压力接近大气压,胃内压常比大气压高 1.3 kPa(10 mmHg)。由于食管有以下括约肌,该区域为高压区,静息期呈关闭状态,因而避免了空气从口腔进入食管和胃内容物反流入食管。解剖学家认为环咽肌组成了食管上括约肌,放射线观察括约肌电位发现,该狭窄区较环咽肌所在部位略低,另外环咽肌有很大变异。利用测压法和放射线技术相结合证明,静息时括约肌产生一高压区,位于环状软骨的下缘,能有效地将咽与食管分隔开。括约肌距门齿 $15\sim20$ cm。食管上括约肌压力测得值受许多因素影响,如导管的直径和硬度、导管头的轴向位置、压力感受孔大小和径向方位、呼吸时相、括约肌功能状态与受试对象的个体差异等。老年人上括约肌压力明显降低,可能由于上括约肌弹性松弛所致。

(二)食管上括约肌的调节

食管上括约肌的关闭是肌肉主动收缩和周围结构被动的弹性回缩共同完成的。支配的神经属躯体运动神经。它由舌咽神经组成,有部分纤维包含在迷走神经中。静息时这些神经不断放电,引起括约肌收缩而关闭,吞咽时运动神经放电而引起括约肌舒张。有许多刺激因素如食管扩张、胃内容物反流等刺激喉上神经、声门关闭并用力呼气等均能引起上括约肌压力增高;相反,在吞咽、呕吐、打嗝时则压力下降而开放。当环咽肌、咽下缩肌连续峰电活动停止则括约肌被动舒张;若舌骨上肌主动收缩,喉及环状软骨向前向上位移,消除了括约肌内残余压力则括约肌开放。因此,舒张与开放是两个不同的机制而又相互联系的动作。

(三)食管下括约肌的调节

食管下段括约肌的调节仍然是交感神经及副交感神经。交感神经来自胸交感神经节后纤维,副交感神经来自迷走神经。因此,临床发现,食管手术后,食管下括约肌功能失调,容易引起反流,需经过较长时期使用胃动力药,头部垫高睡觉,才能控制反流症状。

二、食管运动

食管的运动形式主要是蠕动。它是由食团经过软腭和咽部及通过食管时,刺激了各部位感受器产生传入冲动,经过延髓中枢整合,再向食管发出冲动而引起的反射活动。蠕动是由食管肌肉按顺序引起的舒张波在前,收缩波在后的移行性波状运动。吞咽时蠕动波始于食管上括约肌下方与上括约肌舒张后的紧缩同时发生,并沿食管向尾端移行将食团向前推进。连续吞咽在食管引起重复而相似的蠕动波。但快速连续吞咽时,食管则维持舒张状态,而仅在最后一次吞咽才有蠕动波发生。人类的食管上 1/3 段由横纹肌组成,中段是横纹肌和平滑肌混合组成,近胃的 1/3 段则由平滑肌组成。食管的蠕动有下述几种形式。

(一)原发性蠕动

1.一期吞咽(咽期)蠕动

它是由吞咽引起的典型食管蠕动。它起源于咽,有学者称为咽期或第一期,是由口腔刺激所引起的一系列反射性肌肉活动,肌肉活动准确及协调,能保证食物沿着正确方向传送,然后穿过咽食管接合处继续下行,抵达食管推动食团前进和维持压力梯度。压力曲线初呈一负波,继而跟随着正波。吞咽时立刻产生,食管上段较食管下段常见,可能由于喉高举突然牵拉关闭的食管所引起。负波之后食管内压的急骤升高认为是食团或流质突然注入食管所形成。该波在食管不同部位上同时出现。原发性蠕动波移行速度平均 4 cm/s,食管上段略短约 3 cm/s,至食管下中段加速至 5 cm/s,食管下括约肌上方重新减慢为 2.5 cm/s,于吞咽后5～6秒到达下括约肌,并在括约肌以下再减慢为 2.2 cm/s。用食管内换能器系统观察食管上段压力波峰值为(7.12±1.2)kPa(53.4±9.0 mmHg),中段为(4.67±0.85)kPa(35.0±6.4 mmHg),下段为(8.60±1.61)kPa(64.5±12.1 mmHg)。压力波幅值最低部位在横纹肌与平滑肌的连接处。压力波幅值受个体差异、食团大小、食物的性状及温度、腹腔内压及测量方法等因素的影响。有学者证明,食管肌峰电位与食管收缩运动有密切关系。人直立姿势,流质经过食管的速度较原发性蠕动波快,其原因是吞咽时咽部肌肉收缩产生的推力和流质的重力作用。

2.二期吞咽(含管期)蠕动

它是指由咽至食管上端这一段时间,待该期结束,由于咽缩窄性收缩,压力上升,环咽肌突然舒张,食管上端突然开放,此时食管腔又呈负压,则流质或多或少地喷射到食管腔。直立姿势流质经过食管仅有1～2秒。荧光透视显示,咽下的流质常阻滞在食管末端,等到蠕动波到达才允许入胃。

(二)继发性蠕动

继发性蠕动是没有口和咽部过程的食管反应,不是随意吞咽动作所诱发的。它是在吞咽及原发性蠕动之后,由于食管内残留下的食物未完全排空或胃内容物反复逆流食管时,这些食物对食管扩张刺激,经传入冲动到达中枢反射而实现的。继发性蠕动开始是食管上括约肌强力关闭,然后沿食管向下移行产生蠕动波,其呈简单的单相正压波急剧上升达峰值,而后迅速返回基线。此波较原发性蠕动波幅度低,它是整个吞咽反射的组成部分。当原发性蠕动波不能推送咽下的食物时,可用继发性蠕动来完成此项工作,出现继发性蠕动时不伴有口和咽部的任何运动。

(三)缩短运动

食管在吞咽时除蠕动外尚有一种缩短运动,缩短长度约为食管全长的10%,在下段食管缩短最明显。一般认为这是外层纵形肌收缩的结果。此外,部分食管环形肌呈斜行,其收缩亦可引起转移性轴向运动。人的食管不存在逆蠕动,只有反刍动物才有逆蠕动。

三、食管体运动的调节

(一)食管横纹肌段

支配食管横纹肌段的神经胞体位于延髓疑核,传出纤维(有髓鞘)经迷走神经沿食管两侧下行,其分支到达食管。支配咽食管横纹肌的迷走神经纤维、舌咽神经纤维实属躯体运动性纤维。因其通路不含次级神经元,故仅以运动终板与肌纤维直接联系,递质乙酰胆碱通过烟碱受体起作用,箭毒和琥珀酰胆碱可阻断该部神经——肌肉传递。食管横纹肌收缩与平滑肌相仿,即收缩缓慢,延迟1~2秒而后舒张。食管横纹肌在静息时处于舒张状态,吞咽时发生蠕动收缩。支配食管不同水平横纹肌的运动神经元具有特定的兴奋程序,导致食管横纹肌蠕动性收缩。在颈部水平切断双侧迷走神经后,食管蠕动消失,食管被动扩张所诱发的食管横纹肌蠕动亦在迷走神经切断后消失。食管中含有机械感受器与温度感受器,当气囊扩张食管时,口端的食管横纹肌发生反射性收缩,其收缩强度与扩张强度直接相关。食管横纹肌的运动还受食团大小和温度的影响。

(二)食管平滑肌段

食管平滑肌段的运动神经来自迷走食管丛。副交感神经节前纤维在肌间神经丛同节后神经元构成突触,然后由其节后纤维到达平滑肌细胞。食管平滑肌收缩运动具有移行特性。平滑肌反应的潜伏期梯度造成了食管蠕动。牵拉或刺激离体食管平滑肌段,可在刺激部位诱发收缩运动并向食管尾端移行,因而离体食管平滑肌段不仅对刺激发生收缩反应的能力,而且收缩运动还具有向尾端移行的特性。

食管环形肌的机械收缩都伴随峰电活动。当平滑肌段某点受电刺激时,其动作电位通常是向尾端而不是向口端传播,即表现选择性传播极性。此特性为神经性的,可能是壁内神经环路。支配纵形肌层的神经属胆碱能兴奋性神经,而支配环形肌层的神经则是非胆碱能肾上腺素能,具有抑制性和兴奋性两类。电刺激这些神经对食管平滑肌抑制,刺激结束后发生肌肉收缩。肾上腺素能神经的递质——去甲肾上腺素,作用于食管平滑肌受体,使食管平滑肌收缩。其对受体的作用则是抑制效应。刺激肾上腺素能神经总的结果将取决于受体的数量、分布和敏感性。学术上对消化道各部位看法上有混乱和意见分歧的是位于食管下端数厘米处。近年来,解剖学家、生理学家、放射线和内镜专家已经达到一致的意见,认为食管末端2～5 cm部分有功能特点。食管上部因吞咽所引起的压力变化不扩布到食管前庭。吞咽时,食管胃接合处舒张,高压区压力降低。收缩波通过下括约肌的速度是逐步通过,之前该屏障持续保持于低水平,待蠕动波消失,压力开始升高。括约肌与环咽肌一样,是由于吞咽反射而造成舒张。依靠食管下部和括约肌区的允许食团排空进入括约肌区,括约肌的缓慢收缩再把食团由膈食管裂孔入胃。

第二节　胃

一、胃液的成分、性质、作用

纯净的胃液是一种无色且呈酸性反应的液体,pH 为 0.9～1.5。正常人每天分泌胃液量为1.5～2.5 L。胃液的成分包括无机物如盐酸、钠和钾的氯化物等,及有机物如黏蛋白、消化酶等。

(一)盐酸

胃液中的盐酸也称胃酸,其含量通常以单位时间内分泌的盐酸表示,称为盐酸排出量。正常人空腹时盐酸排出量为 0～5 mmol/h。一般认为,盐酸排出量反映胃的分泌能力,它主要取决于壁细胞的数量及功能状态。胃内盐酸有许多作用,可杀死随食物进入胃内的细菌,因而对维持胃和小肠内的无菌状态有重要意义;还能激活胃蛋白酶原,使之转变为活性的胃蛋白酶,并为胃蛋白酶作用提供必要的酸性环境。盐酸进入小肠后,可以引起促胰酶的释放,从而促进胆汁、胰液和小肠液的分泌。盐酸造成的酸性环境有利于小肠对铁和钙的吸收。但是盐酸分泌过多也会对人体产生不利的影响。一般认为,过高的胃酸对胃和十二指肠黏膜有侵蚀作用。

(二)胃蛋白酶原

胃蛋白酶原主要是由主细胞合成的,另外,黏液颈细胞、贲门腺和幽门腺的黏液细胞及十二指肠近端的腺体也能产生胃蛋白酶原。它以不具有活性的酶原颗粒形式储存于细胞内。分泌入胃腔内的胃蛋白酶原在胃酸的作用下,转变为具有活性的胃蛋白酶。已激活的胃蛋白酶对胃蛋白酶原也有激活作用。胃蛋白酶能水解食物中的蛋白质,主要作用于含苯丙氨酸或酪氨酸的肽键上,主要分解产物是胨,产生多肽或氨基酸较少。胃蛋白酶只有在酸性环境中才能发挥作用,其最适 pH 为 $2.0 \sim 3.5$,当 pH>5 时便失活。

(三)黏液和碳酸氢盐

胃的黏液是由表面上皮细胞、泌酸腺的黏液细胞、贲门腺和幽门腺共同分泌的,其主要成分为糖蛋白。在正常人中,黏液覆盖在胃黏膜的表面,形成一个厚约 500 nm 的凝胶层,具有润滑和保护作用。胃内 HCO_3^- 主要是由胃黏膜的非泌酸细胞分泌的,仅有少量的 HCO_3^- 是从组织间液渗入胃内。基础状态下,胃 HCO_3^- 分泌速率与 H^+ 速率变化平行,故分泌的 HCO_3^- 对胃内 pH 不会有太大影响。黏液-碳酸氢盐屏障,能有效阻止 H^+ 的逆向弥散,保护了胃黏膜免受 H^+ 的侵蚀;黏液深层的中性 pH 环境可使胃蛋白酶丧失分解蛋白质的作用。

(四)内因子

泌酸腺的壁细胞除分泌盐酸外,还分泌一种相对分子质量为 50 000~60 000 的糖蛋白,称为内因子。内因子可与进入胃内的维生素 B_1 结合而促进其吸收。

二、胃液分泌的调节

胃液分泌受许多因素的影响,其中有的起兴奋作用,有的则起抑制作用。进食是胃液分泌的自然刺激物,它通过水解和体液因素调节胃液的分泌。

(一)影响胃酸分泌的内源性物质

1.乙酰胆碱

大部分支配胃的副交感神经节后纤维末梢释放乙酰胆碱。乙酰胆碱直接作用于壁细胞膜上的胆碱能(M_3 型)受体,引起盐酸分泌增加,其作用可被胆碱能受体阻滞药(如阿托品)阻断。

2.促胃液素

促胃液素主要由胃窦黏膜内的 G 细胞分泌,促胃液素分泌后主要通过血液循环作用于壁细胞,刺激其分泌。促胃液素以多种形式存在于体内,其主要分子形式有 G-34(大促胃液素)和 G-17(小促胃液素)两种,胃窦黏膜内主要是 G-17,十二指肠黏膜内 G-17 和 G-34 约各占一半。从生物效应来看,G-17 刺激胃分泌的作用要比 G-34 强 5～6 倍,但 G-34 的清除较慢。

3.组胺

胃的末梢区黏膜内含有组胺。产生组胺的细胞是存在胃泌酸区黏膜中的肠嗜铬样细胞(ECL)。壁细胞上的组胺受体为 II 型受体(H_2 受体),用西咪替丁及其类似的药物可阻断组胺与壁细胞的结合,从而减少胃酸分泌。

以上 3 种内源性刺激物,除独立发挥作用外,还有协同作用,表现为当以上 3 个因素中的 2 个因素同时作用时,胃酸的分泌反应往往比 2 个因素单独作用的总和要大,这种现象生理上称为协同作用。

4.生长抑素

生长抑素是由胃体和胃窦黏膜内的 D 细胞释放的一种 14 肽激素,它对胃酸分泌有很强的抑制作用。促胃液素可刺激 D 细胞释放生长抑素,乙酰胆碱则抑制其释放。目前认为生长抑素至少可通过 3 种途径来抑制胃的分泌:①抑制胃窦 G 细胞释放促胃液素。②抑制 ECL 细胞释放组胺。③直接抑制壁细胞的功能。

(二)消化期胃液分泌

进食后胃液分泌机制一般分为头期、胃期和肠期来分析。但是 3 个时期的划分是人为的,实际上,这 3 个时期几乎是同时发生、相互重叠的。

1.头期胃液分泌

头期胃液分泌是由进食动作引起的。传入冲动均来自头部感受器(眼、耳、鼻、口等),反射中枢包括延髓下丘脑、边缘叶和大脑皮质等。迷走神经是这些反射共同的传出神经。迷走神经兴奋后,除通过末梢释放乙酰胆碱直接引起腺体细胞分泌外,迷走神经冲动还可引起胃窦黏膜内的 G 细胞释放促胃液素,促胃液素通过血液循环刺激胃液分泌,头期的胃液分泌也是一种神经-体液性的调节。头期胃液分泌的量和酸度都很高,且胃蛋白酶的含量尤其高。

2.胃期胃液分泌

食物进入胃后,对胃产生机械性和化学性刺激,继续引起胃液分泌,其主要途径为:①扩张刺激胃底、胃体的感受器,通过迷走神经-迷走神经长反射和壁内神经丛的短反射,引起胃腺分泌。②扩张刺激胃幽门部,通过壁内神经丛作用于 G 细胞,引起促胃液素的释放。③食物的化学成分直接作用于 G 细胞引起促胃液素的释放。刺激 G 细胞释放促胃液素的主要食物化学成分是蛋白质的消化产物,包括肽类和氨基酸。胃期胃液分泌的酸度也很高,但胃蛋白酶含量却比头期分泌的胃液有所减少。

3.肠期胃液分泌

具体机制不清,进食后可引起十二指肠释放促胃液素,它可能是肠期胃液分泌的体液因素之一。目前认为肠期胃液分泌的机制中,神经反射的作用不大,它主要通过体液调节机制。肠期胃液分泌的量不大,大约占进食后胃液分泌总量的 1/10,这可能与食物在小肠内同时还产生许多对胃液分泌起抑制性作用的调节机制有关。

(三)胃液分泌的抑制性调节

在消化期内抑制胃液分泌的因素除精神、情绪因素外,主要有盐酸、脂肪和高张溶液 3 种。

1.盐酸

盐酸对胃腺活动具有抑制性作用,因此是胃酸分泌的一种负反馈调节机制。当胃窦 pH 降至 1.2～1.5 时,便可对胃液分泌产生抑制作用。机制可能是盐酸直接抑制了胃窦黏膜中的 G 细胞,减少促胃液素释放的结果。近年来,一些实验资料还表明,胃内盐酸还可能通过胃黏膜释放一种抑制性因子(即生长抑素),转而抑制促胃液素和胃液的分泌。当十二指肠内 pH 降到 2.5 以下时,对胃酸分泌也有抑制作用。

2.脂肪

脂肪是抑制胃液分泌的另一个主要因素。脂肪及消化产物抑制胃分泌的作用发生在脂肪进入十二指肠后,而不是在胃中。

3.高张溶液

十二指肠内高张溶液对胃分泌后抑制作用可能通过两种途径来实现,即激活小肠内的渗透压感受器,通过肠-胃反射引起胃酸分泌的抑制,及通过刺激小肠黏膜释放一种或几种抑制性激素而抑制胃液分泌。

三、胃的运动及胃排空

胃既有储存食物的功能,又具有泵的功能。胃底和胃体的前部(头区)运动较弱,胃体远端和胃窦(尾区)运动较强。尾区的主要功能是磨碎食物,形成食糜,逐步推入十二指肠。

(一)胃的容受性舒张

当咀嚼和吞咽时,食物对咽等处感受器的刺激,可通过迷走神经反射性地引起胃的容受性舒张。容受性舒张使胃的容量由空腹时的 50 mL 增加到进食后的 1.5 L,从而使胃更好地完成容受和储存食物的功能。胃的容受性舒张是通过迷走神经的传入和传出通路反射而实现的,在此反射中,迷走神经的传出通路是抑制性纤维,其末梢释放的递质既非乙酰胆碱,也非去甲肾上腺素,而可能是某种肽类物质。

(二)胃的蠕动

蠕动是从胃的中部开始,有节律地向幽门方向进行。胃蠕动波的频率约为 3 次/分,并需 1 分钟左右到达幽门。一般在进食后 5 分钟即开始。胃蠕动的生理意义:一方面,使食物与胃液充分地混合,以利于胃液发挥消化作用;另一方面,可搅拌和粉碎食物,并推进胃内容物通过幽门向十二指肠移行。

胃的蠕动受胃平滑肌的基本电节律控制。神经和体液因素可通过影响胃的基本电节律和动作电位而影响胃的蠕动。迷走神经冲动、促胃液素和胃动素可使胃的收缩频率和强度增加;交感神经兴奋、促胰酶和抑胃肽则作用相反。

(三)胃的排空及调控

食物由胃排入十二指肠的过程称为胃的排空。一般在食物入胃后 5 分钟即有部分食物被排入十二指肠。不同食物排空速度不同,这和食物的物理性状和化学组成都有关系。在 3 种主要食物中,糖类食物排空较蛋白质为短,脂肪类食物排空最慢。对于混合食物,胃完全排空通常需要 4～6 小时。

胃的排空率受来自胃和来自十二指肠两方面因素的控制:①胃内因素促进排空,胃内食物和促胃液素释放均可促进胃排空。一般来说,食物由胃排空的速率和留在胃内食物量的平方根成正比。扩张刺激及食物的某些成分,主要是蛋白质消化产物,可引起胃窦黏膜释放促胃液素,促胃液素除了引起胃酸分泌外,对胃的运动有中等程度的刺激作用,它提高幽门泵的活动,使幽门舒张,促进胃排空。②十二指肠因素抑制胃排空,肠胃反射对胃运动的抑制,在十二指肠壁上存在多种感受器。酸、脂肪、渗透压及机械扩张,都可刺激这些感受器,反射性地抑制胃运动,引起胃排空减慢。这个反射称为肠-胃反射。其传出冲动通过迷走神经、壁内神经,甚至还可通过交感神经传到胃。肠-胃反射对酸的刺激特别敏感,当 pH 降到 2.5～4.0 时,即可引起反射,从而阻止酸性食糜进入十二指肠。当过量食糜,特别是酸或脂肪由胃进入十二指肠时,可引起黏膜释放几种不同的激素,抑制胃的运动、延缓胃窦排空。促胰酶、抑胃肽等具有这种作用,统称为肠抑胃素。

(四)消化间期胃的运动

大量观测表明,人在空腹时,胃运动表现为以间歇性强力收缩伴有较长静息期为特征的周期性运动,并向肠道方向扩布。胃肠道在消化间期的这种运动称为移行性复合运动(MMC),MMC的每一周期持续90～120分钟,可分为4个时相。Ⅰ相:静止相,持续45～60分钟;Ⅱ相:胃肠开始有散发的蠕动,持续时间30～45分钟;Ⅲ相:胃肠出现规则的高振幅收缩,持续5～10分钟;Ⅳ相:是从Ⅲ相转至下一个周期Ⅰ相之间的短暂过渡期,持续约5分钟。近年来研究显示,MMC的发生和移行主要受肠道神经系统和胃肠激素的调节。

胃的MMC起始于胃体上1/3部位,其Ⅲ相的收缩波以5～10 cm/min的速度向远端扩布,约90分钟达肠末端。MMC使整个胃肠道在消化间期仍有断断续续的运动,可将胃肠内容物(包括食物残渣、脱落的细胞碎片和细菌等)清除干净,起到"清道夫"的作用。若消化间期的胃肠运动发生减退,可引起功能性消化不良及肠道内细菌过度繁殖等病症。

第三节 肝 脏

一、肝脏的主要细胞及其功能

(一)肝实质细胞

肝实质细胞是肝脏的主要功能细胞,约占肝脏细胞的80%。肝实质细胞的主要功能包括:①参与糖类、蛋白质、脂肪和维生素等营养物质的摄取、存储和释放入血;②合成血浆蛋白、脂蛋白、脂肪酸、胆汁和磷脂;③分泌胆汁;④降解内源性和外源性化合物,发挥生物转化作用。

(二)非实质细胞

1.内皮细胞

肝血窦位于肝板之间,有两大特征即独特的内皮细胞和缺乏基膜。内皮细胞呈扁平梭形,胞核部分膨大,有较多胞质,胞质内仅含少量细胞器,有丰富吞饮泡。内皮细胞有许多受体,有助于糖蛋白、脂蛋白的摄取。它还能合成释放介质,如白细胞介素-1、白细胞介素-6及干扰素等,调节肝细胞的活动。

2.库普弗细胞

库普弗细胞是一种单核-吞噬细胞(网状内皮细胞)。库普弗细胞的主要功能在于其强大的吞噬作用,是肝脏抵抗细菌、病毒的重要屏障。它还有其他一些重要功能:①吞噬血液中的碎屑(如凝血酶、纤维蛋白等),防止弥散性血管内凝血;②清除和降解免疫复合物;③合成释放干扰素;④合成补体和其他细胞毒物质,具有抗肿瘤作用;⑤参与红细胞降解质、铁质及胆红素代谢;⑥调控肝细胞蛋白合成及肝细胞增殖。

3.储脂细胞

储脂细胞又称 Ito 细胞或卫星细胞,位于 Disse 腔内肝细胞和内皮细胞间,有储存维生素 A 和合成胶原蛋白的功能。它可能是肝内成纤维细胞的前身,在肝组织修复过程中起重要作用。

4.Pit 细胞

Pit 细胞位于肝窦内皮质上,有自然杀伤活性,对肿瘤细胞有自发性细胞毒作用。

5.胆管内皮细胞

胆管内皮细胞分泌水和电解质,重吸收液体、胆汁酸和氨基酸来调节胆汁的成分。

二、肝脏的生理功能

肝脏是维持生命必不可少的一个器官。肝脏的功能十分复杂,主要包括以下几点。

(一)分泌胆汁

肝脏每天持续分泌胆汁 600～1 000 mL,经胆管流入十二指肠,帮助脂肪消化和脂溶性维生素 A、维生素 D、维生素 E、维生素 K 的吸收。胆汁中的成分包括胆汁酸、胆固醇、脂肪酸、磷脂、结合胆红素、少量蛋白质及其他一些无机离子和水分。胆汁的生成和分泌依赖于整个肝细胞内微器的高度协调。肝细胞生成和分泌胆汁依赖胆汁酸、钠离子及碳酸氢根离子;小胆管和胆管分泌胆汁主要依赖促胰酶。胆汁分泌受神经、体液及食物等因素影响。副交感神经兴奋能促进胆汁分泌,交感神经兴奋可抑制胆汁分泌。口服胆盐引起胆汁分泌的作用最强。胆汁酸是胆汁的主要成分,有形成微胶粒增加胆固醇的溶解度、激活胰酶和抗菌作用。

(二)代谢作用

肝脏是糖、脂肪和蛋白质代谢中心,多种激素和维生素的代谢也在肝内。

1.糖代谢

肝脏能将从消化道吸收的大部分葡萄糖转变为糖原,其余葡萄糖转化为脂肪酸。肝糖原的主要作用在于维持血糖水平。在饥饿、创伤等应激情况下,肝糖原又分解为葡萄糖供组织利用。但肝脏储存的肝糖原相当有限,正常成年人的肝糖原储存量为70～75 g,饥饿24～48小时后储存的肝糖原就会耗尽。在肝糖原耗尽后,肝脏能将非糖类(如甘油、乳酸、丙酮酸等)转变成葡萄糖,这是肝脏的糖异生作用。这些非能源底物包括成糖氨基酸、甘油、丙酮酸和乳酸。在饥饿、创伤或手术等应激情况时,若无外源性能源供给,体内就分解蛋白质和脂肪以提供能量。此时,如果每天供给100 g葡萄糖,就可明显减少蛋白质的分解,起到节氮作用。

2.蛋白质代谢

在蛋白质代谢过程中,肝脏主要起合成、脱氨和转氨作用。食物中的蛋白质分解为氨基酸后被吸收,肝脏利用氨基酸再合成机体所需要的各种蛋白质,如清蛋白、纤维蛋白、球蛋白和凝血因子Ⅱ等。90％的血浆蛋白由肝脏合成和分泌,清蛋白占血浆总蛋白的55％～66％。肝脏是合成清蛋白的唯一器官,正常情况下只有15％的肝细胞合成和分泌清蛋白,大多数肝细胞处于储备状态。球蛋白除肝脏外其他组织如肺、肠及骨髓等亦可合成。只有在肝细胞大量损害时(如肝硬化),才会出现低清蛋白血症表现,同时伴清蛋白与球蛋白之比例倒置。因此,清蛋白可作为评定机体营养状态的重要指标。多种酶蛋白由肝脏合成,如丙氨酸氨基转移酶(ALT)和门冬氨酸氨基转移酶(AST),肝细胞受损时转氨酶释放入血,检测血中酶蛋白的变化可评价肝细胞受损程度。多种凝血因子也由肝脏合成,如凝血因子Ⅰ、凝血因子Ⅱ和凝血因子Ⅴ、Ⅶ、Ⅷ、Ⅸ、Ⅹ等。此外,多种运载蛋白,如结合珠蛋白、转铁蛋白、血浆铜蓝蛋白、激素运载蛋白、α-球蛋白、β-球蛋白等,后两者的变化与肝炎的严重程度相关。体内代谢所产生的氨是对机体有毒的物质,肝脏能将大部分的氨合成尿素,并经肾排出;肝细胞受损时,脱氨作用减弱,血氨升高。

3.脂肪代谢

肝脏能维持体内磷脂、胆固醇等各种脂质的稳定,使其保持一定的浓度和比例。肝脏是合成脂肪酸的主要器官,可以把多余的糖合成为脂肪酸,酯化后形成胆固醇酯和磷脂,并储存于脂肪细胞。饥饿时脂肪酸的合成被抑制,饱食时则有利于脂肪酸的合成和酯化,禁食时脂肪酸发生脂肪动员以供能。脂肪酸代谢受干扰可引起肝脏功能异常,肝功能异常也可干扰脂肪酸的代谢。肝功能异常时,由于糖代谢障碍致脂肪酸合成过多并超过肝脏分解代谢能力,同时脂蛋白合成和运输发生障碍,导致甘油三酯形成过多而发生脂肪肝。此外,肝功能异常时对胆固醇酯化作用减弱从而引起胆固醇酯浓度下降。

4.维生素代谢

肝脏能将胡萝卜色素转化成维生素 A 并加以储存,它还储存维生素 B 族、维生素 C、维生素 D、维生素 E、维生素 K。

5.激素代谢

肝脏对体内多种激素(雌激素、血管升压素和醛固酮等)有灭能作用。肝硬化时灭能作用减弱,导致体内雌激素增多而引起蜘蛛痣、肝掌和男性乳房发育,血管升压素和醛固酮增多会引起体内水、钠潴留。

(三)生物转化功能

代谢过程中产生的毒性物质和外来的毒性物质,在肝内经过第 1 和第 2 相两个阶段而进行生物转化,通过分解、氧化、还原和结合的方式使其毒性降低或转化为无毒物质。葡萄糖醛酸、甘氨酸等小分子以结合方式与毒物结合后排出体外。

(四)凝血功能

肝脏能合成大部分凝血因子、凝血因子 I、凝血因子 II、激肽释放酶原和高分子激肽原。肝脏还能清除促凝因子,如 IX a、X o、XI a 及纤溶酶原激活剂。库普弗细胞可清除凝血因子 I 降解产物。肝脏在人体凝血和抗凝两个系统的动态平衡中起着重要的调节作用。肝功能异常时,凝血因子生成减少、纤溶系统亢进,导致出血。

(五)吞噬、免疫功能

库普弗细胞具有滤过和清除异源性物质和调节免疫反应的功能。它可吞噬微生物、内毒素、异种抗原和免疫复合体,将细菌、色素和其他碎屑从血液中清除。肝实质细胞可产生抗体,合成和分泌胆汁 sIgA;后者可清除循环内的有害或外来抗原及 IgA 免疫复合体,并加强胆管和肠道的免疫防御机制,对防御肠内致病性病原体有重要作用。

(六)造血功能

胎儿期 9～24 周及成人骨髓纤维化时,肝脏可髓外造血。肝脏还能储存维生素 B_{12}、叶酸和铁,从而间接参加造血。

第四节 胆 管

胆管的生理比较复杂,包括肝脏的分泌、胆囊的储存及肝外胆管的运输,直至排到肠道。在这个过程中,有众多神经和体液因素参与。

一、胆汁分泌

肝细胞分泌的胆汁是通过主动转运的方式分泌胆汁和钠离子至胆管,与由于渗透压差而被动地流入胆管内的水结合而成;但也有部分胆汁是不依赖于胆汁酸的胆汁分泌。

肝脏胆汁由水、电解质、脂质、蛋白和胆红素组成。正常人胆汁含有初级胆汁酸和次级胆汁酸。初级胆汁酸的两种主要成分是胆酸和鹅脱氧胆酸,在肠道细菌的作用下,分别转化为脱氧胆酸和石胆酸(次级胆酸),胆汁酸也与甘氨酸和牛磺酸结合,因此每一种胆汁酸有两种存在形式。

胆汁酸在一定浓度下形成微粒;在微粒中,胆汁酸呈极性排列,水溶性部分在分子外侧,脂溶性部分在其内侧,使分子呈放射性排列,内部形成一脂溶性环境,使非水溶性脂质如胆固醇能溶于其中。因此,在正常胆汁中,胆酸、磷脂和胆固醇形成混合微团而溶于水中。胆汁中 98% 的磷脂为卵磷脂,其余为脑磷脂、鞘磷脂和溶血卵磷脂。胆汁中的蛋白为血浆蛋白、胆汁糖蛋白、免疫球蛋白及一些酶类,如碱性磷酸酶、ALT、AST 等。肝脏胆汁中的糖蛋白与胆囊分泌的糖蛋白可能不同。

在胆囊,通过吸收水分,胆汁被浓缩了 10 倍以上。胆囊胆汁 pH 小于 7.0,可能与胆囊黏膜分泌氢离子有关,它有利于钙盐的溶解,不利于形成结晶。胆汁中的卵磷脂和胆盐能使胆固醇保持溶解状态,若三者比例失调,则可产生过饱和的胆汁,使胆固醇发生沉淀。体外实验表明,溶解在胆汁中的胆固醇有 1/3 是由胆汁酸溶解的;而卵磷脂具有促进胆汁酸溶解胆固醇的能力,大约 3 mmol 的卵磷脂能使胆固醇多溶解 1 mmol。胆石症患者的胆囊胆汁中的糖蛋白浓度高于正常人,而肝脏胆汁却无变化,说明胆囊分泌的糖蛋白对结石的形成起了一定的作用。

一些因素可影响胆汁的成分。在女性,其胆囊胆汁中总胆汁酸、鹅脱氧胆酸和结合型胆酸明显高于男性;给男性服用乙炔雌二醇可使胆汁中胆固醇和磷脂增加,胆汁酸减少。饥饿及高脂饮食均可使肝胆汁和胆囊胆汁的胆固醇增加;维生素 C 缺乏可导致胆汁酸合成减少。

二、胆汁的排泄

(一)胆管

胆管具有分泌黏液和输送胆汁的作用。胆管黏膜具有分泌黏液的隐窝,黏液能保护黏膜免受胆汁的侵蚀,并有润滑作用,有助于胆汁在胆管内的流通。

(二)胆囊

胆囊具有储存、浓缩、排胆和分泌功能。胆囊将肝脏来的胆汁浓缩了 10 倍以上。胆囊的排空并不是完全的,在消化间期,胆囊的部分排空和充盈与移行性运动综合波一致,似潮水涨落。胆囊的张力由胆囊壁肌层和弹性组织组成,一般情况下,胆囊需 12~16 小时才调整其容量,而在较短的时间内(2~4 小时),即使容量较大,也保持较好的顺从性,有利于胆囊收缩后胆汁分泌增加时对胆囊进行充盈。胆汁不但在饥饿时流入胆囊,在饭后也进行,该过程与排泄胆汁交替进行,有利于胆汁与食物充分混合。胆囊收缩不良可引起胆汁淤积,易形成结石。

(三)Oddi 括约肌

Oddi 括约肌是一独立的结构,调节胆汁流入十二指肠、分流胆汁进入胆囊、防止十二指肠内容物反流。一些研究表明,Oddi 括约肌有自发性的收缩,大约每 4 分钟 1 次,每次持续 4~5 秒。其收缩是相性收缩,由慢波控制,分为 3 期:Ⅰ期为静止期,Ⅱ期为不规律的收缩,Ⅲ期为强烈的收缩,收缩波向十二指肠进行。在 Oddi 括约肌收缩时,将括约肌段的胆汁推向十二指肠,而胆管的胆汁不能进入括约肌段;在舒张期,括约肌放松,胆管的胆汁流向括约肌段。该过程循环往复,使胆汁不断流向十二指肠。吗啡能强烈刺激 Oddi 括约肌,完全阻断胆汁流入十二指肠;在尸检时切除 Oddi 括约肌,向胆管内注水模拟胆汁流动,发现水流不能进入胆囊,提示 Oddi 括约肌的主要作用是调节胆汁在十二指肠与胆囊的分流。摄入食物可使括约肌的基础压降低,并减小其收缩幅度,有利于胆汁流向十二指肠。如括约肌收缩超过一定限度,舒张间期消失,胆汁流动则停止。

三、胆汁分泌和排泄的调节

胆汁的分泌和排泄受很多因素影响,除神经体液因素外,一些药物和物理因素也参与了该过程。

(一)体液因素

胆囊收缩素(CCK)具有 CCK-58、CCK-39、CCK-33 和 CCK-8 等分子形式,半衰期约 2.5 分钟,肾脏是其主要代谢部位;它可自胃肠道内分泌细胞(Ⅰ细胞)和神经末梢细胞释放,同时脑组织也存在着大量的 CCK-8,因此它既是经典的胃肠激素,又是经典的神经递质。CCK 有广泛的生物学作用,它最重要的作用是促进胰液分泌和胆囊收缩,并能具有加强促胰酶刺激胰腺分泌和碳酸根分泌的作用,松弛 Oddi 括约肌,使胆汁从胆总管流入十二指肠。CCK 主要由脂肪及蛋白的消化产物刺激所释放。此外,肠腔内盐酸及二价离子对 CCK 的释放也有促进作用,迷走神经不起重要作用。

促胰酶可增强 CCK 对胆囊的收缩作用,但在生理剂量下仅能抑制胰管括约肌。促胃液素的羧基末端有与 CCK 相似的结构,因此具有 CCK 的作用,抑制括约肌的活动,但促胃液素的抑制 Oddi 括约肌的作用低于 CCK。生长抑素能抑制胆囊的收缩。

(二)神经因素

在胆囊及 Oddi 括约肌有神经分布,包括胆碱能神经及肾上腺素能神经。在胆囊以 β 肾上腺素能神经占优势,而 Oddi 括约肌 α 与 β 均匀分布,刺激肾上腺素能神经能引起胆囊舒张、Oddi 括约肌收缩。胆碱能神经能引起胆汁分泌增加,可能与迷走神经兴奋引起有关激素释放有关,同时还可引起胆囊和 Oddi 括约肌收缩。

(三)其他

阿片类药物可强烈收缩 Oddi 括约肌。在人类,小剂量吗啡即可增加 Oddi 括约肌的收缩频率,并使静态压和收缩压升高。Ca^{2+} 拮抗剂尼夫地平(nifedipine)可降低 Oddi 括约肌的静态压和收缩频率。动物实验发现,低温可抑制 Oddi 括约肌,而温度升高则可使其兴奋。胆囊壁张力升高时,可使 Oddi 括约肌的兴奋性降低,有助于胆汁流入十二指肠;胆囊排空后,胆囊壁张力降低,Oddi 括约肌收缩,使胆汁流入胆囊,提示两者存在着某种反射。

第五节　胰　　腺

胰腺在生理上具有内分泌和外分泌的功能。胰腺外分泌部的腺泡细胞和小的导管管壁细胞所分泌的胰液,在食物的消化中起着十分重要的作用。而胰腺的内分泌部所分泌的胰岛素、胰高血糖素、生长抑素主要参与糖代谢的调节。

一、胰液的成分和作用

胰液是无色无臭,略带黏稠性之碱性液体,pH8.0～8.5。正常人每天分泌的胰液量为1～2 L。

胰液中含有无机物和有机物。无机物主要是水和电解质,水约占胰液总量的97％,电解质有 K^+、Na^+、Ca^{2+}、Mg^{2+}、HCO_3^-、Cl^- 等离子,以胰腺内小的导管细胞分泌的碳酸氢盐含量为主要成分。导管细胞内含有碳酸酐酶,它催化 CO_2 与 H_2O 产生碳酸,后者经离解而产生 HCO_3^-。HCO_3^- 作用是中和进入十二指肠腔内的胃酸,同时也提供了小肠内多种消化酶活动的最适宜的 pH 环境。在胰液分泌旺盛时,HCO_3^- 与 Cl^- 浓度呈负相关。

胰液中的有机物主要是蛋白质和少量黏液。蛋白质是由腺泡细胞分泌的多种消化酶,主要有以下几类。

(一)糖消化酶类

(1)胰淀粉酶:分解淀粉为麦芽糖。

(2)胰麦芽糖酶:分解麦芽糖为葡萄糖。

(3)胰蔗糖酶:分解蔗糖为葡萄糖和果糖。

(4)胰乳糖酶:分解乳糖为葡萄糖和半乳糖。

(二)蛋白消化酶类

(1)胰蛋白酶原:胰蛋白酶原在肠液中的肠致活酶、胃酸的作用下可激活为胰蛋白酶,胰蛋白酶本身及组织液可激活胰蛋白酶原为胰蛋白酶。胰蛋白酶可分解蛋白为眎和胨。

(2)糜蛋白酶原:此酶在胰蛋白酶作用下转化为糜蛋白酶,糜蛋白酶分解蛋白质为眎和胨。若和胰蛋白酶同时作用于蛋白质时,可分解蛋白质为小分子的多肽和氨基酸。

(3)弹性蛋白酶原:此酶在胰蛋白酶作用下被激活。弹力蛋白酶可分解结缔组织中的蛋白纤维为际和胨。

(4)氨基肽酶原和羧基肽酶原:两者均被胰蛋白酶激活,作用于多肽末端的肽键,使其分解为氨基酸。

(5)RNA 酶和 DNA 酶:此两种酶可使相应的核酸部分分解为单核苷酸。

(三)脂肪消化酶类

脂肪消化酶类有胰脂肪酶、胆固醇酯酶和磷脂酶 A。胰脂肪酶可分解为甘油、甘油一酯和脂肪酸。胆固醇酯酶和磷脂酶 A 分别水解胆固醇酯和卵磷脂。

二、胰液的分泌调节

在非消化期,胰很少分泌胰液,食物是胰液分泌的最重要刺激物。胰液的分泌受神经和体液的双重调节,而以体液调节为主。其分泌过程可分为 3 个时相。

(一)头相

头相是对食物的视、嗅、咀嚼等刺激进行,产生条件或非条件的神经反射。其传出神经纤维为迷走神经,迷走神经末梢释放乙酰胆碱直接作用于胰腺的腺泡细胞分泌增多,对导管细胞的作用较少。因此,头相分泌以胰酶为多,而水盐含量少。

(二)胃相

食物入胃后,一方面扩张刺激胃底、胃体部引起迷走神经兴奋,另一方面扩张刺激胃窦部,作用于G细胞释放促胃液素,两者均可引起胰液的分泌。胃相分泌以胰酶为主。

(三)肠相

肠相是胰液的主要分泌相,它靠激素的刺激。当酸性食糜进入小肠后,刺激小肠黏膜中的 S 细胞分泌促胰酶,促胰酶作用于胰腺的导管上皮细胞分泌大量水分和碳酸氢盐,但酶的含量很低。食糜中的蛋白分解产物、脂酸钠、盐酸、脂肪进入小肠后,刺激小肠黏膜中的 I 细胞释放胆囊收缩素/促胰酶素(CCK/PZ),胆囊收缩素/促胰酶素作用于胰腺的腺泡细胞分泌胰液中的各种酶并促进胆囊的收缩。此外,VIP、胰岛素、胆碱能药物(如毛果芸香碱)、组胺、乙醇和高淀粉、高蛋白饮食有促进胰液的分泌作用。而交感神经兴奋,胆碱能阻断剂(如阿托品)、高血糖素、胰多肽、生长抑素和碳酸酐酶抑制药物(如乙酰唑胺)等有抑制胰液的分泌作用。

第六节 肠 道

肠道是消化系统重要器官,它与食物的消化、吸收、容纳及排泄密切相关,在机体生长发育、内环境稳定中起着重要作用。它与外界相通,直接收纳食物,易受自然界多种致病因素如病毒、细菌、寄生虫及毒物等的直接攻击,加之肠腔存在大量机体所需的正常菌群及条件致病菌群,而且肠道路径较长,一旦损伤因素进入肠道,作用时间较长,某一环节受损则引起连锁效应,因此肠道易发生疾病。腹泻是最常见的肠道疾病之一。本节重点叙述肠道的解剖学及生理学。

一、小肠的生理

小肠是食物消化、吸收的重要部位。在这里,食物受到胰液、胆汁和小肠上皮细胞内酶的化学作用及小肠蠕动和绒毛运动的机械作用,加之小肠巨大的吸收面积,食物在小肠内停留时间较长使营养物质得以与黏膜面保持密切接触,使得在小肠内已被消化且适于吸收的小分子物质被充分消化、吸收,同时水、无机盐和维生素等也主要在小肠被吸收。因此,食物通过小肠后,消化吸收过程便已基本结束,只留下不能消化的和未被消化吸收的食物残渣进入大肠。人类每天有 6～10 L 未完全消化的食糜和分泌液由胃排至十二指肠,仅有 0.5～1.5 L 的内容物进入结肠。食物在小肠的消化吸收需要两个基本因素,即消化酶和将食物运送到最佳吸收部位的小肠运动,两者缺一不可,相辅相成。

(一)消化酶

肠壁内有多种消化酶,起主要作用的酶是由胰腺分泌的。小肠液中的其他消化酶除能激活胰蛋白酶原的肠激酶外,都不是由肠源所分泌,其来源是由肠上皮吸收细胞表面刷状缘内或是与脱落的肠黏膜细胞一起脱落到肠腔中而释放出的消化酶。小肠黏膜上皮细胞内存在几种不同的肽酶,可以分解寡肽和氨基酸,还有 4 种分解双糖的单糖酶即蔗糖酶、麦芽糖酶、异麦芽糖酶和乳糖酶。这些酶大部分存在于刷状缘内,一部分存在于细胞质中。现将小肠中主要消化酶列于表 2-1 中。

表 2-1　小肠中主要消化酶及作用

消化液	消化酶	底物	分解产物	最适 pH
胰液	胰蛋白酶	蛋白质、多肽	多肽、小肽	8.0
	糜蛋白酶	蛋白质、多肽	小肽	8.0
	羧基肽酶	多肽	自 C 端分解,氨基酸	—
	胰淀粉酶	淀粉	双糖类	6.7～7.0
	胰脂酶	脂肪	脂肪酸、甘油酯	8.0
	核酸酶	核酸	核苷酸	—
	核糖核酸酶	核酸	多核苷酸	—
肠液	肠激酶	胰蛋白酶原	胰蛋白酶	—
	氨基肽酶	多肽	自 N 端分解,氨基酸	8.0
	二肽酶	二肽	氨基酸	—
	麦芽糖酶	麦芽糖	葡萄糖	5.0～7.0
	乳糖酶	乳糖	葡萄糖、半乳糖	5.8～6.2
	蔗糖酶	蔗糖	葡萄糖、果糖	5.0～7.0
	肠脂酶	脂肪	脂肪酸、甘油酸	8.0
	核苷酸酶	核苷酸	核苷、磷酸	—
	核苷酶	核苷	嘌呤碱、戊糖	8.0

(二)小肠运动

小肠的运动是靠肠壁平滑肌收缩来完成,肠腔内食物的混合、消化、吸收和传输都有赖于小肠平滑肌的运动。小肠特有的电活动是其运动的基础。

1.小肠的电活动

(1)慢波:由纵行肌肌细胞膜电位的节律性波动所造成,这种电活动被称为基本电节律,其起步点位于十二指肠近胆管入口处的纵行肌细胞。从十二指肠到回肠末端,基本电节律的频率逐渐下降。慢波不引起平滑肌收缩,但可控制平滑肌细胞收缩的频率。环行肌没有自发的慢波电变化,而是纵行肌产生的慢波,通过电紧张的形式扩布入环行肌。

(2)动作电位:在各种刺激下,慢波的电位如果提高到临界水平时,在慢波的顶端就发生动作电位,常称峰电位,动作电位能够传播到整个肌细胞,引起平滑肌收缩。

2.小肠运动方式

(1)分节运动:是以环行肌为主的规律性收缩与舒展交替进行的一种收缩运

动,在数厘米的一段小肠上,环行肌许多点同时收缩,将肠腔内食糜分割为许多节段,随后原来收缩部位舒张,而舒张的部位收缩,于是肠腔内的食糜又被分为新的节段。如此反复进行,使食糜不断分割混合,充分与消化酶和肠壁接触,利于消化吸收。另外,此种对肠壁的挤压作用促进已吸收物质从肠壁转运入血液及淋巴液中。分节运动仅有微小的食糜推进作用,这是因为小肠上段分节运动收缩频率为11~12次/分,略高于回肠段8次/分所致。分节运动在空腹时几乎不存在,进食后逐渐转强。

(2)蠕动:小肠纵行肌和环行肌协调地收缩和舒张,是一种推进性运动,将食糜向小肠方向推送,速度大约为 2 cm/s,在小肠上端略快于小肠下端。每一次蠕动收缩使食糜推进距离一般均小于 5 cm,因此这种蠕动也称为短距离推进运动。蠕动的意义在于使经过分节运动的食糜向前推进一步,到达新的肠段开始新的分节运动以进一步消化。食糜从胃进入十二指肠后,经过小肠运动的推动到达回盲瓣再进入结肠需 3~4 小时。

(3)蠕动冲:在小肠中有一种行进速度很快的,达 2~25 cm/s,且传播较远的蠕动,被称为蠕动冲。要由进食时的吞咽动作及食糜进入十二指肠而引起,它可把食糜从小肠始端一直推送到小肠末端,有时还可至大肠。

(4)移行性复合运动(migrating motor complex,MMC):空腹状态下,小肠并不因为肠腔无食糜、没有消化过程而完全休息,此时,小肠环行肌反复发生周期性的强烈收缩,这种收缩从小肠上端开始,并以缓慢的速度向回肠末端移行,其周期约为 90 分钟,从小肠上端移行到回肠末端约需 120 分钟。因此前一个MMC 还在进行,尚未到达回肠末端时,下一个 MMC 又在小肠上端发生。空腹状态下,小肠 MMC 就这样周而复始地进行。进食后很快终止这一运动形式转为蠕动和分节运动等进食后运动型。这一运动的生理意义在于强烈的 MMC 收缩带缓慢向小肠尾端移行,如同小肠清道夫,能完全清扫小肠中的残余食物、分泌物和脱落上皮细胞,将其排空到结肠,为后来的进食和消化做好准备,这也限制了有害细菌在小肠的繁殖,保持了肠道的清洁。

3.小肠运动的调节

(1)基本电节律控制:小肠平滑肌的收缩最显著的特征是环肌的节律性收缩,表明肠道存在着一个时钟控制系统,这就是小肠的慢波电位。小肠的慢波电位是由平滑肌内在特性所产生,是由小肠纵肌和环肌间的 Cajal 间质细胞所产生的,它起着对小肠运动节律性的调节作用。

(2)外来神经的控制:小肠受迷走神经和交感神经的支配。迷走神经的影响是弥漫性的,它对空肠的影响较对回肠的影响大。迷走胆碱能神经兴奋使小肠运动加强,交感肾上腺素能神经则抑制小肠运动。

(3)内在神经的控制:肠道壁内存在一个庞大的肠神经系统(enteric nervous system,ENS),它所含的神经细胞数目多如整个脊髓所含数量,与肾上腺能、胆碱能神经一起参与对小肠运动的调节作用,由于它不受中枢神经控制,被称为"肠脑"。ENS的胞体主要存在于黏膜下和环纵肌之间,即黏膜下神经丛和肌间神经丛,前者主要抑制肠的分泌和吸收,后者主要与肠运动控制有关。

(4)体液因素的作用:一般来说,促胃液素和缩胆囊素可以兴奋小肠运动,而促胰酶、胰高血糖素则起抑制作用,肠神经系统的多数神经元是一种肽能神经,现已知这些肽能神经所释放的 P 物质和甘丙素可兴奋小肠运动,而血管活性肠肽、生长抑素、神经降压素和脑啡肽则使肠环行肌舒张,抑制肠运动。近来发现,一氧化氮在外周肠肌间神经丛合成和释放,它作为非胆碱能、非肾上腺能神经递质,作用于平滑肌靶细胞,使平滑肌松弛。有较多资料研究表明胃动素在启动消化间期小肠 MMC 活动中起重要作用,具有特别重要的意义,但其在进食阶段则似乎没有意义。

(三)小肠消化吸收时相

(1)腔内期:营养物质经肠腔内消化酶的水解作用,使肠内容物的理化性状转变为可被小肠黏膜细胞吸收的状态。

(2)黏膜期:被部分消化的营养物经小肠柱状吸收细胞吸收,在刷状缘经细胞内的肽酶进一步水解而吸收并准备运送出固有膜。

(3)运送期:被充分水解的营养物质从上皮固有膜经淋巴或门静脉运送到体循环,再输送到身体其他脏器贮存和代谢。

(四)各种物质的吸收部位

许多营养物可在小肠全程吸收,有些营养物质则在小肠某段吸收较多。小肠近段主要吸收甘油一酯、脂肪酸、部分单糖,故小肠的上 $1/3 \sim 1/2$ 部分是机体吸收营养物质的主要部位,小肠远端则主要吸收胆酸和维生素 B_{12}。

(五)小肠吸收转运的类型

主动转运是一种物质逆着电或化学梯度而运入细胞内,此过程需要能量,它是由 Na^+,K^+-ATP 酶在进行 Na^+、K^+ 交换的同时分解 ATP 产生能量来供转运所需。主动转运也可由载体传递完成,可受竞争抑制。单纯扩散是顺电或化学梯度转运,它不需能量,不用载体,也不受竞争抑制。易化扩散由载体传递,常受竞争抑制,余同单纯扩散。单纯扩散和易化扩散及滤过、渗透统称为被动转运;胞吞作用是在细胞外的某些大分子物质及团块如细胞、病毒、脂蛋白颗粒或大分子蛋白等进入细胞的过程。进入物为固体称吞噬作用,进入物为液体称吞饮作用。在这 4 种转运机制中以主动转运和单纯扩散为最主要的吸收转运方式。

(六)营养物质的消化吸收过程

1.糖类的吸收

食物中含有最多的糖类是大分子的淀粉,需经消化才被吸收。尽管唾液中有 α-淀粉酶,但在胃液中很快失活。故淀粉的吸收主要是在小肠上部的肠腔内和肠黏膜上皮细胞表面进行。在肠壁内存在着胰腺分泌的 α-淀粉酶,它是水解淀粉的最主要酶,可将淀粉水解为寡糖——α-糊精、麦芽寡糖及麦芽糖,然后再经小肠黏膜上皮细胞刷状缘中的 α-糊精酶、麦芽糖酶、蔗糖酶、乳糖酶,将 α-糊精、麦芽糖、蔗糖和乳糖最终分解成葡萄糖,少许为半乳糖和果糖。在肠黏膜上皮细胞刷状缘有一种能选择性地将葡萄糖和半乳糖等从刷状缘的肠腔面转入细胞内的载体,在细胞膜上形成 Na^+ 载体葡萄糖复合物,由载体转运进入细胞内,此过程需要能量,钠泵抑制剂毒毛花苷、根皮苷及能与 Na^+ 竞争载体蛋白的 K^+ 都能抑制糖的主动转运。

在各种单糖中,己糖吸收较快,而戊糖吸收很慢。在己糖中半乳糖和葡萄糖吸收最快,果糖次之,甘露糖最慢。

2.蛋白质的消化、吸收

蛋白质的消化主要在小肠内进行,首先由肠腔内的胰蛋白酶、糜蛋白酶、弹性蛋白酶及羧基肽酶 A 和羧基肽酶 B 对长肽链进行分解,其产物 1/3 为氨基酸,2/3 为寡肽。寡肽在肠黏膜上皮细胞刷状缘及肠腔液中的寡肽酶作用下,从肽链的氨基酸逐步水解肽链,最后分解为氨基酸。氨基酸的转运也需要钠的参与,并与载体形成复合物,属于主动转运。小肠壁上有 4 种转运氨基酸的特殊载体即中性氨基酸转运载体(甲硫氨酸、亮氨酸等)、碱性氨基酸转运载体(精氨酸、赖氨酸)、酸性氨基酸转运载体(门冬氨酸、谷氨酸)、亚氨基酶及甘氨酸载体(脯氨酸、羟脯氨酸及甘氨酸)。氨基酸的吸收主要在十二指肠和空肠进行,极少数至回肠才被吸收,然后通过血管进入肝脏和全身血液。

3.脂肪的消化、吸收

脂肪在小肠内经乳化和脂肪酶的作用,分解成脂肪酸和甘油酯,并与胆固醇和胆盐形成直径 0.4～1 nm 的脂肪混合微胶粒。此微胶粒中的胆盐有亲水性,能携带脂肪的消化产物通过覆盖在小肠微绒毛表面的非流动水层,当到达绒毛表面时,一部分微胶粒以吞饮的方式被吸收,另一部分微胶粒中的成分相互分离,甘油酯、脂肪酸和胆固醇通过被动扩散透过微绒毛的脂蛋白膜,进入黏膜细胞。胆盐因不溶于脂蛋白膜而被留于肠腔,可再次用于脂肪微胶粒的形成或在回肠末端以主动转运的方式被吸收。短中链脂肪酸和甘油在肠上皮细胞内不经过再合成阶段直接进入门静脉,但长链脂肪酸需重新合成为甘油三酯,并在其外表面包裹一层卵磷脂和蛋白质组成的膜,形成乳糜微粒,经高尔基复合体由上皮细胞的质膜分泌出去并进入中央乳糜管,再经淋巴管而入血液循环。因食物中含 12 碳以上的长链脂肪酸很多,所以脂肪的吸收主要是按上述过程取道淋巴途径而进入血液循环中。

(七)小肠消化吸收的调节

1.局部因素

肠腔内的胆酸和脂肪酸能抑制小肠对水分的吸收。某些细菌毒素,如霍乱毒素和大肠埃希菌内毒素,能刺激上皮细胞的腺苷环化酶,使细胞内 cAMP 含量明显增加,后者能抑制水和盐的吸收,促进 Na^+ 和水向肠腔内移动,从而引起严重的水泻。

2.神经因素

刺激内脏神经可减弱小肠对水和胨的吸收,反之,阻断内脏神经可使水、胨、葡萄糖、脂肪、氯化钠的吸收加强。

3 体液因素

很多激素能影响小肠的吸收活动。甲状腺素能增加小肠对糖类、氯化钠和水的吸收;肾上腺皮质激素也能促进小肠对半乳糖、葡萄糖的吸收;生长抑素和甲状腺素释放激素则抑制小肠对葡萄糖及木糖的吸收;缩肠绒毛素可加强肠黏膜上皮细胞绒毛运动,促进绒毛内血液和淋巴液的流动,有利于营养物质的吸收。

二、大肠的生理

大肠的主要功能是:①吸收肠内容物的水分和电解质,参与机体对水、电解质平衡的调节;②完成对食物残渣的加工,形成粪便,暂时储存,或将其推进至肛门;③吸收结肠内细菌产生的维生素 B 和维生素 K 复合物。

(一)大肠内的消化吸收

结肠黏膜无绒毛,对食物无明显的消化吸收作用。大肠壁有较多的杯状细胞,能分泌保持肠黏膜及粪便润滑的黏液,以防止粪便的细菌及刺激物质的损害。结肠对维持机体水和电解质平衡仍然起一定作用。据估计,正常人结肠每天能吸收 460 mmol 的钠和 2 000 mL 的水。

结肠内有大量的细菌,主要是厌氧和兼性厌氧细菌如厌氧类杆菌、厌氧乳酶菌和梭状芽孢杆菌属。粪便中死的和活的细菌占粪便固体总量的 20%～30%,结肠内这些细菌对人体是有益的。它们能抑制某些病原菌如沙门菌和霍乱弧菌的生长,对机体有保护作用。这些细菌还能合成维生素 B 族及维生素 K,成为机体该种维生素的来源。细胞中含有的酶能够分解食物残渣和植物纤维,这些分解产物绝大部分不被吸收而作为粪便排出。

(二)大肠的运动

大肠的运动主要是指结肠的运动。非推进性节段性收缩使结肠出现一连串的结肠袋,结肠内容物被揉挤而向相反方向往返运动,可促进肠内容物的水分和盐类被结肠黏膜吸收。

推进性转运性收缩使肠内容物从结肠近端向远端推送。结肠有时出现一种进行很快、前进很远的集团运动,通常开始于横结肠,可推进一部分内容物快速移动直达乙状结肠或直肠,刺激直肠壁的机械感受而产生便意。这种蠕动每天发生 3～4 次,常在饭后或胃内充满食物时发生,称为"胃-结肠反射"。当人每天由肛门排出的气体增多时,并不一定表示肠内气体过多,而很可能是由于大肠运动增加所致。

三、肠道内水和电解质转运

水、电解质平衡在维持人体正常生命活动中起着重要作用,肠道内水、电解质转运是人体水、电解质平衡的重要部分。

(一)肠道水和电解质的吸收

1.水的吸收

水在人体具有十分重要的生理意义,它是构成体液的主要部分,也是体内各种物质的溶剂。体内各种物质都以水溶液形式存在,水还参与许多生物化学反应,并起细胞内外和血管内外物质交换的媒介作用。总之,水为正常的生命活动提供了良好的内环境,其正常的吸收和排泄是保证内环境相对恒定的重要条件。

正常成人每天对水的最低需要量为 1 500 mL,而消化道每天除接受来自饮料和食物的水分外,还有来自消化液的分泌,共约 9 L,包括 2 L 摄入水、1.5 L 唾液、2.5 L 胃液、0.5 L 胆汁、1.5 L 胰液和 1 L 肠液。这些消化道内的水只有少量,约 150 mL 随粪便排出,其余绝大部分都被消化道吸收。因此,消化道每天对水的吸收能力远远超过机体的需要量。水的吸收部位主要在肠道,胃只能吸收少量的水。

(1)小肠对水的吸收:小肠黏膜对水的通透性很高,水可以很容易地依渗透梯度通过小肠黏膜。一方面水分从小肠被吸收到血液和淋巴液中,另一方面又可从血液透过肠黏膜进入肠腔。每天 5 000～10 000 mL 水分进入小肠,其中仅 1 000 mL 左右进入结肠,因此,水分主要是在小肠中吸收。

在研究小肠对水分吸收机制中人们发现水的吸收是伴随溶质吸收而进行的,上皮所吸收的液体和肠腔内液始终等渗,上皮细胞间的紧密连接可以使水和小分子通过,上皮的顶膜和底侧膜对水有较大的通透性,于是提出了水在小肠吸收的"稳定渗透梯度模型",其内容为:溶质(主要为 Na^+ 和 Cl^-)首先经过上皮细胞和进入细胞间隙,导致细胞间隙渗透压升高,水在渗透压差的作用下进入细胞间隙,此处的流体静水压将会不断升高,这便能够驱使液体缓慢地通过上皮下的基膜流向组织液和附近的毛细血管。目前,细胞旁路和跨细胞通路在水吸收中的相对重要性尚有争议。

(2)水在大肠内的吸收:人结肠每天可从回肠接受 500～1 000 mL 水,其中 80% 被吸收,而结肠每天至少可以吸收 2 500 mL 水,因此结肠对水的吸收有巨大的潜力,其对水的吸收量随机体的需要而变化。

尽管结肠对水的吸收机制不甚明确,但学者们发现水通过结肠黏膜的净移量与 Na^+ 和 K^+ 的净移量呈直线关系,因此提出水在结肠吸收伴随溶质的吸收。而且结肠可以逆着渗透压梯度吸收高渗液,这可能与上皮细胞连接相对紧密有关。这与小肠上皮细胞吸收等渗液的特性形成明显区别。

2.钠和氯的吸收

Na^+ 和 Cl^- 构成机体细胞外液的主要电解质,在体内的主要功能是维持细胞外液的晶体渗透压,进而影响水在细胞内外之间的流动方向,在维持正常血容量中起着重要作用。体重 60 kg 的人约含钠 60 g。Na^+ 和 Cl^- 主要来自调味品 NaCl,其每天摄取量随饮食习惯、食物性质和生活情况不同而异,成人一般每天摄入食盐 6～15 g。

钠和氯均以离子形式被吸收。小肠是钠和氯吸收的重要部位,大肠也可根据机体的需要吸收一定量的钠和氯。

(1)小肠对钠和氯的吸收:Na^+ 和 Cl^- 虽然在小肠可以通过细胞旁路途径吸收,但主要还是通过跨细胞途径吸收。这是一种主动吸收过程,主要有 3 种方式：即 Na^+ 的非偶联吸收、Na^+ 的偶联吸收及中性 $NaCl$ 的吸收。

1）Na^+ 的非偶联吸收：Na^+ 从黏液进入上皮细胞是顺着电化学梯度的易化扩散过程，在细胞内 Na^+ 从细胞底侧膜进入组织液或血浆是逆着电化学梯度的耗能的主动转运过程。该能量是来自 ATP 的水解。Cl^- 的吸收途径主要是细胞旁路。但也不能排除跨细胞途径。

2）Na^+ 的偶联吸收：小肠内多种有机溶质的吸收依赖于 Na^+ 的吸收，并且与 Na^+ 的吸收相偶联，这些溶质包括 D-己糖、L-氨基酸、甘油三酯、某些维生素和胆盐。至今尚无证据证明水溶性有机物是以非 Na^+ 依赖机制被主动吸收的，Na^+ 与有机溶质偶联吸收机制的要点是：小肠黏膜上皮细胞的顶膜存在一种"载体"，它能使 Na^+ 和有机溶质偶联入上皮细胞。进入上皮细胞的 Na^+ 借助于 Na^+，K^+-ATP 酶而从细胞底侧膜排出，而与 Na^+ 偶联进入肠上皮细胞的有机溶质则顺着浓度梯度在上皮细胞底侧膜被排出。与此同时 Cl^- 则是从细胞旁路途径被动吸收。

3）中性 $NaCl$ 的吸收：中性 $NaCl$ 的吸收是指 Na^+ 和 Cl^- 以 $1:1$ 的比例从肠道转运到组织或血液的过程。此种吸收方式在各种动物的上皮细胞得到证实。是 Na^+ 和 Cl^- 转运的主要形式之一。关于中性 $NaCl$ 吸收的机制，有两种解释。一种观点认为肠上皮细胞顶膜存在中介 Na^+ 和 Cl^- 以 $1:1$ 的比例吸收的机制。Na^+ 的进入为 Cl^- 的进入提供能量，然后 Na^+ 在底膜由 Na^+ 泵泵出，Cl^- 则依赖电化学梯度排出。另一种观点认为 Na^+ 和 Cl^- 的吸收不是中性同向转运，而是两个中性反向转运过程，一个是 Na^+-H^+ 交换，另一个是 Cl^--HCO_3^- 交换。一般认为，细胞内的 H^+ 和 HCO_3^- 是通过内源性或外源性的 CO_2 的水合作用产生的。然后，HCO_3^- 与 Cl^-、H^+ 与 Na^+ 分别进行反向转运，使 Na^+ 和 Cl^- 以 $1:1$ 的比例被吸收，而 H^+ 和 HCO_3^- 以 $1:1$ 的比例被分泌到肠腔，形成 H_2O 和 CO_2。上述 3 种 $NaCl$ 的吸收方式在小肠 $NaCl$ 吸收的总量中所占的比例不同，Na^+ 的非偶联吸收的比例很少，而主要的吸收方式是中性 $NaCl$ 的吸收。

（2）大肠对钠和氯的吸收：研究表明，大肠粪便液体中 Na^+ 和 Cl^- 的浓度低于血浆，且肠腔中的电位比参考点（皮下组织）低 $10\sim50$ mV，提示 Na^+ 和 Cl^- 在大肠均是主动吸收。

1）Na^+ 的非偶联吸收：Na^+ 可以顺着电化学梯度进入结肠黏膜上皮细胞，然后借助底膜的 Na^+，K^+-ATP 从细胞排出。Na^+ 的吸收使上皮细胞两侧建立了一个 20 mV 的电位差（肠腔为负），该电位差有利于 Cl^- 的被动吸收。Na^+ 进入上皮细胞，除受 Na^+ 浓度的影响外，还受哌嗪类利尿药阿米洛利和醛固酮及有机和无机阳离子的影响。

2)中性 NaCl 的吸收:有学者认为 Na^+ 和 Cl^- 的吸收基本不影响跨上皮电位差,是中性的吸收过程;Na^+ 和 Cl^- 的吸收是密切联系的,因此认为,结肠 NaCl 的吸收与小肠中性 Nacl 吸收模式基本一致。

Na^+ 和 Cl^- 在小肠的吸收与它们在大肠的吸收有着明显的不同:①Na^+ 和 Cl^- 在小肠的吸收是不受限制的,其吸收量只随食物中 NaCl 的含量而变化。但它们在大肠的吸收量则随机体的需要而变化。②Na^+ 和 Cl^- 在小肠可以通过跨细胞途径和细胞旁路途径被吸收。但在大肠,由于其上皮的紧密连接对离子的通透性很小,且肠腔中 Na^+ 和 Cl^- 的浓度显著低于血浆,故很难经细胞旁路途径被吸收。③在小肠,由于上皮的漏流性,Na^+ 和 Cl^- 不但能被吸收入血,而且还可以从血浆逆流到肠腔,净吸收量等于两者之差,但大肠的紧密上皮使 Na^+ 和 Cl^- 的回漏量极少。

3.碳酸氢盐的吸收

胃肠道的碳酸氢盐($NaHCO_3$)来自胰腺、胆囊和胃肠道的分泌。常态下胃肠同时存在 HCO_3^- 的分泌和吸收,净吸收量等于两者之差。HCO_3^- 的吸收与肠腔中 HCO_3^- 的浓度有关。在空肠,当 HCO_3^- 的浓度大于 6 mmol/L 时,可以被迅速吸收。在回肠或结肠,如果 HCO_3^- 的浓度低于 40 mmol/L 则被分泌到肠腔。研究表明,当 H^+ 从上皮细胞顶膜排出时,有同等量的 HCO_3^- 从底膜排出。H^+ 的分泌可以促进 HCO_3^- 的重吸收。目前尚难肯定 HCO_3^- 是以分子形式被吸收还是以与 H^+ 交换的形式被吸收,或者两者兼有。

4.钾的吸收

钾主要来自食物,每人每天需 2~3 g,钾盐以离子形式极易被吸收,故一般食物中可以提供足够的钾盐。钾在糖原合成、肌肉兴奋性的维持及酸碱平衡的调节等多方面都具有重要作用。

K^+ 主要在小肠吸收,大肠也可吸收一部分,和 Na^+ 及 HCO_3^- 一样,K^+ 的净吸收量等于吸收量和分泌量之差。绝大多数 K^+ 都是经过细胞旁路被吸收的。过去认为,在整个小肠和结肠,K^+ 的净流量都是顺着电化学梯度进行的。但现在认为,K^+ 在结肠的吸收是耗能的主动转运过程。

5.钙和磷酸盐的吸收

钙和磷都是机体不可缺少的物质。钙在机体的主要作用是维持肌肉的正常工作和神经的兴奋性,参与调节细胞活动及作为骨和牙的重要组成部分。无机磷酸盐也是骨和牙的重要组成部分。

肠道中的钙主要来自食物,此外还有一部分来自机体本身。钙的吸收受到肠道内 pH、脂肪食物、某些钙沉淀剂(草酸盐、植酸)及某些激素的影响。婴儿对食物钙的吸收率在 50% 以上,儿童为 40%,成人约 20%,60 岁以上的老年人对钙的吸收率明显下降。钙在小肠和结肠全段均可吸收,但主要在回肠吸收。一般是以跨细胞进行的饱和吸收方式,另一种是经由细胞旁路的非饱和吸收方式。具体机制不甚明确。

食物中的磷大部分以磷酸盐的形式存在,它可在小肠各段吸收。食物中的钙、镁、铁离子及肠腔内 pH 都可影响磷的吸收。其吸收方式主要包括被动扩散和主动转运两种方式。

(二)肠道水、电解质的调节

肠道水、电解质转运的调节十分复杂,影响因素较多,许多调控机制不够明确,争论较多。多数学者认为肠道水、电解质转运主要受下列三大因素影响。

1.神经系统的调节

在水、电解质调节中,肠内源性神经系统起着十分重要的作用。其包括肠内源性神经系统的肌间神经丛和黏膜下神经丛,及来源于迷走神经及一部分交感神经和盆神经的外源性神经系统。它们之间存在广泛的联系,直接或间接地支配着肠上皮细胞。正常情况下,肠上皮细胞每天吸收大量的电解质,在某些情况下,通过神经反射,黏膜下神经可持续抑制肠上皮细胞对电解质的吸收。特异性的神经末梢能感觉肠腔内化学、渗透压、热能等方面的改变及肠壁机械活动状态,将这些信息整合后以动作电位形式传递至神经节。运动神经细胞释放神经递质直接或间接作用于肠细胞上的受体,进而改变肠细胞的吸收分泌功能,以影响水、电解质转运。

2.内分泌调节

肾素-醛固酮系统对肠道水电解质转运有重要的调节作用。肠上皮细胞膜上存在醛固酮受体,尤其是在结肠最多。当机体水、电解质紊乱时,可通过肾素-醛固酮系统来调节对水钠的吸收以维持机体水、电解质平衡。近年来,对肠道内分泌研究较多,肠道内分泌细胞散在分布于肠上皮的隐窝中,肠腔面的绒毛具有感觉受体的功能,能感觉来自肠腔的刺激。这些肠内分泌细胞通过旁分泌、神经分泌和内分泌素机制调节肠道水、电解质的转运。

3.免疫系统的调节

神经内分泌系统对肠道水电解质转运的调节是经典的调节方式。近年来,通过对肠道免疫的研究发现,肠道内免疫效应细胞(如有膜的浆细胞、巨噬细胞、上皮下的成纤维细胞及肌成纤维细胞及上皮内的淋巴细胞和浆细胞,这些细胞受到刺激后,会释放出一些介质成分作用于基质细胞使其合成和释放前列腺素或直接作用于肠上皮细胞)及神经作用于肠上皮,使肠上皮细胞增加对 Cl^- 的分泌,减少 Na^+、Cl^- 的吸收,以调节肠道对水、电解质的转运,进而使机体保持水、电解质平衡。

第三章

消化系统疾病常见症状

第一节 咽下困难

咽下困难是指食物由口腔进入胃贲门受到阻碍的一种症状,表现为胸骨后疼痛、哽噎感、食物停滞或通过缓慢等。咽下困难可由中枢神经系统疾病、食管炎症或肿瘤所致梗阻,亦可由吞咽肌肉的运动障碍引起。假性咽下困难并无食管梗阻的基础,而多为一种咽颈部堵塞感,进食时有的反而减轻,应予以区别。

一、病因及分类

(一)机械性咽下困难

1.腔内因素

食团过大或食管异物。

2.管腔狭窄

(1)炎症:咽炎、扁桃体炎、口咽部损伤及食管炎。

(2)食管良性狭窄:良性肿瘤如平滑肌瘤、脂肪瘤、血管瘤、息肉;食管炎症如反流性食管炎、放射性食管炎、腐蚀性食管炎、结核、霉菌感染等。

(3)恶性肿瘤:食管、贲门癌、肉瘤、淋巴瘤等。

(4)食管蹼:缺铁性咽下困难(Plummer-Vinson综合征)。

(5)黏膜环:食管下端黏膜环。

3.外压性狭窄

(1)咽后壁包块或脓肿。

(2)甲状腺极度肿大。

(3)纵隔占位病变:如纵隔肿瘤、脓肿、左房长大、主动脉瘤等。

（4）食管裂孔疝。

(二)运动性咽下困难

1.吞咽启动困难

吞咽、口咽肌麻痹，口腔咽部炎症、脓肿；唾液缺乏，如干燥综合征。

2.咽、食管横纹肌功能障碍

运动神经元疾病、重症肌无力、肉毒中毒、有机磷中毒、多发性肌炎、皮肌炎、甲状腺毒性腺瘤等。

3.食管平滑肌功能障碍

进行性系统性硬化、糖尿病或酒精中毒性肌病、食管贲门失弛缓症、食管痉挛等。

二、诊断方法

(一)病史

详细询问咽下困难的起病、病程及进展、梗阻的部位、对不同食物(固体、液体)和温度的反应，以及伴随的症状，如疼痛、反食，有利于区分病变的性质和部位，确定咽下困难的类型。口咽性咽下困难主要由吞咽中枢至控制口咽部横纹肌的运动神经节病变引起，如脑血管病变、帕金森病、脑干肿瘤、脊髓前角灰质炎等引起；食管性咽下困难则主要由肿瘤、狭窄或痉挛等引起。食管癌的咽下困难病程较短，进行性经过，从干食发噎到半流质、流质亦难以下咽；食管良性肿瘤引起的咽下困难症状较轻，或仅为一种阻挡感；反流性食管炎的咽下困难不重，且多伴有反食、胃灼热、胸痛等反流症状；贲门失弛缓的咽下困难病程偏长，反复发作，发病多与精神因素有关，进食时每需大量饮水以助干食下咽，后期有反食症状。

(二)体征

一般体征不明显，但口咽性吞咽障碍者可能发现局部的蓄食、软腭或咽后壁瘫痪等；有反流物上溢者可有肺部感染的体征；严重咽下困难患者有营养不良及失水等表现。

(三)实验室检查和特殊检查

1.X线钡餐检查

X线钡餐检查为最常用的重要检查方法，有助于确定机械性梗阻狭窄或动力性咽下困难、腔内梗阻或腔外压迫。连续摄片或录像可显示由咽部至食管下部的运动状况。

2.内镜检查

内镜检查可直接发现狭窄、肿瘤,并取活检确定黏膜或黏膜下病变性质,对狭窄者还可进行扩张治疗,良性肿瘤亦可进行摘除。超声内镜可以帮助确定病变范围和深度。

3.食管脱落细胞学检查

食管脱落细胞学检查对早期食管癌的诊断极有价值。

4.胸部 X 线检查及 CT 检查

其可确定肺、纵隔的原发病变或并发症。

5.食管测压或 pH 监测

其可确定 LES 功能及有否胃食管反流。

三、鉴别诊断

(一)食管癌

老年男性居多,咽下困难为早期症状,进行性加重,后期伴以反食及呕吐黏液等,X 线钡餐检查可见不规则充缺、黏膜中断、管腔狭窄或管壁僵硬,胃镜可直接观察到早期黏膜变化,活检或食管脱落细胞学检查均有助于发现组织学依据。

(二)食管良性狭窄

常有吞服腐蚀药剂(如强酸、强碱)、长期胃内置管、食管手术等历史,虽有咽下困难,但病程漫长、缓慢进展,反食多见,X 线钡餐可见不同程度狭窄,管壁整齐,比较对称,近端食管扩张明显。胃镜可以确定诊断。

(三)食管贲门失弛缓症

其为食管贲门结合部肌间神经丛缺乏,致使迷走张力相对增高,LES 不能松弛,食物通过受阻。可由情绪紧张等加重。患者以年轻女性居多,咽下困难呈慢性进程,间歇发作,重者呈持续性狭窄,上段食物扩张形成巨食管,可因反流而致肺部并发症。X 线可见典型鸟喙样狭窄,胃镜可见食管上段扩张、下段狭窄,胃镜通过后应特别注意贲门下肿瘤致继发性食管贲门失弛缓症,食管测压可呈典型高压带。

(四)反流性食管炎

由于 LES 功能失常,抗反流屏障功能降低,胃内容物反流入食管引起黏膜损伤,甚至溃疡。患者表现为胃灼热、反酸、胸骨后疼痛,甚至可反食和咽下困难。后期可致出血、狭窄、Barrett 食管等并发症,后者为食管腺癌的癌前病变,应予认真治疗,密切随访。

(五)膈肌裂孔疝

由于胃底经膈肌裂孔滑入膈上,形成滑动性食管裂孔疝,促成胃食管反流发生,咽下困难不重。如为食管旁疝则咽下困难较重。患者多因腹内压升高而出现症状,如胃灼热、反食、咽下困难。X线钡餐检查可以确诊。

(六)延髓麻痹所致运动性吞咽困难

延髓灰质炎引起延髓麻痹,患者咽下困难常伴呛咳、构音障碍。进流质饮食或饮水时较固体食物咽下困难更重,出现呛咳,甚至自鼻孔溢出,检查时可发现舌咽部肌肉麻痹。咽异感症(或称癔球):患者常述吞咽困难,其实咽下并无困难,仅为一种咽部异物、吞咽不适、阻挡感觉,有称假性咽下困难。多由胃食管反流病引起,亦可由咽喉部炎症所致,患者以年轻女性多见,除上述症状外,常伴胃灼热、胸痞,可因情绪或刺激性食物引起,病情不重,预后良好,食管镜检查多无重要发现。

第二节 食 欲 不 振

食欲是对食物的一种欲望,是由过去进食经验的条件反射所形成。良好的食欲是健康标志之一。食欲缺乏或称食欲减退,是指对食物缺乏需求欲望,缺乏进食欲望,是临床上最常见的症状之一。症状可轻可重,可以是不良情绪引起的一过性不适,也可是严重疾病的表现之一,严重的食欲缺乏称为厌食。

一、病因

(一)器质性疾病

1.胃肠疾病

急、慢性胃炎、幽门梗阻、胃大部或全切术后、急性肠炎、胃癌、阑尾炎、炎性肠病等。

2.肝胆胰疾病

急、慢性肝炎、肝癌、胆道系统炎症和结石、慢性胰腺炎、胰腺癌。

3.内分泌疾病

甲状腺功能减退症、垂体功能减退症、肾上腺皮质功能减退症。

4.感染性疾病

结核性腹膜炎、肠道寄生虫病。

5.晚期恶性肿瘤

如胃癌、肝癌、胰腺癌、膀胱癌等,也可以是某些癌肿比较早期出现的症状之一,如胃癌。

6.肾衰竭

食欲缺乏可以是其主要症状之一。

7.代谢紊乱

如严重低钠或低钾血症、氮质血症、甲状旁腺功能亢进症、高钙血症、维生素D摄入过多等。

8.药物不良反应

如强心苷、奎宁、氯喹、磺胺类、四环素、各种抗癌化疗药等。

9.其他

过度吸烟、慢性酒精中毒等。

(二)功能性障碍

主要指一些情绪因素,如忧郁、恐吓、发怒、沮丧等不良情绪,使食欲减退。神经性厌食则是精神异常所致摄入显著减少的一种病理状态。另外,一些外界因素,如食物味道很差、就餐环境恶劣等均可使食欲减退,但这不属于病理范畴。

二、诊断要点

食欲减退在临床上很常见,功能障碍和多种器质性疾病都可引起,还有许多一过性不良情绪引起者,其症状本身对诊断和鉴别诊断缺乏特征性意义,必须深入仔细询问病史、搜集其他伴随症状、全面查体,配合各种检查才能做出诊断。

(一)病史

如果就餐条件和食物调味改善食欲即恢复,多是外界因素所致。有明显心理和精神因素为诱因,食欲随情绪改善而迅速恢复,则是一过性情绪不良,也不属于疾病范畴,追踪观察即可明确此判断。但如果症状持续存在,或超过二周,则应考虑可能是某些疾病的表现。如患者有严重精神障碍或曾有要减轻体重的强烈欲望,有明显体重减轻,而又未能发现器质性疾病存在,要警惕神经性厌食的可能。

中年以上的男性患者,不明原因的顽固性厌食,要注意胃癌的可能,女性患者则更多考虑到神经性厌食。食欲缺乏缓慢发生,病程长,考虑如慢性萎缩性胃炎等,而病程短、进展迅速,则更多想到胃癌的可能。

伴随症状可提示食欲缺乏的原因。伴有呃气、上腹饱胀、上腹隐痛,多考虑上消化道疾病如胃炎、功能性消化不良等;伴明显厌油、乏力、发热、黄疸,首先考虑肝胆系统疾病;伴右上腹疼痛,可能是胆道感染;伴乏力、怕冷、性功能下降,要怀疑一些内分泌疾病,如甲状腺功能减退症、肾上腺皮质功能减退症,女性要考虑席汉综合征。因为许多药物可引起食欲缺乏,因此,必须强调深入仔细地询问患者的用药史。停药后食欲即恢复,可证明食欲减退是由药物不良反应所致。

(二)体征

出现胃型和振水声,多由幽门梗阻所致。厌食伴黄疸、肝脏肿大、肝区叩痛者,首先考虑黄疸型肝炎;有肝脾脏肿大、蜘蛛痣者,多见于慢性肝炎或肝硬化;伴周身水肿,尤颜面部为主者,多见于慢性肾功能不全;水肿以下肢明显、心脏扩大、肝脏肿大者,是充血性心力衰竭的表现。皮肤黏膜色素沉着,应注意慢性肾上腺皮质功能减退症。

(三)辅助检查

1.血常规

了解患者有无贫血及其程度,白细胞计数与分类对感染的诊断有意义。

2.粪便检查

了解有无肠道感染,粪便隐血阳性,提示消化道出血,若持续阳性,应注意胃肠道恶性肿瘤。

3.尿常规

低比重尿见于肾功能不全,尿 pH 低见于酸中毒,pH 高多见于尿路感染。

4.生化检查

AFP 有助于原发性肝癌的诊断,CEA 升高则见于多种胃肠道肿瘤。肝功能试验可协助诊断急慢性肝炎、肝硬化。

(四)器械检查

胃镜对胃炎、消化性溃疡、胃癌等具有重要诊断价值,超声波等影像学检查有助于肝硬化、肝癌、胆道和胰腺疾病的诊断。

三、鉴别诊断

(一)畏食

畏食指患者食欲正常,仅由于摄入时口咽部疼痛、咽下困难或进食后引起上腹疼痛等而不愿意进食,见于口咽炎症、溃疡、牙病、食管梗阻、急性胃炎、胃大部切除术后倾倒综合征等。耐心询问,让患者理解畏食与食欲缺乏的区别后回答提问,并仔细查体,可做出畏食的判断。

(二)急性肝炎

食欲缺乏是早期即出现的主要症状之一,可出现于黄疸发生之前,伴有明显厌油、恶心、乏力,查体有黄疸、肝区叩痛、肝脏肿大,结合实验室检查肝功能试验不难诊断。

(三)慢性肝炎和肝硬化

有慢性肝病史,除长期不同程度食欲缺乏外,常见乏力、肝区隐痛不适,查体发现皮肤晦暗,可有黄疸、蜘蛛痣、肝掌,肝脏轻度肿大或缩小,质地充实感,脾脏肿大,结合实验室、影像学检查有助于诊断。

(四)胃癌

中年以上,男性更常见,食欲缺乏可先于其他症状,进行性加重,逐渐伴有体重下降、上腹不适、黑便或大便隐血持续阳性,中、晚期患者查体可发现腹部包块,左锁骨上淋巴结肿大,及时胃镜检查可明确诊断。

(五)神经性厌食

神经性厌食是一种较严重的神经症,女性多见,患者多伴有严重的精神障碍,如强迫观念、抑郁、妄想等,对于肥胖和体形常过分担心,有或曾经有要减轻体重的异常欲望,其主要特征是查不出器质性疾病,但厌食严重伴体重减轻。有些患者的异常表现还有阵发性疯狂进食,偷吃食物后又诱发呕吐或欲使食物泻掉而服泻药的行为。尽管患者已营养不良,却常常表现得兴奋、警觉性强、精神状态尚好。需要注意鉴别的是,一些严重的食欲缺乏也可引起精神障碍,因此,在诊断神经性厌食前,务必仔细检查排除器质性疾病。

四、治疗

(1)治疗原发病。

(2)对一时未找到原发疾病者,密切观察随访,在未明确诊断前,不要滥用消食片、胃酶等药物。

(3)停用或调整某些药物,消除药物不良反应所致食欲缺乏。

(4)对晚期癌肿或不良情绪、忧郁等患者,精神治疗辅以助消化药物,适当体育活动,改善食品调味等对增加食欲有一定帮助。

第三节　恶心与呕吐

恶心与呕吐是临床常见症状,恶心为上腹部不适、紧迫,欲吐伴以迷走神经兴奋的一系列症状如苍白、冷汗、流涎、心动过缓等;呕吐则是胃内容物甚至部分小肠内容物经食管至口腔再排出体外的症状。恶心多为呕吐的先兆,二者均为一复杂的反射动作,且由多种原因引起。多数为消化系统疾病所致,少数由全身疾病引起,须全面、系统问诊、查体方能做出诊断。反复持续的呕吐尚可引起严重并发症,故应予重视。

一、病因及分类

由于发病机理不完全清楚,恶心呕吐尚无满意分类,一般分为反射性和中枢性两类。

(一)反射性呕吐

1.咽部受到刺激

如吸烟、剧咳、鼻咽部炎症或溢脓等。

2.胃十二指肠疾病

急慢性胃肠炎、消化性溃疡、急性胃扩张或幽门梗阻、十二指肠壅滞等。

3.肠道疾病

急性阑尾炎、各型肠梗阻、急性出血坏死性肠炎、腹型过敏性紫癜。

4.肝胆胰疾病

急性肝炎、肝硬化、肝瘀血、急慢性胆囊炎或胰腺炎。

5.全身性疾病

如肾输尿管结石、急性肾盂肾炎、急性盆腔炎、异位妊娠破裂等。心肌梗死、内耳迷路病变、青光眼、屈光不正等亦可出现恶心呕吐。

(二)中枢性呕吐

(1)颅内感染、各种脑炎、脑膜炎。

(2)脑血管疾病:如脑出血、脑栓塞、脑血栓形成、高血压脑病及偏头痛等。

(3)颅脑损伤:脑挫裂伤或颅内血肿。

(4)癫痫,特别是持续状态。

(5)全身疾病,可能因尿毒症、肝昏迷、糖尿病酸中毒或低血糖累及脑水肿、颅压改变等而致。

(6)药物:某些药物可因兴奋呕吐中枢而致呕吐。

二、诊断方法

(一)病史

1.呕吐的特点

先有恶心继而呕吐多为反射性呕吐,由消化系统疾病、药物、中毒等引起;恶心缺如或很轻,呕吐剧烈呈喷射状为中枢性呕吐的特征,多由于颅内高压引起,患者常有头痛、脉缓;精神性呕吐,恶心轻微,呕吐不费力。

2.呕吐的时间

晨起恶心呕吐见于早孕、尿毒症、酒精中毒及鼻窦炎;晚上呕吐则见于幽门梗阻,呈朝食暮吐特征;餐后即吐、群体发病多为食物中毒;餐后或数餐之后呕吐见于胃潴留、胃轻瘫。

3.呕吐物性质

含隔顿隔夜食物者提示幽门梗阻,一般不含胆汁;含大量胆汁则梗阻平面多在十二指肠乳头以下或空肠梗阻,量大带粪臭提示低位肠梗阻或胃、小肠结肠瘘;呕吐大量酸性胃液见于活动期溃疡或卓艾综合征。

4.呕吐伴随症状

伴头痛、眩晕应考虑到颅内高压、青光眼、偏头痛等,伴眩晕者应考虑迷路病变,如迷路炎或氨基糖甙类药物的毒性;伴腹痛者多为消化系统疾病所致,溃疡病、胃炎、肠梗阻等于呕吐后腹痛减轻,而胆囊炎、胰腺炎呕吐后不能缓解;伴腹泻者多为急性胃肠炎或各种原因的急性中毒;伴黄疸、发热及右上腹痛者多为胆道感染所致。

5.其他病史

有神经衰弱症候群一般情况尚好者注意精神性呕吐;有腹部手术史者应考虑粘连、梗阻之可能;因其他疾病用药者(抗生素、抗肿瘤药、性激素类等)应考虑到药物的毒副作用;有其他消化道症状如厌食、厌油等应注意病毒性肝炎的黄疸前期。

(二)体征

应注意患者精神面貌、神志状态,疑有中枢性原因者应常规检查眼底有否视盘水肿,有否脑膜刺激征,另外应注意异常的呼吸气味,如肝臭、尿味、丙酮味等,注意有否充血性心力衰竭体征。腹部检查注意有否肝脾脏肿大、上腹压痛、肠型、蠕动波、振水声以及肠鸣改变。

(三)实验室检查和特殊检查

根据上述资料的分析进行有选择性的、有的放矢的辅助检查,如对颅压升高者涉及头颅 CT、血压等检查;对疑有肝炎者的肝功能检查;早孕的妊娠试验等。

呕吐物的检查应注意量、性状,有否胆汁、血液等,必要时作细菌培养、毒物分析,可能提供重要的病原学诊断依据。

三、鉴别诊断

恶心与呕吐鉴别涉及全身各系统许多疾病鉴别,根据其各自临床特点应无困难,兹不一一赘述。但临床实践中应特别注意器质性呕吐与神经性呕吐的鉴别(表 3-1),前者又应注意中枢性呕吐与反射性呕吐的鉴别(表 3-2)。

表 3-1　器质性呕吐与神经性呕吐的鉴别

	器质性呕吐	神经性呕吐
基本病变	存在	缺乏
精神因素	无	常伴怠倦、失眠、神经过敏、忧郁、焦虑等症状
恶心与干呕	一般较明显	缺乏
呕吐运动	较剧烈、费力	较轻,不费力
与进食的关系	不定	餐后即吐
呕吐量	多	少
食欲	减退	正常
全身情况	差	尚好或稍差

表 3-2　中枢性呕吐与反射性呕吐的鉴别

	中枢性呕吐	反射性呕吐
基本病变	神经系统疾病	消化系统疾病,药物毒物等
举例	颅内肿瘤	幽门梗阻
发作因素	咳嗽、弯腰等颅压升高因素	溃疡或肿瘤病变加重
恶心、干呕	不明显	明显
呕吐特点	喷射性,量不定	反射性,量偏大或储留性
伴随症状体征	头痛或眩晕、脉缓视盘水肿或神经系统异常	腹痛、腹胀胃、肠型或振水声等

四、处理原则

(一)病因治疗

初步判断神经性、器质性疾病的可能性,予以病因治疗。

(二)注意水盐平衡和营养支持

输液、输血,必要时 TPN 或胃造瘘、胃肠营养等。

(三)止吐药

1.抗胆碱能药

其可阻断迷走神经冲动传入呕吐中枢,可用阿托品、普鲁苯辛或莨菪碱等。

2.抗组织胺类药物

其可作用于迷路和化学受体促发带,或抑制 5-HT 活性,可用苯海拉明、盐酸异丙嗪或赛庚定等。

3.吩噻嗪类药物

其主要作用于呕吐中枢,可用氯丙嗪、奋乃静等药。

4.多巴胺受体阻滞剂

其可使迷走神经兴奋性相对加强而促进胃排空,可用甲氧氯普胺、多潘立酮。

5.西沙必利

选择性地作用于胃肠道肌间神经促进胆碱能神经递质传递,促进胃肠蠕动,防止恶心呕吐,应用时应防心律失常。

6.高选择性 5-HT 受体拮抗剂

康泉、恩丹西酮,多用于肿瘤的化学治疗前或治疗中静脉推注或滴注,亦有片剂用于长期罹病的慢性恶心呕吐患者。

第四节　呕血与黑便

呕血与黑便是上消化道出血的主要表现,病变部位包括屈氏(Treitz)韧带以上的消化道出血。呕血与黑便的外观与出血病变的部位、出血量的大小及在消化道停留的时间长短有关。

一、病因

(一)溃疡病

溃疡病占上消化道出血的 $50\%\sim60\%$。溃疡侵袭血管及伴随的炎症,致血管破溃即可导致出血。

(二)门脉高压,食管、胃底静脉曲张破裂

其占上消化道出血的 $20\%\sim30\%$,且多数表现为大出血。肝硬化是其主要原因,其他原因的门脉阻塞或肝静脉阻塞、继发门脉高压亦可引起大出血。静脉曲张破裂时出血量大,来势凶猛,血色偏红,不易自止,为其重要特点。

(三)食管、胃黏膜病变

食管贲门黏膜撕裂(Mallory-Weiss 综合征)、药物(如 NSAIDs)、异物或酸碱等化学刺激物对黏膜的损伤,都可引起食管、胃黏膜出血。

(四)胆道出血

胆道结石、管壁受压损伤伴炎症可致出血。肝癌、肝脓肿等破入胆管,亦可引起胆道出血。

(五)血管异常

特别是恒径动脉破裂(Dieulafoy 综合征)可致剧烈的上消化道出血。病变多在胃体上部。动、静脉畸形、血管发育不良等亦可致出血。

(六)全身疾病

血液病或肝脏病致凝血机制障碍,急性溃疡如灼伤、头伤、全身感染引起强烈应激性胃黏膜损伤,可致出血;尿毒症、血管疾病、结缔组织疾病引起胃十二指肠黏膜血管损伤,亦可致出血。

二、诊断方法

(一)病史与体征

过去胃肠肝胆疾病史、出血史、摄入药物或食物史、主要临床表现与体征对出血的部位、程度和出血量的判断,以及出血病因的分析都有重要意义,如出血的性状、是否伴随头晕、心慌、出汗、黑   ,甚至晕倒的情况。查体中注意脉搏、血压等生命体征、腹部压痛、肠鸣、腹水以及肝脾大小等。大出血时由于病情紧急,需依据简要的病史查体,及时作出判断与抢救,再在处理过程中不断完善。

（二）实验室检查

出血后 3～4 小时血色素检查才能反映贫血的程度，而动态观察有助于活动出血的判断。白细胞在出血期间亦有增高，但少有超过 $15\times10^9/L$ 者，肝硬化出血患者则多无升高。血尿素氮于出血数小时后升高系因肠源性氮质血症所致，一般不超过 14.2 mmol/L（40 mg/dl），且 3～4 天才降至正常，肌酐一般不升高，可据此监测有否继续出血。

（三）安置胃管

小量至中量出血不必安置胃管，大出血者一般主张安置胃管，以便监测出血，在减压同时局部给药。但应注意抽吸引起黏膜的损伤，抽吸负压勿超过 6.7 kPa（50 mmHg）。勿安置过久，以免黏膜损伤。

（四）胃镜检查

急诊检查（出血 24 小时内）可使诊断准确率达 95％，可以发现出血的部位、病因，估计再出血的危险性。对食管静脉曲张破裂出血、溃疡病及血管畸形等均可同时进行治疗。如有休克，一般在循环稳定后都应尽可能进行紧急（6 小时以内）或急诊内镜检查。如无休克，一般主张在出血后 24～48 小时内进行。

（五）其他的特殊检查

X 线钡餐、^{99m}Tc 标记红细胞核素扫描、选择性肠系膜血管造影等在消化道出血时都可用，但对上消化道大出血价值都不如胃镜。

三、诊断程序

（一）确定是否上消化道出血

呕血者应排除鼻咽部出血和咯血，黑便或褐色大便者应排除铁剂、铋剂、活性炭、动物血、草莓及甘草等摄入的影响，吞下的血及抗凝剂使用亦有可能出现黑便，应予鉴别。短期内大出血者有可能先出现休克而尚无呕血、黑便时，应高度警惕，注意与其他原因休克鉴别。及时的直肠指检可查及黑便。

（二）失血量的估计

仅依据呕血和黑便的量估计失血量常不可靠，主要根据血容量减少所致循环改变来判断。①失血量在血容量 10％（400 mL 左右）以下时可无循环功能不全的全身表现；②失血量短期内达到血容量 20％（1 000 mL 左右）即可发现手掌横纹红色消失，血压测量收缩压在 13.3 kPa（100 mmHg）以下，坐位较卧位血压下降 1.3 kPa(10 mmHg)以上,且脉搏增快 20 次/分以上;③失血量更大时即致明显失血性休克。

(三)确定有否活动出血

(1)呕血与黑便的性状:呕血鲜红而持续,黑便稀薄或转暗红,伴以肠鸣活跃、腹痛、急迫等症状。

(2)补充血容量后循环不稳定,甚至恶化者。

(3)血色素、血细胞比容持续下降。

(4)血尿素氮在循环稳定,尿量充足时仍持续不降或再度上升提示活动出血。

(四)出血的病因诊断

应特别注意有无慢性上腹痛的病史、肝病的病史与体征、应用抗炎药、皮质类固醇等药物史;过去有否出血等。约 60% 的患者可以明确诊断。配合上述检查措施,特别是胃镜检查,95% 以上的出血可以确诊。常见的病因为溃疡病、食道胃底静脉曲张破裂、各种胃黏膜病变、食管贲门黏膜撕裂、胃癌、息肉、胃黏膜脱垂、憩室、食管裂孔疝、血管瘤与血管畸形及胆道出血等。

四、处理原则

(一)紧急抢救措施

卧床休息,头低位,加强护理。保持呼吸道通畅,有条件者应入监护室监护。密切观察出血情况、神志改变、生命体征、血常规及 BUN、肌酐等变化,立即配血。对老年、重要器官病变者更应密切监护。

(二)及时补充血容量

及时建立大孔静脉通道,输液开始宜快,各种血浆代用品有利稳定血压,低分子右旋糖酐 24 小时内用量不宜超过 1 000 ml。输血指征为:①Hb<70g/L;②出现休克征象;③大量呕血、便血及黑便者。必要时中心静脉压监测及心电监护。

(三)止血药物

用去甲肾上腺素 8 mg 加入生理盐水 250～500 ml;硫糖铝、凝血酶适量加入生理盐水经胃管灌注或口服;亦有用中药白及、五倍子、阿胶酌量加水灌入或口服止血。

(四)提高胃内 pH

提高胃内 pH 对溃疡病并发上消化道大出血特别重要。用抑酸剂如奥美拉唑 40 mg 静脉推注每天 2～3 次或 80～120 mg 静脉滴注；亦可用西咪替丁 200 mg 或法莫替丁 20 mg 缓慢静脉注射，继以维持剂量静脉滴入，前者 800～1 200 mg/d，后者 20～40 mg/d。

(五)食管静脉曲张破裂出血

用垂体后叶素、生长抑素拟似剂降低门脉压；插入胃镜，确定出血部位，直视下于曲张静脉注射硬化剂或橡皮圈圈套止血；无内镜下止血条件者可置入三腔双囊管压迫止血，如乙氧硬化醇或油酸乙醇胺，或用橡皮圈、尼龙圈套扎止血效果最佳。

(六)非食管静脉曲张破裂出血的紧急处理

内镜下在出血部位喷洒止血药物如凝血酶、孟氏溶液和去甲肾上腺素溶液，后者一般用 8 mg 加入生理盐水 250 mL。可直视下在出血局部注射 0.1％肾上腺素溶液 2～3 mL(0.1％肾上腺素 1 mL 加入生理盐水 9 mL)，甚为简捷有效。亦可酌用 95％乙醇或硬化剂适量注射。直视下用电凝、热探子、激光、微波等治疗亦可获立竿见影之效。

(七)外科手术指征

(1)对个别出血部位、病因不清者作剖腹探查。

(2)食管静脉曲张破裂出血者，内科止血无效。

(3)内镜治疗后又反复再发出血者。

(4)在急诊处理之后考虑分流手术解除门脉高压。

第五节　非心源性胸痛

反复发作的胸骨下或胸骨后疼痛，疑为"心绞痛"的患者，而心脏有关检查及冠状动脉造影等检查均为阴性，称为非心源性胸痛(non cardiac chest pain，NCCP)，其中大约 50％胸痛的直接病因与食管疾病有关，又称为食管源性胸痛。

一、病因及发病机制

(一)胃食管反流和反流食管炎

胃食管反流和反流食管炎是 NCCP 的最常见的病因。酸反流引起胸痛的机制如下。

(1)反流酸性内容物对食管黏膜、神经、肌肉的损害,并继发食管运动异常,导致胸痛。

(2)超敏感性食管:主要表现在食管对机械性扩张的超敏感性、对酸敏感性以及对疼痛的敏感性增加。

(二)食管动力障碍

其包括食管体部高幅蠕动性收缩、"胡桃钳"食管、弥漫性食管痉挛、贲门失弛缓、高压型食管下括约肌以及一些非特异性食管运动异常等。食管痉挛时可产生挤压性心绞痛样胸痛,可同时伴有吞咽困难,多在进食或进食后发生,也可以在运动或情绪紧张时发生,疼痛位于胸骨后或胸骨下,向肩、背部放射。

二、诊断方法

首先应从心血管方面仔细问诊、体检,并结合必要的实验室检查以确定心血管解剖和功能疾病。如无异常发现(最好是冠脉造影正常)才能确定为 NCCP,再从食管、胃肠方面详细问诊。

(一)临床表现

1.胸痛

NCCP 与"心绞痛"疼痛极为相似。表现为胸骨后或剑突下挤压性绞痛,如源于反流性食管炎者可呈烧灼样疼痛,也可为钝痛。疼痛可向下颌、颈部、上肢或背部放射,部分患者疼痛发作与进食、体力活动和体位(如卧位和弯腰)有关。部分患者口服抗酸剂和硝酸甘油疼痛可缓解。食管源性胸痛患者胸痛发作可自发性,如弥漫性食管痉挛。反流性食管炎患者多有夜间反流发生,因此胸痛发作常在夜间,应注意与"变异型心绞痛"鉴别。

2.食管综合征

食管综合征包括胃灼热、反酸、上腹部灼烧感、吞咽困难或吞咽痛等。其症状的轻重与原发病有关,例如弥漫性食管痉挛,患者多有进食疼痛、哽噎感,进食刺激性食物可诱发。

3.食管外综合征

继发于 GER 的 NCCP,当夜间反流严重时,吸入导致慢性肺支气管病变,患者主诉有咳嗽、咳痰和呼吸困难或哮喘。食管裂孔疝患者,胸痛是典型和经常性的,当嵌顿时发生呕吐、腹痛。自发性食管破裂者,胸痛呈窒息样、濒死样,并可伴有呼吸、脉搏加快和休克。这些食管外和全身的症状和体征,不仅提供了食管源性因素的线索,同时也是与心源性胸痛重要的鉴别要点。

(二)实验室检查

有反复发作性胸骨后或胸骨下疼痛的患者,首先应进行心脏方面的检查,常规心电图、运动实验等检查是不够的,必须进行冠脉造影。如无阳性发现,应考虑是否有食管因素存在。食管钡剂造影亦是常规的初筛检查,可疑者可行内镜检查以确定食管有否食管炎、肿瘤以及裂孔疝等。

1.24 小时食管 pH 监测

应用便携式 24 小时食管 pH 连续监测法,可连续监测食管 pH 变化,并可结合胸痛发作情况进行分析,判断胸痛发作是否与食管酸反流有关。

2.食管测压

食管测压是诊断食管动力异常的重要手段,不论是应用灌注式抑或是气囊测压法,均可对食管运动异常进行诊断,晚近 24 小时食管连续测压装置,特别是与食管 pH 监测同步记录仪,更广泛应用于食管源性胸痛的诊断,特别对弥漫性食管痉挛、贲门失弛缓症以及食管蠕动异常等食管运动障碍。食管测压是一项重要的检测手段,也可对胸痛发作与食管蠕动异常的关系进行全面评估与分析。

(三)激发试验

1.Bernstein 酸灌注试验

如酸灌注试验激发心绞痛样胸痛发作,而盐水灌注不诱发胸痛则为试验阳性,提示为食管源性胸痛。

2.气囊扩张试验

用气囊扩张食管下段,食管源性胸痛患者,60％诱发胸痛,而正常组只有20％有胸痛,同时 NCCP 患者接受引起胸痛的膨胀容量最小值明显低于正常组。

并非每个疑为食管源性胸痛患者都需作上述各项检查,应根据临床特点,选择必要的检查方法以确定胸痛的食管方面病因学。

三、治疗原则

首先应注意消除患者对"心脏病"的恐惧和精神因素的影响,同时对食管源性胸痛进行病因学治疗。

（1）对食管运动障碍者,选用钙通道阻滞剂硝苯地平可降低食管收缩的振幅而缓解疼痛。

（2）近来大量研究证明一氧化氮在胃肠运动、血压、信息传递中有重大作用,特别是消化道平滑肌松弛机制中有重要作用。临床上用硝酸甘油治疗食管痉挛导致的胸痛是有效的。

（3）对胃食管反流导致的胸痛,应用促动力药物如多潘立酮、西沙必利,可增加 LES 压力,促进胃的排空;抗分泌药物 H_2 受体阻滞剂和质子泵抑制剂（奥美拉唑、兰索拉唑等）以及黏膜保护药可选择应用。

（4）对严重食管运动障碍和胃食管反流内科治疗无效或有严重并发症,可考虑外科手术如食管下括约肌切开术、胃底折叠术等。

第六节 肝 肿 大

正常成人的肝脏,一般在肋缘下不能触到。腹壁松弛的瘦弱者,于深吸气时可于肋弓下触及肝下缘,但在 1 cm 以内。在剑突下可触及肝下缘,多在 3 cm 以内,或不超过腹上角顶端与脐连线的中上 1/3 交界处。超过上述标准,又能排除肝下移者,称为肝脏肿大。肝下移常见于肺气肿、右侧胸腔大量积液等,可通过叩诊肝上界而判断。只要发现肝脏肿大,应仔细检查其大小、质地、表面形态、边缘情况、有无压痛、搏动、肝区摩擦感或摩擦音等。引起肝脏肿大的原因很多,应仔细分析,做出病因诊断。

一、病因

（一）感染

病毒、衣原体、立克次体、细菌、螺旋体、真菌、寄生虫等均可侵犯肝脏,引起肝脏肿大,其中以病毒性肝炎最常见。

（二）肝硬化

各种肝硬化早期,可出现肝脏肿大。

（三）中毒性或药物性肝炎

如四氯化碳、氯仿、乙醇、酚、萘、苯、黄曲霉素、毒蕈;重金属锑、铍、金、铋等;

药物利福平、四环素、吡嗪酰胺、硫唑嘌呤等,可引起中毒性肝炎。氯丙嗪、甲睾酮、口服避孕药、氯烷、甲基多巴、苯妥英钠、苯巴比妥、呋喃旦啶、磺胺药、硫脲类、苯乙双胍、甲苯磺丁脲等,可能通过免疫机理引起药物性肝炎。

(四)瘀血

继发于各种原因的充血性心力衰竭、三尖瓣狭窄或关闭不全、心肌炎或心肌病、先天性心脏病、缩窄性心包炎、肝静脉阻塞综合征等。

(五)代谢异常

脂肪肝、肝淀粉样变性、肝豆状核变性、血色病等。

(六)肿瘤

肝细胞癌、胆管细胞癌、肝脏转移肿瘤等。

(七)血液病

如白血病、霍奇金病、多发性骨髓瘤、真性红细胞增多症等。

二、诊断要点

(一)病史

1.流行病史

流行病史常能为肝脏肿大提供诊断线索。如血吸虫病在长江流域和江南流行;黑热病主要在黄河流域和西北地区;肝棘球蚴病和布氏杆菌肝病多在牧区发病。

2.季节

疟疾、伤寒、急性血吸虫病、钩端螺旋体病多在夏秋季发病。

3.年龄

病毒性肝炎多见于青壮年和儿童。小儿败血症易出现肝脏肿大,肝癌多见于老年。

4.疾病接触史

如肝炎接触史、梅毒接触史、血吸虫和钩体疫水接触史等。

5.肝脏肿大的伴随症状

伴寒战高热见于细菌性肝脓肿、胆道感染或全身感染累及肝脏。伴肝区钝痛多为肝内炎症或肝内占位性病变,持续而剧烈的疼痛见于肝癌晚期。伴食欲缺乏、厌油、乏力、恶心、腹胀常见于病毒性肝炎。伴乏力、明显食欲不振、消瘦,应注意肝癌的可能。

(二)体征

(1)肝脏肿大的程度与病因有关,轻度肿大多见于病毒性肝炎、中毒性肝炎、肝硬化、败血症等;中度肿大见于细菌性肝脓肿、血吸虫病、瘀血性肝脏肿大、肝外胆道梗阻等;高度肝脏肿大则多见于肝癌、血吸虫病、原发性胆汁性肝硬化和先天性多囊肝;肝左叶长大明显,应考虑血吸虫肝病。

(2)肝脏质地:质软者,见于急性肝炎、伤寒、败血症、传染性单核细胞增多症;质中者,多见于慢性肝炎、肝脓肿、疟疾、黑热病、脂肪肝、瘀血性肝脏肿大、胆汁淤积性肝脏肿大、血液病引起的肝脏肿大;质硬的肝脏肿大,可见于肝癌、晚期血吸虫病、肝淀粉样变性等。

(3)肝大而表面不平,多见于肝癌、晚期胆汁性肝硬化、慢性血吸虫病发展为肝纤维化,也可见于多囊肝。

(4)肝脏触痛,多见于急性病毒性肝炎、瘀血性肝脏肿大和其他急性感染所致者,肝脓肿则常常有明显局限性压痛。剑突下肝区压痛和叩击痛是血吸虫病的重要体征。

(5)伴黄疸,见于黄疸型病毒性肝炎、细菌性肝脓肿、妊娠急性脂肪肝、原发性胆汁性肝硬化、钩端螺旋体病、肝癌、胰头癌引起的胆道梗阻。

(6)伴蜘蛛痣、肝掌:多见于慢性肝炎、肝硬化。

(7)伴腹水:多见于肝硬化、肝癌、肝静脉血栓形成、急性和亚急性重型肝炎等。

(8)伴脾脏肿大:见于慢性感染、肝硬化、门脉高压症、血液病、疟疾、伤寒、传染性单核细胞增多症等。

(三)实验室检查

(1)白细胞计数与分类:总数和中性粒细胞升高见于肝脓肿、化脓性胆管炎、败血症等;白细胞减少见于伤寒、疟疾、黑热病等;嗜酸性粒细胞增高,见于血吸虫病和肝棘球蚴病。

(2)肝功能试验:有蛋白质代谢、胆色素代谢、酶学检查等多方面,种类繁多,而异常也可能由肝外疾病所致,应结合临床,综合分析,才能提供鉴别诊断之依据。如胆红素升高、ALT 和 AST 升高常见于急性病毒性肝炎;清蛋白降低、血球蛋白比例倒置和胆红素升高常见于慢性肝炎和肝硬化。要注意,局限性肝损害常不能由常规的肝功能试验结果反映出来。

(3)肝炎病毒抗原抗体系统的检测,能帮助诊断和鉴别各型病毒性肝炎。

(4)肿瘤标志物:AFP 增高在原发性肝癌阳性率达 80%以上,CEA 在转移性肝癌阳性率 80%以上。标志物的动态观察对癌肿的诊断有很大帮助。

(5)血清凝集反应:对伤寒、梅毒、血吸虫病、布氏杆菌病、华支睾吸虫病和肝棘球蚴病等有一定的诊断价值。

(四)特殊检查

(1)超声波:对肝脏肿大程度、肝内占位病变、肝囊肿等有明确诊断价值,对肝炎、肝硬化、脂肪肝等有辅助诊断价值,是经济实用的检查手段。

(2)X 线检查:平片可确定右膈位置、形状,鉴别右上腹肿块是肝脏肿大或肝外包块等。肝脏血管造影则对肝脏内占位病变、血管瘤等有一定诊断价值。

(3)CT 和 MRI 检查:可检查出直径大于 1.5 cm 的肝内占位病变的大小、性质,对肝癌、肝血管瘤、肝囊肿等具有重要诊断价值。

(4)放射性同位素肝扫描:能显示出 1.5~2 cm 直径的占位病变,但需要特殊设备。

(5)腹腔镜检查以及直视下作肝穿刺进行活组织检查,对常规检查不能诊断的肝脏肿大病因有诊断价值,比盲法经皮肤穿刺活检更安全、更可靠。

三、鉴别诊断

(一)病毒性肝炎

有肝炎接触史,或半年内输血、不洁注射史,近期出现无明显原因的乏力、食欲不振、厌油、恶心、腹胀和肝区疼痛,有或无黄疸,肝脏轻度肿大、质软、有压痛和肝区叩击痛,血清谷丙转氨酶增高,胆红素增高,血清肝炎病毒标志物阳性。综合上述资料,一般不难诊断。应注意与药物性或中毒性肝炎鉴别,除病因中列出的药物外,还有一些不断出现的新药有损害肝脏的作用,应引起高度警惕。患者有用药或接触毒物史,有发热、皮疹、关节疼痛、嗜酸性粒细胞增多等过敏表现;停药后一般可较快恢复。

(二)原发性肝癌

30~50 岁男性较多,可有慢性肝炎或肝硬化病史,出现纳差、明显消瘦、肝区疼痛、发热、黄疸等,肝脏肿大,质硬,可触及结节。AFP 升高者达 80%以上,因此,凡有肝脏肿大者均应作此检查。CEA 则对鉴别转移性肝癌有一定价值。B 型超声检查、CT、MRI 等均有重要诊断价值。此病的诊断重在尽早,晚期易诊断,但预后已很差。

四、处理原则

(1)病因治疗。

(2)对症治疗:肝区剧痛时应用药物或封闭疗法以缓解疼痛。

(3)对中重度肝脏肿大,应注意避免有意或无意对腹部施压,以免肝脏受外伤而破裂。

第七节 脾 肿 大

在正常人,脾脏不能触及,如仰卧位或右侧卧位在肋缘下触及脾脏,或用叩诊方法检查出脾的浊音界扩大,可判断为脾脏肿大。正常脾脏叩诊,浊音界在左腋中线9～11肋之间,宽度4～7 cm,前方不超过左腋前线,在膈低位或体质瘦弱者,极少数情况下,肋缘下可触及脾边缘,但在绝大多数情况,肋缘下触及脾则是脾脏肿大,是病理性的。

一、病因

(一)感染性脾脏肿大

1.急性感染

病毒感染如病毒性肝炎和传染性单核细胞增多症;细菌性感染如伤寒、副伤寒、败血症、亚急性细菌性心内膜炎和脾脓肿;螺旋体感染如钩端螺旋体病和回归热;寄生虫病如急性血吸虫病;立克次体感染如斑疹伤寒和传染性单核细胞增多症。

2.慢性感染

如慢性病毒性肝炎、慢性血吸虫病、慢性疟疾、布氏杆菌病、黑热病和梅毒等。

(二)非感染性脾脏肿大

1.瘀血性脾脏肿大

如肝硬化、门脉高压症、慢性右心衰、慢性缩窄性心包炎,还有肝静脉阻塞综合征、门静脉或脾静脉血栓等。

2.血液病所致脾脏肿大

如白血病、恶性淋巴瘤、恶性组织细胞增多症、特发性血小板减少性紫癜、真性红细胞增多症、先天性与获得性溶血性贫血、骨髓纤维化等。

3.结缔组织病

如红斑狼疮、皮肌炎、结节性多动脉炎、Chauffage 综合征、Felty 综合征等。

4.网状内皮细胞增生

如神经磷脂累积病、嗜酸性肉芽肿、Hand-Schuller Christian 综合征、黄脂瘤病等。

5.其他

脾肿瘤与脾囊肿等。

二、诊断方法

(一)病史

1.流行病史

如血吸虫病和黑热病分别是长江流域和黄河流域的地区流行病,而疟疾各地都有,以南方和多蚊地区发病率更高。

2.慢性病史

如有慢性肝病史,首先考虑慢性肝炎或肝硬化。反复发作的疟疾史,则很可能是疟疾所致。有长期出血倾向者,考虑血液病,如特发性血小板减少性紫癜或慢性白血病等。

3.伴随症状

伴发热者,首先考虑各种急、慢性感染,其次考虑白血病等;伴剧烈脾区疼痛,要注意可能是亚急性细菌性心内膜炎或慢性粒细胞性白血病发生脾栓塞。脾脓肿少见,但可引起脾区疼痛。伴黄疸者应考虑溶血性贫血、病毒性肝炎、肝硬化,若同时出现黄疸和发热,应注意钩端螺旋体病和败血症。

(二)体征

1.脾脏肿大程度

轻度脾脏肿大可见于某些病毒感染、细菌性感染、早期血吸虫病、肝硬化、充血性心力衰竭、霍奇金病、SLE、特发性血小板减少性紫癜、Chauffage 综合征、热带嗜酸性粒细胞增多症等。中度脾脏肿大可见于急性粒细胞性白血病、急性淋巴细胞性白血病、慢性溶血、传染性单核细胞增多症、恶性淋巴瘤等。高度脾脏肿大见于慢性粒细胞性白血病、慢性疟疾、晚期血吸虫病、真性红细胞增多症、地中海贫血和骨髓纤维化等。

上述为疾病典型时的表现,而就诊时脾可能还未发展到典型时的程度,疾病的进展期与缓解期或不同患者个体的反应性差异等都会影响到脾的肿大程度。

2.脾脏质地

各种急性感染性脾脏肿大,一般质地软。巨大而质地硬者,多见于慢性粒细胞性白血病、慢性血吸虫病、黑热病、骨髓纤维化、慢性溶血性贫血和淋巴瘤。

3.脾脏压痛

左季肋部压痛,甚至合并有肌紧张,应注意脾脓肿和脾梗死的可能,若发现局部摩擦音和摩擦感,提示脾周围炎。

4.其他体征

蜘蛛痣、肝掌和腹水提示肝硬化;皮肤黏膜瘀血和瘀斑是急性白血病的常见体征;伴轻度淋巴结肿大,可见于多种感染性疾病,如传染性单核细胞增多症和白血病;伴淋巴结显著肿大者,要注意恶性淋巴瘤和慢性白血病,特别是慢性淋巴细胞性白血病。

(三)实验室检查

1.血常规

白细胞计数与分类结果可提示脾脏肿大病因是感染、肝硬化或白血病;白细胞减少应考虑伤寒、疟疾、非白血性白血病等,红细胞减少而网织红细胞增多,要考虑溶血性贫血;血小板减少而红细胞和白细胞均正常则应考虑特发性血小板减少性紫癜。脾脏肿大而全血细胞减少,多见于急性白血病、恶性组织细胞增多症和脾功能亢进症。

2.肝功能试验

了解脾脏肿大是否与肝脏疾病有关。但常规的肝功能指标结果正常也不能排除肝脏病,如一些早期肝硬化、慢性肝炎可显示为常规肝功能试验无异常。

3.粪便检查

在血吸虫病和华支睾吸虫流行区,可多次作大便镜检或孵化。

4.骨髓检查

多数血液病所致脾脏肿大都可通过骨髓穿刺液涂片检查而确诊。还可协助诊断疟疾、黑热病等。

(四)特殊检查

1.超声波检查

价廉、可靠的无创性检查方法,可确认脾脏肿大程度、脾外形、有无囊肿、与周围组织器官的关系等。从效价关系看,此可作为脾脏肿大的常规检查。

2.X线检查

食管吞钡检查发现食管静脉曲张则提示为门静脉高压所致脾脏肿大。胸部X光片了解有无心影改变、心包钙化、纵隔淋巴结肿大、肺结核、转移性肺癌等对脾脏肿大病因的诊断能提供有价值的参考资料。

CT则能准确显示脾脏大小、形态以及与其邻近器官的关系,能定位脾内囊肿、脾原发性淋巴瘤和脾外伤等。

3.放射性核素脾扫描显影

其能显示脾的大小,用核素标记红细胞注入体内,通过测定脾区放射线量,可协助了解脾脏的功能有无异常。

4.脾穿刺检查

高度疑诊脾脓肿者,小心谨慎地行脾穿刺抽出脓液可以确诊。但此操作危险性太大,尤其是脾脏明显肿大者,容易破裂出血,因此必须严格掌握适应证,并征得患者和家属的同意。有出血倾向、脾梗死等均为禁忌证。

三、鉴别诊断

(一)瘀血性脾脏肿大

主要是指肝硬化、门静脉血栓形成、肝静脉阻塞所引起的门脉高压和慢性充血性心力衰竭、慢性缩窄性心包炎引起者。最常见的是肝硬化。患者常有慢性肝炎病史或酗酒史,食欲不振、乏力,可有蜘蛛痣、肝掌、黄疸、出血倾向和腹水。门静脉血栓形成较少见,脾脏肿大明显而无肝脏肿大。慢性肝静脉阻塞表现为进行性肝脏肿大而脾仅轻度肿大。心脏病引起者肝脾均肿大,且有心脏病史、心脏杂音和一系列大循环瘀血的表现,如下肢水肿、颈静脉怒张等。

(二)急性感染性脾脏肿大

脾脏肿大一般为轻度、质软,可伴轻度压痛,常见者有传染性单核细胞增多症、伤寒和副伤寒、败血症、细菌性心内膜炎等,根据其所特有的临床表现和实验室包括病原学检查,不难鉴别。

（三）脾脓肿

临床特征为脾区疼痛、左上腹局限性压痛、白细胞总数和中性粒细胞增高，并发脾周围炎时，脾区腹肌紧张，可发现摩擦音和摩擦感。但要注意与左膈下脓肿和腹壁脓肿相鉴别。

（四）慢性溶血性贫血

患者有贫血、黄疸、血间接胆红素增高、网织红细胞增多、骨髓红细胞明显增生活跃，比较容易做出诊断。当黄疸较明显时，应注意鉴别黄疸型肝炎和肝硬化。

（五）急性白血病

脾脏多为轻度肿大，病情进展快，表现为贫血、出血和发热，血常规和骨髓检查，多能做出诊断。

（六）慢性粒细胞性白血病

发病年龄多在 20～40 岁，起病缓慢，有低热、乏力、消瘦，脾脏常明显肿大，周围白细胞显著增多，出现中幼和中幼以下各阶段粒细胞。

（七）恶性淋巴瘤

恶性淋巴瘤主要表现为无痛性进行性淋巴结肿大，有不规则或周期性发热、贫血、消瘦、肝和脾脏肿大，分为霍奇金病和非霍奇金淋巴瘤两大类，其鉴别诊断主要靠淋巴结活检。如淋巴瘤细胞入血并有骨髓浸润，应与急性或慢性淋巴细胞性白血病相鉴别。

（八）脾肿瘤与囊肿

脾肿瘤少见，恶性肿瘤进展迅速，脾大质硬，表现不光滑、发热、全身情况恶化等，结合影像学检查，必要时剖腹探查以诊断。良性肿瘤如血管瘤、淋巴管瘤则主要由影像学检查诊断。脾囊肿可由棘球蚴病引起，发生于牧区，血中嗜酸性细胞增加，棘球蚴病皮内试验和补体结合试验呈阳性反应即可诊断。假性囊肿可由外伤引起，经超声波等影像检查而诊断。

四、治疗原则

（1）治疗原发病。

（2）脾脏切除术。主要适应证有：①脾脏肿大，有脾功能亢进和门脉高压者；②较大的脾囊肿；③脾肿瘤；④脾脓肿。

第八节　腹　　痛

腹痛为最常见消化系统疾病症状之一,不仅为腹腔脏器疾病的主要表现,亦为某些腹腔外、全身性疾病常见症状;根据起病缓急、病程长短可分为急性与慢性腹痛;腹痛的机理极其复杂,可能因空腔脏器张力改变或穿孔;实质器官损伤与被膜牵张,腹膜或腹膜后组织炎症、浸润,以及胃肠道缺血等引起。尚可因腹腔外脏器的炎症牵涉到腹部或因精神神经因素诱致。因此,腹痛的诊断与鉴别涉及复杂的病理生理改变,常需依靠医师渊博的学识和丰富的临床经验。

一、病因

(一)急性腹痛

1.腹膜炎症

腹膜炎症多由胃肠穿孔引起,少部分为自发性腹膜炎。

2.腹腔器官急性炎症

如急性胃炎、急性肠炎、急性胰腺炎、急性出血坏死性肠炎、急性胆囊炎等。

3.空腔脏器阻塞或扩张

如肠梗阻、胆道结石、胆道蛔虫症、泌尿系结石梗阻等。

4.脏器扭转或破裂

如肠扭转、肠绞窄、肠系膜或大网膜扭转、卵巢扭转、肝破裂、脾破裂、异位妊娠破裂等。

5.腹腔内血管阻塞

如缺血性肠病、夹层腹主动脉瘤等。

6.胸腔疾病所致的腹部牵涉性痛

如肺炎、肺梗死、心绞痛、心肌梗死、急性心包炎、胸膜炎、食管裂孔疝。

7.腹壁疾病

如腹壁挫伤、脓肿及腹壁带状疱疹。

8.全身性疾病所致的腹痛

如腹型过敏性紫癜、腹型风湿热、尿毒症、铅中毒、血卟啉病等。

(二)慢性腹痛

1.腹腔内脏器的慢性炎症

如反流性食管炎、慢性胃炎、慢性胆囊炎及胆道感染、慢性胰腺炎、结核性腹膜炎、慢性溃疡性结肠炎、克罗恩病等。

2.空腔脏器的张力变化

如胃肠痉挛或胃肠、胆道运动障碍等。

3.溃疡

如胃、十二指肠溃疡。

4.腹腔内脏器的扭转或梗阻

如慢性胃、肠扭转。

5.脏器包膜的牵张

实质性器官因病变肿胀,导致包膜张力增加而发生的腹痛,如肝瘀血、肝炎、肝脓肿、肝癌等。

6.中毒与代谢障碍

如铅中毒、尿毒症。

7.肿瘤压迫及浸润

其以恶性肿瘤居多,可能与肿瘤不断长大,压迫、浸润与累及感觉神经有关。

8.胃肠神经功能紊乱

如胃肠神经症。

二、诊断方法

(一)病史

1.一般资料

年龄不同引起腹痛的原因亦不同,如幼年期以肠蛔虫、肠套叠、疝嵌顿等肠道病变为主;青年期以溃疡病、胆道蛔虫、阑尾炎多见;中老年则以胆囊炎、胰腺炎、恶性肿瘤及血管病变居多。女性尚应注意盆腔器官的炎症与肿瘤。

2.腹痛的特点

应通过问诊归纳出腹痛的病因与诱因,腹痛的性质和程度,腹痛的定位与放射部位,腹痛的病程与时间,特别是与进食、排便等的关系;同时注意腹痛伴随的症状,如发热、呕吐、腹泻等等。

(二)体征

1.全身检查

体温、脉搏、呼吸、血压等可以反映病情严重度,神态、体位、面色、表情、出汗等更有助于病变性质、程度的判断。卧位屈膝、不愿移动多为腹膜炎;双手捧腹、辗转不安多为腹绞痛,黄染、紫癜、淋巴结肿大、直肠指检等对诊断均有重要价值。

2.腹部检查

腹部视听叩触是诊断的重要方法,应注意观察腹部外形及腹式呼吸;听诊肠鸣至少 1 分钟,注意异常血管杂音;叩诊应了解移动性浊音和局限性叩浊,肝浊音是否消失;触诊应注意压痛、肌张力、反跳痛,并可了解受损的脏器部位及腹膜激惹状态,确定有否包块、腹水、直肠和腹股沟的检查,必须强调防止病变遗漏。

(三)实验室检查和特殊检查

腹痛涉及的病因复杂,诊断性检查应根据病史、查体等临床资料综合分析之后进行诊断。

1.三大常规

白细胞计数和分类在急性腹痛时多有升高,明显的中性白细胞升高提示细菌感染或化脓性病变。嗜酸性细胞升高提示寄生虫感染或变态反应性炎症。尿常规检查对泌尿道病变最有价值,尿糖及淀粉酶检查对原发疾病诊断意义重大。大便隐血检查对消化道出血疾病亦十分重要,镜检发现阿米巴、寄生虫卵对腹痛鉴别诊断亦有价值。

2.影像学检查

X 线检查,立位腹部照片可显示游离气体,确定胃肠穿孔;肠腔积气提示肠梗阻,胰腺区或腹腔内钙化影对诊断慢性胰腺炎或腹腔结核有利,而腹脂线消失应考虑腹膜炎;X 线钡餐及灌肠可检出消化道病变;B 型超声图像对肝脾肾脏及胰腺病变的诊断可提供重要线索;胃肠内镜检查常对胃肠病变有确诊价值。

3.其他

血生化检查如血卟啉加尿卟啉检查对血卟啉病有确诊意义,各种肿瘤标记物中以 AFP 诊断肝癌意义最大,CA19-9 对胰腺癌次之,CA125 对腺瘤及卵巢癌亦属重要,其他如 CEA 亦有参考意义。腹腔穿刺液检查对腹痛、腹水常有确诊意义,诸如结核性腹膜炎、腹膜癌肿以及内出血等;B 型超声介导下的各种穿刺亦可用于肝、胰等器官疾病的诊断。

三、鉴别诊断

(一)急性腹痛

一般需要及时、正确的诊断,以确定内科或外科治疗的方向。

1.内脏急性炎症或肿胀

起病不一定急剧,但进展较迅速,腹痛部位与炎症部位相当,多为钝痛、胀痛伴以器官受累的相应体征。有感染的全身症状和血常规升高等,常见疾病有急性阑尾炎、急性胆囊炎、胆石症、胆道蛔虫及急性胰腺炎,肠道憩室炎(如 Mechel 憩室炎)及急性盆腔炎等。

2.内脏急性穿孔或破裂

典型者起病急骤,进展迅猛,多迅速累及全腹形成全腹膜炎。腹痛多剧烈而持续,呈剧烈刀割样疼痛,常伴全身中毒症状及休克、腹膜激惹征、腹腔积气及移动性浊音。X线可及时发现空腔脏器穿孔所致膈下游离气体,常见疾病有胃十二指肠溃疡穿孔、伤寒或 Mechel 憩室或肠淋巴瘤穿孔、肝癌破裂、脾破裂、宫外孕破裂及卵泡破裂等。

3.空腔脏器急性梗阻或扭转

起病急骤,阵发性绞痛,伴以恶心、呕吐、腹胀,腹部压痛明显,可触及包块或肠型,持续而严重者可能有腹膜激惹征与休克。主要有肠梗阻、肠扭转、套叠、输尿管结石及卵巢囊肿扭转等。

4.急性缺血

多为腹中部内脏性疼痛,持续发展可致躯体性疼痛,腹痛部位变得与器官病变相当。伴恶心、呕吐甚至便血,可有腹膜激惹及肠麻痹,主要有肠系膜动脉栓塞和肠系膜血栓形成。

(二)慢性腹痛

鉴别诊断极为复杂,应特别注意腹腔外全身性病变引起的腹痛,应特别注意器官性与功能性疾病的鉴别。

1.慢性炎症或溃疡

起病缓慢,反复发作,程度一般不重。空腔脏器病变多为阵发性、节律性的规律,而实质脏器则为持续性隐痛或钝痛。常见疾病有胃十二指肠溃疡、炎症,肠结核、肠憩室炎、克罗恩病、溃疡性结肠炎,应特别注意宫内膜异位、盆腔炎、肠系膜淋巴结炎等。

2.肿瘤性病变

肿瘤持续生长可致空腔脏器梗阻、实质脏器包膜伸张以及神经受压症状,伴以相应功能障碍。常见肿瘤如胃癌、结肠癌、肝癌、胆道肿瘤及胰腺癌,多有明显消瘦、食欲不振,腹痛多为持续性,后期可触及包块。

3.慢性缺血性病变

可因动脉硬化导致胃肠道供血不足,形成肠绞痛或缺血性肠病,典型者老年男性多,呈阵发绞痛,餐后加重,症状显而体征少,可伴有腹泻、便血等症状,硝酸甘油类药物可使缓解。

4.胃肠功能紊乱

胃肠功能紊乱多由胃肠动力障碍引起,亦可由精神紧张、抑郁诱发,一般腹痛缺乏规律性及典型性,无症状期与有症状期不确切,病程长而一般情况尚好,有的有特殊食物不耐受或诱发因素。胃肠镜、B 型超声与 X 线对比检查等为阴性。常见者有非溃疡性消化不良、肠易激综合征、肝脾曲综合征及内脏抑郁症。

5.全身性疾病

糖尿病酸中毒及尿毒症,腹痛可累及全腹甚至肌紧张类似急腹症;腹型紫癜(Henoch 紫癜)可以反复腹痛为主要表现,患者多为儿童、青年,腹痛伴恶心、呕吐及腹泻、便血;腹型荨麻疹亦可以腹痛为主要表现,患者多可询得特殊过敏史,有的有皮肤荨麻疹伴随;血卟啉病多系先天性尿卟啉原 I 合成酶缺陷所致卟啉代谢紊乱,致使血红蛋白在代谢过程中卟啉前体或卟啉产生过多,在体内积聚而引起全身各器官的症状,除皮肤黏膜出疹、发炎外,可有反复发作的腹痛部位不定,持续时间长短不一。某些药物和饮酒可诱发和加重,伴以恶心、呕吐,体检腹软,压痛部位不定。尿色带红色,曝晒后更明显,检查可发现血、尿卟啉增多可确诊;带状疱疹为病毒感染性疾病,多表现为肋间皮肤偏身的带状疱疹,由胸壁延及背部及腹部,多呈灼痛伴以感觉过敏,有时疱疹晚发最易误诊。

四、处理原则

(1)病因治疗:及时确定内、外科治疗的限度,初步判断功能性、器质性疾病的可能性,予以病因治疗。

(2)诊断不清勿用镇痛药,禁用吗啡、哌替啶等麻醉剂,并密切观察,根据轻重缓急予以相应处理,切忌大而化之,听之任之,或因患者呻吟而徒生厌烦情绪。

(3)有全身中毒表现、休克伴腹膜激惹征者,肠梗阻及内出血者应及时纠正休克及水电解质紊乱,并紧急外科会诊。

(4)估计为空腔脏器病变引致腹痛者,可用抗胆碱能药物,如阿托品肌内注射。

(5)诊断不清的腹痛缓解者,应提出适合患者的随访方案,如定期门诊、随时急诊、复诊及进一步检查措施。

第九节 腹 胀

腹胀是一种腹部胀满、膨隆的不适感觉,可由胃肠道积气、积液、腹水、实质性占位病变等引起,以胃肠道积气引起者为最多,当胃肠道产生的气体超过其吸收与排出的总量时,患者即有腹胀感,诊断时应注意排除器质性疾病。

一、病因

(一)胃肠疾病

急慢性胃炎、功能性消化不良、胃扩张、幽门梗阻、胃溃疡、胃癌;急、慢性肠炎、部分性或完全性肠梗阻(机械性、麻痹性)、肠系膜上动脉压迫综合征、吸收不良综合征、习惯性便秘、巨结肠、肠寄生虫病等。

(二)肝胆胰疾病

急慢性肝炎、肝硬化、原发性肝癌;胆囊炎、胆石症;急慢性胰腺炎、胰腺癌等。

(三)腹膜疾病

急慢性腹膜炎、腹膜原发或继发肿瘤,各种原因的腹水等。

(四)心血管疾病

充血性心力衰竭、心绞痛、心律失常、肠系膜血管栓塞或血栓形成等。

(五)急慢性感染性疾病

败血症或各型毒血症、伤寒、中毒性肺炎等。

(六)电解质紊乱

如低盐综合征、低钾等。

（七）其他

腹部外科手术后的粘连、糖尿病、硬皮病、甲亢所致肠蠕动障碍,药物使用如抗胆碱能药物、钙通道阻滞剂所致肠道平滑肌收缩减少。

二、诊断方法

（一）病史

胀气者多有腹部胀满、呃气、排气过多;每伴有各部位腹痛或恶心、呕吐、早饱、口臭、腹泻、便秘等症状,甚至影响睡眠和休息。一般排便后症状可稍减轻,某些食物如豆类、奶类,某些药物如麻醉剂、抗胆碱能药物可加重症状,部分患者可能有腹部外科手术病史,尚应注意询问其他疾病症状如糖尿病、甲状腺机能减退、硬皮病或肌营养不良等疾病的相应症状。注意如有发热、贫血、黄疸、呕吐、体重减轻、腹水、脂泻或血便等病史,提示器质性疾病。

（二）体征

有的并无阳性体征,有的可有腹部胀气、叩诊鼓音或腹胀局部的积气征。器质性疾病引起者可能发现发热、贫血、黄疸、腹水等相应的体征。动态观察腹胀的演进过程与饮食、排便及其他症状、体征的关系,对诊断甚有帮助。

（三）实验室检查和特殊检查

可视病情安排三大常规、胃肠镜与 X 线腹部平片或钡剂对比检查。

三、鉴别诊断

（一）胃肠道梗阻

如幽门梗阻、肠梗阻等,患者多有相应部位腹痛、膨胀或胃肠型、振水声及高调肠鸣等,严重者呕吐大量宿食,根据病史一般诊断不难。必要时可作腹部平片、胃镜检查。

（二）胃肠道肿瘤

患者除表现胃肠道梗阻外,多有明显消瘦、贫血、排便障碍、大便隐血阳性或显性出血等,在肿瘤好发的年龄,根据病史、体征一般临床做出拟诊不难,胃、肠镜或 X 线对比检查可以确诊。

（三）腹腔结核

腹腔结核多有顽固的腹胀,伴或不伴明显腹水。患者每有低热、盗汗、纳呆、恶心、呕吐、腹泻、便秘等症状伴随,可能尚有其他部位结核,可根据临床表现、

X线腹部平片、胃肠钡剂检查、肠镜予以确诊,有腹水者,腹水的检查更为重要。

(四)肝硬化、肝癌

即使早期患者,由于消化功能障碍、小肠细菌增生,可出现顽固性腹胀,伴以纳呆、厌油、腹泻、消瘦、乏力等症状,对脂餐厚味饮食耐受性差。如有腹水则更为明显,可通过临床表现及肝功检查等确诊。

(五)腹腔外器官引起腹胀

顽固性心力衰竭、心律失常、电解质紊乱,如低钾血症、代谢性疾病、糖尿病、胃轻瘫、甲状腺功能低下等以及神经系统疾病等均可引起。

(六)消化吸收不良

各种原因消化不良(如慢性胰腺炎)和吸收不良(如成人乳糜泻),由于提供肠道细菌过多的产气基质,均可表现腹胀。国人对乳糖不耐受者多,进乳制品后亦易引起腹胀。腹胀亦可见于无器质性疾病的消化不良或肠道易激综合征。患者多有腹痛和其他消化不良症状,在排除器质性疾病后才能诊断。

四、处理原则

腹胀病因纷繁,程度各异,因此处理上应力求针对病因予以治疗,症状性腹胀,主要是由于胃肠积气和运动障碍引起,可针对此两方面进行。

(一)调整饮食成分

限制乳类、豆类、高糖食物,特别是乳糖酶缺乏者应限制牛奶量或在牛奶中加入乳糖酶制剂。

(二)避免吞气

减少嚼咀口香糖、吸烟,吞气症患者可进行教育,并嘱采取口咬一筷子或铅笔的简便方法,以防不自主吞气。

(三)祛风消胀药物

祛风剂可用豆蔻酊、陈皮酊、复方龙胆酊及薄荷水;消胀药物可用二甲硅油、活性炭等。

(四)促进胃肠蠕动

可用多潘立酮、西沙必利等药物。

(五)清利大便

可用大黄苏打、硫酸镁、甘露醇等口服,对便秘伴腹胀者有良好效果。亦可用高纤维膳食及大便容量扩张剂,以达到通便消胀之效。传统食品魔芋有同样功效,已有成药"通泰胶囊"上市。

<h1 style="text-align:center">第十节　腹　　泻</h1>

腹泻指排便次数增多,粪质稀薄,容量增加或排脓血便而言,以大便性状及容量改变最为重要。腹泻有轻重缓急之分,轻者自行处理,无须就医,重者可危及生命;急性腹泻指病程三周之内,三周以上有可能发展为慢性,慢性腹泻指病程二月以上者。从病理生理的角度,腹泻可由肠黏膜分泌增加、渗出增加、腔内渗透压增高、肠道运动功能障碍或吸收不良等机制引起,具体的病因极其复杂。

一、病因

(一)急性腹泻

1.肠道疾病

包括由病毒、细菌、霉菌、原虫、蠕虫等感染所引起的肠炎及急性出血性坏死性肠炎、克罗恩病或溃疡性结肠炎急性发作、急性肠道缺血等。

2.全身性感染

如败血症、伤寒或副伤寒、钩端螺旋体病等。

3.急性中毒

服食毒蕈、河豚、鱼胆及化学药物如砷、磷等引起的腹泻。

4.其他

如变态反应性肠炎、过敏性紫癜、服用某些药物,如氟尿嘧啶、利舍平及新斯的明等引起腹泻。

(二)慢性腹泻

1.消化系统疾病

(1)胃部疾病:慢性萎缩性胃炎、胃萎缩及胃大部切除后胃酸缺乏等。

(2)肠道感染:如肠结核、慢性细菌性痢疾、慢性阿米巴性痢疾、血吸虫病、梨形鞭毛虫病、钩虫病、绦虫病等。

(3)肠道非感染性病变：Crohn病、溃疡性结肠炎、结肠多发性息肉瘤、吸收不良综合征等。

(4)肠道肿瘤：结肠癌、结肠其他恶性肿瘤、小肠淋巴瘤、腺瘤性息肉等。

(5)胰腺疾病：慢性胰腺炎、胰腺癌、囊性纤维化、胰腺广泛切除等。

(6)肝胆疾病：肝硬化、胆汁淤滞性黄疸、慢性胆囊炎与胆石症。

2.全身性疾病

(1)内分泌及代谢障碍疾病：如甲状腺功能亢进、肾上腺皮质功能减退、胃泌素瘤、类癌综合征及糖尿病性肠病等。

(2)药物不良反应：如利舍平、甲状腺素、洋地黄类、考来烯胺等。

(3)神经功能紊乱：如肠易激综合征、神经功能性腹泻。

(4)其他：系统性红斑狼疮、尿毒症、硬皮病、糖尿病、放射性肠炎等。

二、诊断方法

(一)病史

患者年龄、性别有助诊断，如肠道感染，炎性肠病以青壮年为多，而肠癌、胰腺癌以中老年多见；功能性腹泻及滥用泻剂者以女性为多。起病方式及病程极有价值，急性腹泻多有感染、中毒等流行病学史；腹泻持续二年以上多非肠癌；时发时愈可能为 UC 及阿米巴痢疾；晚间腹泻致觉醒多非功能性；禁食仍腹泻提示分泌过多或有渗出；大便＞500 mL/d 多非 IBS，而＜1 000 mL/d，不像胰性霍乱；粪便性状有助于区别小肠性与结肠性腹泻；慢性脓血便者应考虑慢性菌痢、阿米巴痢疾、溃疡性结肠炎、血吸虫病及结肠癌；腹泻以便血为主者应考虑肠结核、肠癌及肠道恶性淋巴瘤；大便量多、油腻、泡沫状，带恶臭提示脂肪吸收不良，水样便则为分泌性腹泻，如结合胆酸缺乏、胃泌素瘤等，仅见透明黏液者多为结肠过敏。腹泻伴随的症状如发热、贫血、消瘦、腹痛及腹块等亦有助确定疾病性质及部位。

(二)体检

应详尽而全面。如消瘦贫血者提示吸收不良、结核、甲亢、肠道肿瘤等；压痛指向病变部位，脐周多为小肠，下腹部多为结肠；腹内肿块应注意与痉挛的肠曲鉴别，并排除腹腔内脏器；肛周瘘管支持克罗恩病，指检有肿块或狭窄提示直肠癌，压痛提示可能有阑尾周围炎、盆腔炎症等。黄疸、腹水、肝脾大等提示腹泻与肝病有关；关节、皮肤损害常提示炎性肠病及肠源性脂代谢障碍。

(三)实验室和特殊检查

1.粪便

常规检查可初步确定有否炎症。Wright 染色观察白细胞对判断急性腹泻性质有助,仅毒素作用于黏膜者无白细胞;碘染色查阿米巴包囊,苏丹(sudan)Ⅲ 染色可发现 90% 的脂肪泻。致病菌培养是诊断细菌感染的关键。24 小时大便重量、大便电解质及渗透压测定有助于分泌性及渗透性腹泻的鉴别。

2.放射学检查

腹部平片对胰腺钙化、局限性肠充气有助;钡餐对慢性腹泻有重要提示,而钡灌肠每有炎性肠病的特殊发现。

3.内镜检查

急性腹泻一周内勿常规作结肠镜检查,慢性结肠性腹泻者应常规作乙状结肠镜检查;纤维及电子结肠镜可达回肠末段 20~30 cm,对回、结肠病变可直接观察及提供活检标本;小肠镜及活检对部分病例也特别重要。如麦胶病时的黏膜萎缩,Whipple 病时 PAS 染色阳性的巨噬细胞。

4.有关吸收不良的检查

(1)粪脂定量测定:患者每天摄入 100 g 脂肪,连续 3 日,测定粪便脂肪,每天排出量 6 g 以上为吸收不良。

(2)右旋木糖吸收试验:摄入 5 g 木糖,5 小时小便排出 1 g 以上,或 2 小时血中不少于 1 mg;低于血及尿木糖水平提示肠黏膜病变如麦胶病,使吸收减少。

(3)乳糖耐量试验:给 50 g 乳糖,测定 2 小时血糖浓度,正常人应提高 20 μg/dL,乳糖酶缺乏者低于此值。

(4)维生素 B_{12} 吸收试验:口服同位素标记的维生素 B_{12},测定小便排出量,正常人 24 小时为口服量的 7%;回肠病变、回肠切除者或小肠细菌增生过长者下降。

三、鉴别诊断

(1)通过以上病史、体检及特殊检查,可以确定腹泻为急性或慢性,有否血性,有否脂泻,有否分泌性腹泻。同时对腹泻做出初步定位,如小肠性还是大肠性腹泻。最重要的是初步鉴别器质性还是功能性腹泻。

(2)如确定为器质性疾病,即当患者有血性腹泻、体重下降、夜间腹泻及大便失禁等,应及时酌情进行血常规、血沉、电解质、粪便脂肪测定及苏丹Ⅲ染色等检查,以及安排结肠镜或钡餐检查,以助疾病的进一步定性、定位。特别是鉴别炎性、感染性腹泻。

（3）腹泻而无脓血、无失禁及夜间惊扰,体重保持,可能为功能性腹泻。如大便常规、血常规、血沉、乙状结肠镜检查等均正常则功能性可能更大。但应注意鉴别甲亢、糖尿病、饮食不节、乳糖酶缺乏引起的腹泻。

（4）鉴别消化与吸收不良性腹泻:腹部平片、B型超声、ER-CP可了解肝胆与胰腺病变,木糖试验及维生素 B_{12} 吸收试验可了解小肠吸收功能,必要时经小肠镜作黏膜活检。

（5）如疑有分泌性腹泻,可做 24 小时粪便定量,观察饥饿时腹泻有否减少,有助于诊断。

（6）如经上述检查,腹泻诊断仍不明者,应注意滥用泻剂、特发性胆盐吸收不良及胶原性结肠炎等少见疾病的可能。

四、处理原则

(一)急性腹泻

以维持水盐平衡最为重要,无恶心、呕吐者以口服补液盐最好。

(二)病因处理

针对病因的治疗最为有效,但急性腹泻者多不可能,明确的细菌感染性腹泻抗生素治疗至关重要,常用者有诺氟沙星、环丙沙星、磺胺及甲硝唑等,感染控制后 2～3 天停药,勿随意更换或过早停用。慢性腹泻者明确病因后再予适当处理。

(三)止泻剂的合理使用

1.吸附剂
白陶土、活性炭、蒙脱石散用于轻症腹泻。

2.收敛剂
碱式碳酸铋、碱式硝酸铋、鞣酸蛋白用于分泌性腹泻。

3.阿片类
勿用于感染性腹泻,可用罂粟碱、樟脑酊、可待因,老年体弱者应注意呼吸及中枢抑制作用,现多用复方地芬诺酯1～2 片临时口服。

4.钙通道阻滞剂
可用硝苯地平、硫氮䓬酮、匹维溴铵(得舒特),以选择性胃肠平滑肌作用者为最好。

(四)其他药物治疗

抗胆碱能药物用于有腹痛者及功能性腹泻者;可乐定可通过 α_2 肾上腺素受体兴奋、抑制 cAMP,从而治疗分泌性腹泻;小檗碱除抗菌作用外,有抑制腺苷环化酶(AC)的作用而治疗分泌性腹泻;赛庚啶可能通过 5-HT 抑制作用而止泻。盐酸洛哌丁胺(商品名易蒙停)具有钙离子通道阻滞和抑制乙酰胆碱释放的作用而止泻,用于分泌性、动力性腹泻效佳,可每次 2~4 mg。

第十一节 便 秘

便秘是指大便次数减少,一般每周少于 3 次,排便困难,粪便干结,是临床上很常见的症状。虽然一般病情不重,但多长期持续,症状扰人,影响生活质量。由于排便的机理极其复杂,引起便秘的病因亦多种多样,从产生便意到排便过程中任何一个环节的障碍均可引起便秘,可概括为肠道病变、全身性疾病和神经系统病变。在临床上虽然以肠道疾病最为常见,诊断时仍应慎重排除其他病因。

一、病因

(一)原发性便秘

1.食物残渣不足

饮食中缺乏粗糙纤维,粪便容量不足,缺乏对肠道运动的有效刺激,肠内容物在肠内停留时间过长,水分吸收过度。

2.摄食过少

挑食、偏食、厌食使粪便容量小。

3.忽视或抑制便意

因工作紧张,生活节奏过快,工作性质和时间的关系而忽视便意或有意识抑制便意时日长久,排便反射减退。

4.老年体弱,活动过少

食物摄入少,肠道运动收缩功能低下,排便动力缺乏。

5.肠易激综合征

为肠道运动功能障碍性疾病,其中之便秘型,以便秘、腹痛为主要表现。

（二）继发性便秘

1.直肠、结肠器质性疾病

肿瘤致肠腔闭塞或狭窄；炎症或肉芽肿性炎症致肠腔狭窄、肠粘连、肠套叠、肠扭转或蛔虫团块阻塞，偶有胆石致肠梗阻者。

2.局部病变致排便动作无力

如大量腹水、腹肌衰弱、膈肌麻痹、盆底肌衰弱、系统性硬化症、肌营养不良等。

3.全身疾病致恶病质

排便无力、糖尿病、甲状腺功能低下、肺气肿等，慢性铅中毒以便秘为主要临床表现。

4.药物

吗啡、可待因、抗胆碱能药物、神经节阻滞剂、钙通道阻滞剂、肠道收敛、吸附剂等均可致不同程度便秘。长期服用泻剂，特别是蒽昆类、番泻叶、大黄等可引起泻剂性肠病，排便反射减弱，排便无力。

二、诊断方法

（一）病史

起病年龄不同，病因亦不相同。老年体弱、食量少、纤维摄入不足、活动少，易患单纯性便秘；婴幼儿则可能因先天性巨结肠而致顽固性便秘；结肠癌患者由于癌性梗阻导致器质性便秘；长期接触铅的职业，可因慢性铅中毒而致便秘；药物使用，如镇静剂、镇痛剂、降压药、抗胆碱能药物可致便秘。病程长，无明显加重者多为功能性，而短期内发生，进行性加重者多为器质性；与精神因素、饮食纤维过少相关者多为 IBS；伴随腹痛、包块者要首先考虑器质性肠梗阻。

（二）体征

一般无阳性体征，但不少患者可触及左下腹条索状肿块，注意其质地及与排便的关系可区别粪便壅滞与肿瘤；机械性梗阻者多有肠型蠕动波及肠鸣音增加，直肠指检有助于判断直肠癌或嵌顿的粪便。

（三）实验室检查和特殊检查

1.粪便检查

多质硬或呈羊粪状，肛门损伤时可见黏液血迹。

2.内镜检查

对疑有器质性大肠病变者可作结肠镜检查，IBS 患者检查时亦可发现结肠激惹、痉挛、袋囊变深,具有一定提示意义。

3.直肠肛门测压

测定对充气的感觉阈值和肛门括约肌张力,有助于了解神经肌肉病变。

4.X 线检查

钡餐可了解胃肠通过时间,钡灌肠则可了解结肠的病变性质和部位。

三、鉴别诊断

(一)便秘的病因

(1)肠道疾病。结肠梗阻、肿瘤、狭窄、扭转疝、直肠脱垂、肌肉功能障碍、IBS、憩室病、肛门括约肌功能障碍。

(2)全身性疾病。①内分泌及代谢性疾病:糖尿病、卟啉病、低血钾、甲状腺功能减退症、甲亢合并高钙血症。②肌肉疾病:皮肌炎、系统性硬化症。③药物:止痛剂、麻醉剂、抗胆碱能药物等。

(3)神经系统疾病:先天性巨结肠、自主神经病变、IBS、脑血管意外、帕金森病、脊髓损伤、马尾肿瘤等

(4)特发性便秘。

(二)主要常见疾病的鉴别

1.大肠癌

左半结肠及直肠癌可有便秘,多见于 45 岁以上男性,排便习惯改变,大便变细变形,表面常带血迹或黏液,大便隐血多持续阳性,及时的肛门指检及结肠镜检可发现病变。

2.巨结肠

巨结肠多为小儿患者先天性发育异常所致,患儿结肠壁肌间神经丛缺如,致该肠段痉挛收缩,缺乏蠕动,导致粪便壅滞,结肠扩张,患者除顽固性便秘外,多有发育营养障碍,钡剂灌肠可见狭窄及其上段扩张的结肠而确诊。

3.肠易激综合征

肠易激综合征多为中青年女性,病程漫长,时轻时重,约三分之一表现为腹痛伴便秘,或与腹泻交替,伴以黏液分泌亢进,X 线检查阴性时可以诊断。

4.药物性肠病

滥用泻剂,特别是蒽醌类、双醋酚酊等泻剂可致导泻之后的便秘,继续使用形成严重便秘的恶性循环,患者除便秘外,多有腹胀、纳差等消化不良症状,结肠镜下可见肠黏膜棕褐色色素沉着,甚至形成典型的结肠黑变病。

5.特发性便秘

老年人、慢性经过,可能与长期结肠无力、粪便壅滞有关,女性可能由于盆底肌肉松弛引起,患者长期排便不畅,影响生活质量,粪便、X线及结肠镜检查无异常发现。

四、处理原则

(1)器质性疾病所致便秘,治疗原发病。

(2)调整饮食、多饮水、适当活动、定时排便。

(3)药物导泻:以容积性泻剂、镁乳、不吸收的糖类、乳果糖、魔芋制剂类为好;盐类泻剂亦可使用,与容积性泻剂类似,起到渗透导泻作用,可用硫酸镁、芒硝等制剂;刺激性泻剂可短期使用蒽醌类、酚酞、大黄等,但有可能引起肠道黑色素沉着不宜长期使用;润肠通便者可用液状石蜡、麻仁丸之类,但作用较弱。若要长期使用泻药,应注意以下原则:①多种泻药交替使用;②能少用则尽量少用;③最好晚上用,次日清晨排便;④一日内使用不要多于一次;⑤尽量避免和减少药物的不良反应。

第十二节 便　　血

便血指血液自肛门排出,可为全血,或兼有粪质或呈脓血黏液便等。便血一般为下消化道出血的表现,但上消化道出血量大,血液在肠道停留时间短,亦可表现为便血。便血的颜色与出血部位的高低,出血量的多少以及在肠道停留时间有关,因此可为鲜红、暗红、酱红甚至柏油样。便血的病因较为复杂,除因下消化道的肿瘤、炎症、血管病变等外,还可由于全身疾病,如某些急性传染病(伤寒、钩端螺旋体病等)、血液病、结缔组织疾病等引起。

一、病因

(一)消化道病变

便血一般为下消化道出血表现,其颜色主要取决于出血部位、出血量的多少,以及血液在肠内停留的时间,虽然部位高,如出血量大,排便快,亦可呈暗红或鲜红,部位低、出血少、停留时间长,颜色亦可偏暗,主要病因如下。

(1)各种肠道炎症,如 UC、CD、结核、伤寒、肠寄生虫感染、阿米巴等。

(2)肿瘤:肠癌肿或息肉最常见,分别占便血第一、二位。

(3)血管病变:各种血管畸形、血管结构不良、血管瘤。

(4)痔、肛裂、憩室或损伤,亦可致便血。

(二)全身性疾病

1.血液系统疾病

凝血因子缺乏、血小板减少性紫癜、白血病、恶性淋巴瘤或再生障碍性贫血等。

2.结缔组织病

如系统性红斑狼疮、结节性多动脉炎或皮肌炎等亦可能因血管病变或血小板降低而致出血。

3.感染

伤寒、流行性出血热、钩端螺旋体病和重症肝炎等亦可致便血。

二、诊断方法

(一)病史

年龄不同引起便血原因不同,儿童以大肠息肉或肠道憩室为多;青年以炎性肠病为多,中老年以肿瘤、血管畸形为多;注意血色、血量及出血与粪便的关系,对诊断十分有助,出血量少,血色鲜红,附于大便表面,多为直肠肛门病变;出血渐多、间断变持续伴大便变形、腹痛、包块应注意大肠肿瘤;脓血、黏液便伴腹痛、里急后重者为下段结肠炎症;如为果酱样或洗肉水样血便,应注意近端结肠或小肠病变,如阿米巴痢疾或出血坏死性小肠炎。肿瘤溃烂伴以感染则临床表现与感染性结肠炎无法区别。反复血便伴发热、腹痛者应注意肠道结核、克罗恩病或肠道淋巴瘤等疾病。

(二)体征

便血伴以皮肤紫癜可能为出血性疾病或凝血异常引起;伴皮肤黏膜毛细血管扩张则可能为遗传性毛细血管扩张症出血;伴口唇、指端色素沉着多为 Peutz-Jegher 综合征;有腹部包块、肠型应注意肠道肿瘤或慢性炎症致肠粘连、肠狭窄;肠鸣活跃者提示便血活动;肛门直肠检查可发现局部病变(痔、肛裂或肿瘤等)。

(三)实验室检查和特殊检查

1.粪便检查

黏液脓血便多为细菌性痢疾,应作粪便培养,亦可能为阿米巴痢疾,应注意认真检查阿米巴滋养体;慢性病程则可能为溃疡性结肠炎或肠癌伴感染;血吸虫流行区应注意查虫卵或孵化毛蚴。

2.血常规及凝血检查

其可了解和监测贫血程度,有否凝血机制异常。

3.结肠镜检查

结肠镜检查为诊断的最重要手段。可在肠镜所及范围内直接观察有否便血原因,并取活检作组织学诊断。疑血吸虫病者可作直肠黏膜压片;便血而镜检阴性者,应考虑到有否在肠曲锐弯或肠袋近端遗漏病变,有否结肠血管病变(如结构不良)镜下不能显示,亦可能为更高部位出血,应布置进一步检查。

4.X 线钡剂对比检查

对不愿或不能作结肠镜者,钡剂灌肠检查观察全结肠形态和运动,对发现息肉、溃疡、肿瘤很有帮助,但观察到的病变是否便血原因应仔细分析,但对黏膜血管病变无法做出诊断,亦有可能遗漏病变,应予注意;疑小肠病变出血者,应作小肠钡餐或插管造影以助诊断。

5.核素扫描

^{99m}Tc 标记红细胞的核素扫描可对活动性出血的部位做出准确判断,但一般要出血量大于 0.1 mL/min 时才能显示。

6.选择性动脉造影

其用于经内镜及核素扫描未能确定便血及部位时,或为手术和介入治疗做准备,经股动脉插管可按临床表现预计出血部位,分别选择肠系膜上、下动脉造影,如出血量在 0.5 mL/min 以上,可以清楚显示出血部位造影剂外渗。无活动出血者有可能显示血管的畸形或病变,必要时亦可考虑进行该项检查。

三、鉴别诊断

(一)痔与肛裂

男性为多,可有肛门异物、疼痛感,出血与排便有关,排便时喷射状出血或便后滴血,或手纸染有鲜血,肛门直肠检查时可见病变,嘱作排便动作可使病变更清楚。

(二)直肠癌

中年以上男性多见,便血可为首发症状,亦可伴排便习惯改变,大便性状改变(变形、变细等),可为间歇或持续发生,可误认为痔、肛裂、结肠炎。约 50% 的大肠癌在直肠,其中大约半数又在指检可及范围,因此,直肠指检可触及距肛

8 cm的肿块或发现血迹、黏液。乙状结肠镜检查则可直接观察及取活检确诊。

(三)结肠癌

亦多为中年男性,左侧结肠癌便血多伴以腹痛、腹块及排便习惯改变,右侧者常有贫血、腹泻、腹块等。可疑患者,及时作大便隐血及结肠镜检查十分重要。过去有结肠息肉者,或结肠息肉、癌肿家族史者应予重点筛查。

(四)炎性肠病

溃疡性结肠炎较克罗恩病便血多见,出血与疾病严重度成比例,常有腹泻、腹痛、里急后重伴随。结肠镜检查每有典型炎症改变。克罗恩病之病变在小肠,腹痛、腹泻、腹块较常见,血便可多可少,必要时应作小肠钡餐确诊。急性出血坏死性小肠炎、伤寒等起病偏急,均有明显感染的全身症状,与炎性肠病不难鉴别。

(五)肠道憩室

Meckel憩室多见于儿童或少年病例,一般位于末段回肠距回盲瓣 100 cm 范围之内。便血多为果酱色,伴以右下腹痛,甚至包块、压痛或肠套叠表现。结肠憩室在西方国家常见,50 岁以上患者约占人群 10% 以上,多位于乙状结肠,可因溃疡、炎症反复出血,伴有炎症时则有腹痛、腹泻、发热等。作结肠镜检或钡灌肠照片均可诊断,但应特别注意结肠镜检查时勿误入憩室引致穿孔。

(六)肠道息肉及息肉病

肠道息肉及息肉病引起便血常见,但量不大,息肉体积大者可伴腹痛、肠梗阻等表现,结肠镜检查及活检可以确诊,部分病例亦可同时作电凝摘除而根治。

(七)肠道血管病变

血管瘤、血管炎、缺血性肠病等均可引起出血,近年发现老年人便血,血管结构不良居多,为血管壁退行性改变,主要损害在脾曲或右侧结肠,表现为不同程度的便血,性状随病变部位及程度而不同,结肠镜检查有可能发现枯枝状、蜘蛛痣样血管扩张,血管造影可更精确显示出血病灶,对小肠病变者尤为有用,必要时剖腹探查。

(八)小肠肿瘤

小肠肿瘤虽然少见,但引起便血者不少,一般以平滑肌瘤、肉瘤或淋巴瘤为多,便血同时多有腹痛、腹块,如能提高警惕,及时进行小肠钡餐照片或选择性血管造影或血管数字减影检查,将及时明确诊断。

四、处理原则

(1)监测患者生命体征,注意血液循环系统的稳定。

(2)及时补充血容量,防治休克,必要时输血或输红细胞。

(3)若循环稳定,可考虑急诊或择期结肠镜检查,最有助于诊断。对息肉、血管病变有可能同时进行内镜治疗,包括暂时的喷洒或注射止血剂、电凝等治疗。

(4)无条件进行上述治疗或病情严重的大出血患者,亦可静脉滴注血管收缩剂,如垂体加压素 0.2～0.4 U/min,以减轻出血。

(5)严重病变可外科治疗,术中可配合内镜检查协助诊断。

第十三节　腹腔积液

正常腹腔内仅有少量液体,一般不超过 200 mL,当腹腔内积聚过量液体,即称为腹水。可由多种不同性质疾病引起,亦可能为全身水肿的突出表现。腹水一般达 1 000 mL 以上才能经腹部检查发现移动性浊音。

一、病因

(一)心血管系统疾病

如充血性心衰、心包炎、心包填塞、肝静脉以上的下腔静脉梗阻等。

(二)肝脏及门脉系统疾病

如各种肝硬化、肝癌、门静脉炎和门脉血栓形成、肝脓肿破裂等。肝脏疾病是引起腹水最常见的病因。

(三)肾脏疾病

如肾小球肾炎、肾小管病变、肾癌等。

(四)腹膜疾病

如各种腹膜炎、腹膜恶性肿瘤(绝大多数为继发性肿瘤)。

(五)营养缺乏

低蛋白性水肿、维生素 B_1 缺乏等。

(六)淋巴系统疾病

如丝虫病、腹腔淋巴瘤、胸导管或乳糜池梗阻。

(七)女性生殖系统疾病

宫外孕破裂、女性生殖系肿瘤。

(八)腹腔脏器破裂

如胃肠、肝脾、胆囊破裂等。

(九)其他

黏液性水肿、Meig 综合征[卵巢纤维瘤伴有腹水和(或)胸腔积液]。

二、诊断方法和步骤

(一)确定有否腹水

主要依据详细查体、B 型超声,必要时 CT 确定。腹水形成快,膨隆明显时不易遗漏,形成慢,膨隆不著者易于漏诊或误诊。腹水应与其他原因所致腹部膨隆鉴别。①肥胖:全身肥胖,腹壁脂肪厚而脐凹明显,无移动性浊音;②胃肠充气:虽然腹部膨隆,叩诊呈鼓音,无移动性浊音;③巨大卵巢囊肿:膨隆明显而侧突不著,脐向上移,浊音在中腹部,不移动;鼓音在两侧,若用一直尺横置压迫在腹壁上,直尺可随腹主动脉搏动,而腹水则无此搏动;④其他脏器囊肿或积液:多不对称,肠被推向一侧致单侧鼓音,X 线及 B 型超声有助确诊。

(二)腹水的类型和病因

1.病史

年龄不同病因不同。青年人易患结核性腹膜炎、淋巴瘤,而中年人肝硬化较为多见。女性应随时注意卵巢癌、异位妊娠,而男性肝硬化腹水较多;过去肝炎与血吸虫病史也应注意肝硬化可能,而结核病史者支持结核性腹膜炎;伴随的水肿、颈静脉怒张,肝脏肿大或消化道出血等亦可提供诊断重要线索。

2.体征

腹水伴随的全身表现,如发热、黄疸、出血倾向等,可对腹水来源及性质提供重要的诊断线索。腹部的检查如腹式呼吸、腹壁静脉、腹肌张力、压痛、反跳痛、包块等亦对诊断腹水的性质有重要意义。

3.实验室检查和特殊检查

(1)腹水检查:先鉴别渗漏。漏出液外观澄清或微浑,细胞数$<100\times10^6/L$,

比重<1.018,蛋白质定量<25 g/L,而渗出液外观多浑浊,有者呈乳糜性、血性或脓性,细胞数>500×10^6/L,比重>1.018,蛋白质定量>30 g/L。晚近注重血清腹水清蛋白浓度梯度,大于11g/L为漏出,小于11g/L为渗出。良性与恶性腹水鉴别,LDH比值大于1时,应疑为癌肿,纤维连接蛋白 $α_1$ 酸性糖蛋白与其他肿瘤标记物测定对确定癌性腹水有重要参考价值。腹水细胞学常具有决定诊断意义。此外,感染性与非感染性的鉴别亦十分重要,当白细胞计数>500×10^6/L,中性多核>50%,腹水 pH<7.15,鲎试验阳性时多为感染性,腹水细菌涂片和培养常可发现细菌。对乳糜腹水可镜检脂肪小球、苏丹Ⅲ染色及乙醚试验,以区别真假乳糜;测定甘油三酯含量亦可鉴别之。真性者上述试验阳性,多为肠系膜淋巴管或胸导管阻塞,由肿瘤引起最多;假性者可能由腹膜炎症或肾病等引起。腹水的腺苷二磷酸检查对结核性腹膜炎诊断较为特异。

(2)其他:根据临床表现适当安排肝功、X线、食管钡餐,对肝硬化诊断有助,而B型超声、腹部CT有可能确定肝胆胰病变;最重要者,任何女性腹水患者一定要排除女性生殖系统肿瘤,注意盆腔的检查或B型超声了解卵巢、子宫的情况,必要时作血清CA125等肿瘤标记物检测。

三、鉴别诊断

(一)肝硬化腹水

肝硬化腹水约占腹水患者的70%,根据肝病历史、肝功减损及门脉高压表现一般不难识别,出现腹水提示肝病进入失代偿期,如并发自发性腹膜炎,腹水介乎渗漏之间,鉴别诊断变得复杂,此时应注意与合并结核性腹膜炎或肝硬化癌变进行鉴别。

(二)结核性腹膜炎

结核性腹膜炎占腹水10%左右,青年女性多见,多有其他结核病灶及结核中毒症状,伴以腹痛、腹泻等症状。体检多有慢性腹膜激惹表现,肌紧张略呈揉面感,对诊断有重要意义。腹水呈渗出液,涂片查抗酸菌或作PCR检查有助诊断,腹水ADA活性升高,可达正常10倍。

(三)癌性腹水

癌性腹水多因消化道、女性生殖道肿瘤转移引起,原发病灶症状可有可无,可轻可重,腹部常有压痛、轻度肌紧张等体征,腹水多为血性,或为渗漏之间,亦可为渗出液。反复检查癌细胞最为重要。尚应寻找原发癌灶,必要时应放腹水后检查,配合内镜及影像学检查,以提高诊断水平。女性腹水患者盆腔检查应列为常规。

(四)缩窄性心包炎

多起病隐匿,心悸、气紧、胸闷伴腹水,患者每有中央性发绀、颈静脉怒张、全身水肿,甚至奇脉、静脉压升高等心包填塞征象。

(五)柏-查综合征

其多由肝静脉和下腔静脉血栓形成。可在肝病基础上发生,一般有肝大、胀痛,腹水顽固,而肝功损害不重,肝颈静脉回流征阴性,无奇脉。

(六)胰源性腹水

多有急、慢性胰腺炎史,腹痛、腹胀伴腹水,腹水多混浊,有时呈乳糜或血性,具渗出液特征,淀粉酶升高最具诊断价值。

(七)自发性腹膜炎(SBP)

常在肝硬化、肝癌腹水基础上发生,腹水进行性增加,伴腹痛、腹胀、低热,甚至休克,腹水检查呈渗出液特征或因腹水稀释而介乎渗漏之间,白细胞计数 $>500\times10^6/L$,中性粒细胞计数 $>50\%$,培养可有 G-杆菌生长,及时诊断对治疗有指导意义。

(八)Meig 综合征

由卵巢纤维瘤、纤维囊腺瘤等引起腹水及胸腔积液,腹水介乎渗漏之间,细胞数低于 $400\times10^6/L$,蛋白定量多在 30g/L 以上。

第十四节　腹　部　包　块

腹部包块可由患者自己触及或医师作体格检查时发现,包块大多来自腹腔内,少数位于腹膜后或腹壁。

一、病因

腹部包块的病变性质包括肿大的脏器、炎症、良恶性肿瘤、肠梗阻、先天性疾病、结石、囊肿、器官移位等。腹腔内器官繁多,盆腔内器官发生肿块时也可在腹部检查时触及，更涉及泌尿生殖系统。一般说来，包块出现的部位与包块的来源和病因有关。

(一)右上腹部包块

1.肝脏肿大

如肝癌、各种肝炎、肝硬化、血吸虫病等，见"肝脏肿大"节。

2.胆囊肿大

如急性胆囊炎、胆囊积液、胰腺癌和壶腹癌所致的淤胆性胆囊肿大、胆囊癌、先天性胆总管囊肿等。

3.其他

肝曲部结肠癌、腹膜间皮瘤。

(二)中上腹肿块

1.胃来源的肿块

如胃癌、胃淋巴瘤、胃平滑肌瘤、胃扭转、胃周围粘连。

2.胰腺肿块

如胰腺癌、胰腺囊肿、胰腺囊性纤维化。

3.肝左叶肿块

如肝癌、肝脓肿、肝囊肿。

4.肠系膜与网膜肿块

如肠系膜淋巴结结核、肠系膜囊肿、大网膜囊肿。

5.小肠肿瘤

如小肠癌、恶性淋巴瘤、平滑肌瘤和纤维瘤。

6.其他

腹主动脉瘤。

(三)左上腹部肿块

1.脾脏肿大

如肝硬化门脉高压症、缩窄性心包炎、血液疾病、感染性疾病等，见"脾脏肿大"一节。

2.其他

如胰腺肿瘤和囊肿、脾曲部结肠癌、腹膜后肿瘤等。

(四)右下腹部肿块

如回盲部结核、克罗恩病、阑尾周围脓肿、盲肠癌、阑尾类癌、右侧卵巢囊肿、肿瘤或附件炎。

(五)下腹部包块

如膀胱肿瘤、子宫肿瘤和尿潴留。

(六)左下腹包块

如乙状结肠癌、直肠癌、慢性非特异性溃疡性结肠炎、肠血吸虫性肉芽肿、乙状结肠阿米巴性肉芽肿、左侧卵巢肿瘤、附件炎。

(七)左右腰腹部包块

如肾下垂、游走肾、先天性多囊肾、巨大肾盂积水、马蹄形肾、肾脏肿瘤、肾上腺囊肿、嗜铬细胞瘤、腹膜后肿瘤。

(八)广泛性或不定性腹部包块

如结核性腹膜炎、腹膜转移癌、腹膜间皮瘤、肠套叠、肠梗阻、肠扭转、腹部包虫囊肿、腹型肺吸虫病。

二、诊断方法

首先明确有否腹部包块,仔细查体,鉴别开正常腹部可触到的包块样结构,如腰椎椎体和骶骨岬、乙状结肠粪块、右肾下极、腹主动脉和腹直肌肌腹及腱划。

如能除外上述内容的包块,则为异常,多有病理意义,必须对包块的来源器官和病理性质做出正确判断。

(一)病史

1.年龄与性别

自幼发生的包块多考虑为先天性发育异常,如先天性幽门肥厚症和肾母细胞瘤;青少年多见结核性病变;老年人则应多考虑恶性肿瘤;女性患者应注意源于生殖系统的病变,如子宫肌瘤、卵巢囊肿等常见病。

2.发生发展过程

腹块呈急性起病,伴有发热、腹痛、局部压痛等,多考虑为腹内急性炎症;有腹部外伤史,考虑血肿的可能;腹块生长缓慢,不伴有全身或局部症状者,可能为良性肿瘤;有低热和结核病史者,考虑肠系膜淋巴结结核或腹膜结核;腹块进行性肿大,伴消瘦、贫血等症状,提示恶性肿瘤;腹块时大时小,多源于空腔器官;时有时无,多为胃肠功能紊乱。

3.伴随症状

伴有腹痛、呕吐、腹胀和停止排便排气者,提示肠梗阻;伴有黄疸,提示肝、胆道或胰腺疾病;伴腹水,多见于结核性腹膜炎、原发性或继发性肝癌、腹膜转移癌、卵巢肿瘤或间皮瘤;血性腹水、进行性消瘦和贫血,多考虑恶性肿瘤;伴尿路症状,多属泌尿系疾病,如多囊肾、肾肿瘤、肾积水、膀胱肿瘤等。伴月经紊乱及阴道出血,应注意妊娠子宫、妇科肿瘤。

(二)体格检查

全身体格检查可判断患者营养状态、有无黄疸等。对腹部包块进行重点检查,可为诊断提供依据。

1.部位

据腹部包块的部位,常常可以大致判断其起源器官。但随着腹块的长大和病理改变的发展,有时也不完全符合原器官的部位,如高位阑尾脓肿可位于肝下,游走脾可移至其他部位,肾下垂可移位于下腹部。

2.大小与表面情况

大而表面光滑者多为良性肿瘤、肿大的实质性器官或囊肿等;腹块大而表面不规则,或呈结节状,多见于恶性肿瘤。

3.数目

多个腹块、边缘不清楚互相粘连,多见于腹部结核;多个而大小不等、分散、坚韧,常见于腹部淋巴瘤。

4.质地

坚硬者提示恶性肿瘤;柔韧或中等质地者可能是良性肿瘤;柔软而有弹性者可能为囊肿或积液、积气的空腔脏器。

5.压痛

压痛明显并伴有腹肌紧张、发热者多为急性感染或炎性病变;无压痛者多见于良性肿瘤或囊肿。慢性炎性包块或恶性肿瘤可有轻度压痛或无压痛。

6.活动度

明显随呼吸上下移动者,考虑肿大的肝脏、脾脏、胆囊,或源于胃、横结肠和大网膜的肿块。大肠和肠系膜来源的肿块和游走脾、游走肾,活动度比较大。能被推动的包块提示为良性肿瘤或囊肿;固定而不易推动者常提示恶性肿瘤已浸润周围组织或器官。

7.搏动

包块有膨胀性搏动者,常见于腹主动脉瘤或主动脉旁疾病。三尖瓣关闭不全所致的肝脏搏动为肝本身的扩张性搏动,而肝脏单向性搏动,则常常是肝下面的主动脉搏动传导所致。

8.叩诊

叩诊浊音或实音,提示为实质性器官或包块;充气的胃肠呈鼓音。注意若实质性器官被胃肠覆盖时,也可呈鼓音。

另外,直肠指检,指套上有血迹提示肠道肿瘤;盆腔检查能发现源于卵巢、子宫的肿瘤。

(三)实验室检查

进行性加重的贫血多见于恶性肿瘤;轻度或中度贫血,见于感染性病变。白细胞计数增高多见于炎性肿块,白细胞计数降低见于门脉高压、脾功能亢进者。大便隐血阳性提示包块源于消化道;若持续阳性,可能是胃肠道肿瘤。尿常规检查有助于泌尿系统肿瘤的诊断。血沉增快多见于恶性肿瘤、结核性包块。AFP、CEA、CA19-9等有助于消化道肿瘤的诊断。

(四)特殊检查

1.X 线检查

腹部平片可显示肝、脾、肾的肿大与腹内钙化。钡剂造影可发现胃肠道肿瘤,若显示食道静脉曲张则提示可能为门脉高压所致脾脏肿大。肾盂造影有助于肾脏肿瘤的诊断。

2.B 超检查

B 超检查能显示腹块的位置、大小、实质性或囊性、累及范围及其与周围脏器或组织的关系,可作为腹部包块的常规检查。

3.核素扫描

核素扫描对诊断肝脏占位病变有一定帮助。

4.内镜检查

胃镜、肠镜、腹腔镜、膀胱镜、宫腔镜,观察胃肠道、腹腔、膀胱和子宫,并可活检,尤其有助于肿瘤诊断。ER-CP 可检查胰胆系统,对肿瘤的诊断有较大价值。超声内镜能探查常规 B 超不易检查的部位,如腹膜后包块。

5.CT 和 MRI 检查

价格较高,但由于其高度精确性,对腹部包块的诊断极有价值。

6.穿刺活检

对上述检查不能明确诊断者,有时可对肝、胰、肾等脏器及腹腔内包块进行细针穿刺,作病理或细胞学、免疫组化或基因检查。如仍不能确诊,必要时可行剖腹探查术。

三、鉴别诊断

(一)腹壁包块

如脂肪瘤、脐部囊肿等,其特点为位置较浅表,可随腹壁移动,坐位或收紧腹肌时,包块更明显,而腹肌松弛时,包块不明显。腹腔内包块则相反,腹壁肌肉紧张时包块不明显,不易触及,腹肌松弛时较容易触及。

(二)疝

如脐疝、腹股沟疝、股疝等,出现在相应部位,其特征是时隐时现,腹压增加时包块增大,咳嗽时可触到膨胀性冲击感,如疝内容物是肠管,可听到肠鸣。

(三)妊娠子宫

生育期妇女,有停经史和尿妊娠试验呈阳性可做出诊断。

(四)正常人能触到的包块

粪块,见于便秘患者,多位于左下腹,呈条索状,质硬,排便或灌肠后消失;充盈的膀胱,位于耻骨联合上方,呈圆形,排尿或导尿后消失;腰椎椎体和骶骨岬,见于形体消瘦及腹壁薄软者,在脐附近正中线位置,骨样硬度向前突起;腹直肌肌腱及腱划,见于腹肌发达者,位于正中线两旁,隆起呈圆形,较硬,其间有横行凹沟的腱划。

四、治疗原则

治疗原发病。

第十五节 黄 疸

黄疸是由于血清中胆红素升高致使皮肤、黏膜和巩膜发黄的症状和体征。正常胆红素最高为17.1 μmol/L(其中结合胆红素 3.42 μmol/L,非结合胆红素 13.68 μmol/L),胆红素在 17.1～34.2 μmol/L 为隐性黄疸,超过 34.2 μmol/L 时出现黄疸。黄疸的诊断较为复杂,正确的诊断取决于对胆红素代谢紊乱的理解;黄疸的分类一直沿用溶血性、肝细胞性、梗阻性黄疸的分类方法,晚近倾向于根据增高的胆红素性质来分类,即首先区别非结合型胆红素(UCB)增高为主型和结合型胆红素(CB)增高为主型黄疸,再根据临床及生化异常,结合可能的病因与病变部位,做出病因诊断。但有时临床表现每有交叉,甚至两种胆红素均升高而形成混合型高胆红素血症,在判断上必须结合临床表现,并密切随访,逐步深入检查才能明确诊断。

一、病因

(一)非结合型胆红素增高为主的黄疸

1.胆红素形成过多

胆红素形成过多是超过肝细胞代偿功能的负荷而形成。

(1)溶血性黄疸:红细胞内在缺陷及红细胞外界因素所致溶血。①红细胞内在缺陷:红细胞膜、酶及血红蛋白病。②红细胞外因素:免疫性(自身免疫性贫血、输血血型不合);药物(磺胺类、伯氨喹、苯、苯胺、苯肼、砷化氢、非那西汀、呋喃类等);感染(败血症、恶性疟疾、疟疾、梭状芽孢杆菌、溶血性链球菌);生物(蛇、蜂毒);其他(脾亢、烧伤、高热、X线照射)等。

(2)旁路性高胆红素血症:地中海贫血、铅中毒、铁粒幼红细胞性贫血等。

2.肝脏摄取、结合功能障碍

(1)摄取功能障碍。①先天性:先天性非溶血性高胆红素血症(Gilbert综合征)。②获得性:肝炎后高胆红素血症;药物(碘化造影剂、驱绦药、棉麻油树脂等)。

(2)结合功能障碍:由于葡萄糖醛酰转换酶的缺乏、减少或受抑制。①先天性:酶缺乏(Crigler-Najjar综合征Ⅰ型、Ⅱ型);酶减少(Gilbert综合征、新生儿生理性黄疸)。②获得性:酶抑制(哺乳性黄疸)。

(二)结合型胆红素增高为主的黄疸

1.胆汁淤积性黄疸

肝细胞的排泌器病变或胆管系排泄功能障碍。

(1)非梗阻性胆汁淤积:淤胆性病毒性肝炎、妊娠肝内胆汁淤积、良性特发性复发性黄疸、全胃肠道外静脉高营养、手术后胆汁淤积;药物性胆汁淤积(甾体避孕药、甲睾酮、氯丙嗪、磺胺丁脲、氯磺丙脲、硫氧嘧啶、甲巯咪唑、利福平、异烟肼、PAS、呋喃妥因等)。

(2)梗阻性胆汁淤积。

肝外梗阻性胆汁淤积。①结石:胆总管结石。②胆瘤:胰头、壶腹、乳头周围癌、胆总管癌、淋巴结癌性转移、淋巴瘤。③胆管狭窄:急慢性炎症或周围病变所致。④寄生虫病:蛔虫、华支睾吸虫病等。

肝内梗阻性胆汁淤积。原发性胆汁性肝硬化、肝内胆管结石、原发性硬化性胆管炎、华支睾吸虫病、胆管细胞性肝癌、继发性肝癌、淋巴瘤、恶性组织细胞病等。

2.选择性有机阴离子排泌功能障碍

如 Dubin-Johnson 综合征、Rotor 综合征。

3.肝细胞病变

病变过程影响摄取、结合和(或)排泌功能障碍。

(1)病毒(病毒性肝炎、传染性单核细胞增多症);螺旋体(钩端螺旋体、回归热、梅毒);细菌(败血症、肝脓肿、布氏杆菌、伤寒、败血性沙门菌感染、大叶性肺炎、肺结核、军团菌病等);寄生虫病(阿米巴肝脓疡、血吸虫病、棘球蚴感染、恶性疟疾)。

(2)化学物质药物:对乙酰氨基酚、氟烷、利福平、甲基多巴、异烟肼、PAS、甲巯咪唑、别嘌呤醇、呋喃妥因、磺胺、四环素等;氯化碳氢化合物(四氯化碳、氯甲烷、二氯乙烯、666、223);其他化学品:苯肼、三硝基甲苯、萘;金属类:汞、铋、金、铬、锑、锰、硒、铍。

(3)生物毒素:蕈毒、鱼胆。

(4)肿瘤:肝癌、霍奇金病、恶性组织细胞病、白血病。

(5)肝脏阻滞性瘀血:充血性心衰、柏查综合征。

(6)营养代谢障碍:肝硬化、脂肪肝、甲亢、糖尿病等。

二、诊断方法

(一)确定有否黄疸

轻微的黄疸极易忽略,关键在于诊断的警觉性。检查应在自然光线下进行,仔细观察巩膜,特别是眼穹隆部的巩膜,注意与结膜下脂肪沉着相区别,药物(如米帕林)的黄染一般皮肤发黄而巩膜不黄,结合尿色、尿二胆的检查及血清胆红素测定,一般判断不难。

(二)黄疸的类型与病因

按习惯,仍普遍应用溶血性、肝细胞性、梗阻性黄疸的分类,在此基础上尽可能确定病因。

1.病史、体征

有重要提示意义,年龄不同病因各异,如新生儿多为新生儿黄疸、先天性胆道闭锁及 Criglar-Najjar 综合征(核黄疸),青少年易患肝炎,中年人的肝硬化、肝癌及胆石症;胆石症、胆汁性肝硬化以女性为多,而肝硬化、肝癌、胰腺癌男性较多。流行病学资料对诊断极为重要,如肝炎接触史、输血史者应想到病毒性肝炎;收割季节疫水接触应想到钩端螺旋体病;进食生鱼者应想到华支睾吸虫病;药物中各种止痛剂、镇静剂、抗精神分裂药、避孕药及某些化学治疗剂,亦有可能引起黄疸。黄疸的进程及程度,有否发热、贫血,肝脾大小、质地,有否腹水、胆囊肿大等,对诊断亦有重要价值。

2.实验室检查

对判断黄疸类型与病因有决定性意义,通常作血、尿、粪、肝功能等检查即可作出判断。

此外,各项肝功能检查结果的仔细分析。有利于黄疸类型鉴别,特别是肝细胞损害抑或胆汁排泄障碍的鉴别。如凝血酶原时间测定虽然在肝细胞性与胆汁淤积性黄疸均延长,但若肌内注射维生素 K_1 可纠正者多非肝细胞性黄疸。

3.特殊检查

B 型超声简单易行,为梗阻型黄疸的首选方法,对肝内、外胆管结石的诊断准确性可达 80%;CT 可用于进一步判断胆道梗阻水平,并对肝胰病变性质,特别是癌肿作出判断;肝活检及腹腔镜下观察肝胆情况与肝活检对肝细胞性及肝内梗阻性黄疸(如 Dubin-Johnson)有重要意义。ERCP 可了解梗阻性黄疸的部位,且有助于病因诊断。此外,X 线钡剂对比、核素肝胆显像以及肝胆胰细针穿刺活检亦可视病情及诊断需要安排。

4.治疗性试验

泼尼松 30 mg/d,用 5~7 天,胆汁淤滞型肝炎时黄疸明显下降,胆红素下降 50%以上,但梗阻性黄疸则无变化;苯巴比妥 90~180 mg/d,用 5~7 天,因对肝细胞微粒体、酶与 $Na、K^+-ATP$ 酶有诱导作用,促进胆汁的运送和排泄,可减轻肝内胆汁淤滞,用后黄疸明显下降可能为 Gilbert 综合征、非梗阻型胆汁淤滞等,而非肝细胞性黄疸。但均可有假阳性及假阴性结果,判断时应慎重。

三、鉴别诊断

先确定黄疸类型,再确定黄疸病因。

(一)溶血性黄疸

轻度黄染,皮肤无瘙痒,脾脏肿大。急性发作时有发热、腰背酸痛、面色苍白,尿呈酱油色。血清胆红素一般不超过 85.5 μmol/L,非结合胆红素明显增高,尿胆红素阴性,尿胆原增加,网织细胞增多,骨髓增生旺盛,血清铁及尿内含铁血黄素增加,红细胞脆性试验可阳性。见于各种溶血性贫血,如遗传性球形细胞增多症、血红蛋白病、自身免疫溶血性贫血、误输异型血、蚕豆病、恶性疟疾、蛇毒中毒、毒蕈中毒及某些药物如伯氨喹、磺胺类引起的溶血。

(二)肝细胞性黄疸

黄疸可深可浅,可有瘙痒,尿色深,结合性与非结合性胆红素均增高。尿胆红素阳性,尿胆原增加,转氨酶明显增高,碱性磷酸酶、胆固醇轻度升高或正常,血清铁增高。出血倾向不能用维生素 K 纠正。见于急、慢性病毒性肝炎、肝硬化、肝癌、传染性单核细胞增多症、钩端螺旋体病、伤寒、布氏杆菌病、败血症、肝结核,以及化学物品及药物中毒,如乙醇、氯仿、重金属盐、异烟肼、利福平、6-巯基嘌呤、砷剂、锑剂、苯巴比妥、四环素、氯贝丁酯、烟酸、毒蕈、有机磷中毒等。

(三)梗阻性黄疸

肤色呈暗黄、黄绿或绿褐色,皮肤瘙痒,尿色深,大便呈浅灰色或白陶土色。血清胆红素明显增高,以结合性胆红素增高为主,尿胆红素阳性,尿胆原或粪胆素减少或缺如,血清胆固醇、碱性磷酸酶明显增高,脂蛋白 X 阳性,出血倾向用维生素 K 可纠正。根据梗阻部位可分为肝外梗阻和肝内梗阻。

1.肝外梗阻

见于胆总管内结石、胆道蛔虫、胆囊炎症及肿瘤、手术后胆管狭窄、壶腹周围癌、胰头癌、肝癌、慢性胰腺炎、十二指肠球后溃疡、先天性胆总管囊性扩张、肝门或胆总管周围淋巴结转移癌等。

2.肝内梗阻

肝内梗阻即肝内胆汁淤滞性黄疸。见于某些药物或病毒所致的毛细胆管肝炎或肝内胆汁淤积。

二者鉴别可借助 B 型超声、CT 显像、PTC 及核素扫描等。如胆总管是否增粗(直径>10 mm),有无其他胆管扩张的超声特征;CT 检查梗阻性黄疸比较敏感,诊断肝外梗阻性黄疸准确性可达 87% 以上,可见肝内胆管呈树枝状扩张。ERCP 胆总管内径超过 12 mm 以上考虑为肝外梗阻。肝内胆管呈稀疏而僵硬的枯枝状改变提示硬化性胆管炎。对疑为肝内胆汁淤滞者,可口服泼尼松 40 mg/d,7~10 日。如血清胆红素下降 40% 以上,提示肝内梗阻。

(四)先天性非溶血性黄疸

1.Gilbert 病

青少年多见,血中非结合性胆红素增高,一般小于 85.5 μmol/L。黄疸呈波动性。肝功正常,胆囊显影良好,肝活组织检查正常。

2.Crigler-Najjar 综合征

Crigler-Najjar 综合征为先天性葡萄糖醛酸转移酶缺乏症,血清非结合性胆红素增高,并有核黄疸,预后极差。

3.Dubin-Johnson 综合征

血中结合性胆红素增高,BST 试验 45 分钟及 2 小时各有一高峰,口服法胆囊造影不显影,肝活组织检查显示肝细胞内有特异之棕色颗粒-脂褐素沉着。

4.Rotor 综合征

血中结合胆红素升高,BST 试验阳性,但无双峰曲线,胆囊显影良好,少数患者可不显影。肝活组织检查正常。

四、处理原则

黄疸的处理关键是对因治疗,部分病例试验性治疗已如上述。病因尚未明确者可施以对症治疗,如抗组胺类药物及止痒药水对皮肤瘙痒、维生素 K 肌内注射对出血倾向,消化酶用于黄疸伴消化不良的患者。

第十六节　消　　瘦

除正常人有意控制进食和(或)增加消耗外,凡是通过病史或体格检查发现的体重减轻,都是疾病或身体功能紊乱的一种表现。体重低于正常的 10%,称为消瘦;极度消瘦者,称为恶病质。

一、病因

消瘦的病因不外乎以下三者之一或同时存在。

(一)进食减少

食管、胃肠道疾病、肝功不全或慢性肾功衰等引起食欲缺乏,甚至恶心、呕吐。许多全身性疾病或精神因素都可使患者摄入减少,还有生活条件差而引起摄入营养不足。

(二)消化吸收障碍

胃肠、胰腺、肝脏、胆道疾病引起的消化液或酶的生成减少或缺乏,使食物的消化和(或)吸收障碍。

(三)消耗过多

结核病、恶性肿瘤、代谢性疾病如糖尿病、内分泌疾病如甲状腺功能亢进症等,使热量、脂肪和蛋白质消耗过多。

二、诊断要点

一些患者述说衣裤大小改变的感受等,能提供有益的线索,但还是应尽量让患者回忆所测体重情况,特别是近段时间的前后对比,有很大帮助。了解体重的变化对那些体重减轻但并不低于正常体重10%以上者,更有诊断意义。有时还应深入了解患者称体重的方法是否正确。

(1)年龄:儿童消瘦多考虑摄入减少、偏食,也注意有无肠道寄生虫病和先天性疾病。老年人消瘦则应注意有无代谢性疾病或恶性肿瘤。

(2)询问消瘦的程度、进展情况和持续时间,常常可以反映原发疾病的严重性和持续的时间。如无明显其他伴随症状的消瘦,进展快,程度重,提示恶性肿瘤。

(3)体格检查:能证实患者的营养状态,还可以查出是否有水肿或脱水。如有水肿或脱水存在,评价总体重的变化时,就应加以特殊的考虑。

(4)食欲缺乏和摄入减少可以发生在各种各样的急慢性患者,在疾病鉴别诊断方面的意义不大,但弄清这一问题可以初步鉴别一些主要疾病,见表3-3。

表 3-3　消瘦的主要病因分析

食欲缺乏,摄入减少	食欲正常或亢进
胃肠道疾病: 　萎缩性胃炎、功能性消化不良、肠疾病、肠梗阻、慢性肝炎肝硬化、胃癌、肝癌	内分泌疾病、代谢性疾病: 　甲状腺功能亢进症糖尿病
精神因素: 　抑郁症、神经性厌食	小肠吸收减少: 　肠运动亢进、类癌、口炎性腹泻、胰液缺乏肠瘘
内分泌、代谢疾病: 　肾上腺皮质功能减退症、高钙血症、低钾血症、铅中毒	肠寄生虫病: 　蛔虫病、钩虫病
其他:恶性肿瘤、感染、尿毒症	

(6)一些恶性肿瘤:不一定有明显进食减少,或其体重下降与其进食减少不成比例。在老年人,无明显其他伴随症状的体重减轻,尤其是三个月内减轻5kg

以上者,应注意搜寻有无代谢性疾病、内分泌疾病和恶性肿瘤。

(7)胃肠道功能紊乱:发病率高,常常是体重减轻的原因,但也可能伴有器质性疾病,所以,必须高度警惕那些看来是原发的胃肠功能紊乱,实际上是反映了深部感染、肿瘤或肾、肝、心或肺的疾患。

(8)追踪观察:由于体重的改变能反映出身体功能的状况,对暂时病因未明者,嘱其定期称体重,保持记录体重变化,并密切注意其他症状的出现,这对病因诊断很有帮助。

三、处理原则

(1)治疗原发病对不能根治的原发器质性疾病,可针对营养摄入不足采取措施。如晚期胃癌、食管癌患者,做胃造瘘术改善进食等。

(2)神经体质因素、精神因素使食欲差、进食少者,可通过改变患者生活方式、参加锻炼、纠正心理失衡等,必要时可用促进消化和胃肠蠕动的药物,如多酶片、多潘立酮、西沙必利等,增加进食。

第四章

消化系统疾病常用检查

第一节 肝、肾功能

一、肝功能检查

目前用于了解肝脏合成、代谢、排泄等功能及判断肝脏病变情况的肝脏功能检查多种多样，只有依据病情仔细选择，并综合判断，才能真实反映肝脏功能，正确做出诊断。现将目前国内外常用的肝功能检查叙述于下。

(一)胆红素代谢试验

1.血清总胆红素测定

正常参考值 2~17 μmol/L。血清总胆红素在＜25.6 μmol/L 时，肉眼看不到黄疸，称隐性黄疸，大于 25.6 μmol/L 则称显性黄疸。由于正常肝脏对胆红素的代谢有很大的储备能力，因此血清胆红素并非肝脏功能的敏感指标，即使严重溶血，血清胆红素浓度一般不超过85 μmol/L，如超过此值，常表示有肝细胞损害或胆管阻塞。临床主要用于了解黄疸情况、肝细胞损害程度，判断预后，指导治疗。

2.血清直接胆红素测定

正常参考值 0~4 μmol/L。结合胆红素能与重氮磺胺酸起直接反应，因此又称直接胆红素。常用反应 1 分钟时的胆红素量代表，故又称 1 分钟胆红素。血清直接胆红素/总胆红素比值，在胆汁淤积性黄疸常大于 60％，肝细胞性黄疸常在 40％~60％，而在发生非结合胆红素升高血症时，不超过 20％，在黄疸鉴别诊断上有一定参考价值，但这是指平均值，并非绝对。

3.尿胆红素测定

正常人尿中无胆红素存在。因只有结合胆红素能溶于水，从尿中排出，故尿胆红素阳性表明血清结合胆红素升高。而尿胆红素阴性的黄疸患者表示为非结合胆红素升高。在血清胆红素升高以前,尿中胆红素即可查到,故可用于病毒性肝炎的早期诊断。

4.尿中尿胆原测定

正常人尿中仅有少量尿胆原。增高主要见于胆红素生成过多(如溶血)和肝细胞损害(如肝炎、肝硬化、肝中毒、肝缺血等),减少主要见于胆管阻塞。持续黄疸伴尿中尿胆原消失,提示恶性胆管梗阻,而间歇性常提示胆石症。病毒性肝炎早期肝细胞损害,尿胆原增加,高峰期因肝内胆汁淤积,尿中尿胆原可一过性减少,恢复期可再度增加,至黄疸消退后,才逐渐恢复正常。故有利于判断病情。

(二)蛋白质代谢

除免疫球蛋白外,血浆内几乎所有的蛋白质均在肝脏合成,如清蛋白,酶蛋白,运载蛋白,凝血因子Ⅰ、Ⅱ、Ⅴ、Ⅶ、Ⅸ、Ⅹ等。除支链氨基酸在肌肉内分解外,大多数必需氨基酸均在肝内分解。肝脏还可将蛋白质代谢产物氨转化为尿素,由肾脏排出体外。故肝脏在蛋白质代谢过程中起着重要的作用。测定血浆蛋白水平、进行凝血试验、测定血氨及氨基酸水平,就可以反映肝脏功能。

1.血浆蛋白测定

(1)总蛋白:正常参考值为 $68\sim80$ g/L。肝病时,清蛋白合成减少,但 γ 球蛋白常增加,故而血清总蛋白量一般无明显变化。一般来说,血清总蛋白小于 60 g/L时,表明预后不良。

(2)清蛋白:正常参考值 $35\sim55$ g/L。清蛋白仅由肝脏制造,正常人每天合成约 10 g,清蛋白半衰期较长,约 20 天,因此不是反映肝脏损害的敏感指标。清蛋白减少是慢性肝病尤其是肝硬化的特征,反映肝脏合成代谢功能和储备能力,是估计预后的良好指标,小于 25 g/L 时表示预后不良。另外,营养不良、代谢加速、蛋白丢失过多及高 γ 球蛋白血症均可出现低清蛋白血症,应予鉴别。

(3)前清蛋白:亦由肝细胞合成,半衰期 1.9 天。因半衰期短,肝病时变化敏感,反映近期肝损害比清蛋白要好。采用改良缓冲液在醋纤电泳上可以分出前清蛋白,参考值 $0.28\sim0.35$ g/L。

(4)球蛋白:蛋白电泳可将球蛋白分为 α_1、α_2、β、γ 球蛋白。①α_1 球蛋白:在肝实质细胞破坏,如肝坏死、肝硬化时,α_1 球蛋白减少,与清蛋白减少相平行,对判断肝病病情和预后有参考意义。因 α_1 球蛋白中含有许多急性期反应蛋白和甲胎蛋白,故而在急性反应和肝癌时升高。②α_2 和 β 球蛋白:在慢性胆汁淤积伴高脂血症时,两者平行升高,而在肝细胞严重损害时则降低。③γ 球蛋白:为免疫球蛋白,在肝脏疾病时升高。持续增高提示疾病转为慢性。如电泳时形成 β-γ 桥,提示肝硬化,用以鉴别慢性肝炎与肝硬化。

但应注意,血清蛋白改变可见于许多非肝脏疾病,如急慢性炎症、肿瘤、营养不良、肾病等,严格地说血清蛋白测定不能算作一项特异的肝功检查项目。

2.蛋白质代谢产物测定

(1)血氨:正常参考值 13～57 μmol/L。肝脏利用血液中的氨合成尿素,经肾脏排出体外,在肝功不全或门体分流时血氨升高。在诊断肝性脑病中有重要地位,多数肝性脑病患者血氨增高,但不是一个绝对可靠的诊断指标。

(2)游离氨基酸测定:正常时支链氨基酸(BCAA)与芳香族氨基酸(AAA)的比 BCAA/AAA＝3～3.5(即 Fischer 比率)。严重肝病时,由肝脏代谢的 AAA 浓度升高,而主要由肌肉代谢的 BCAA 则因肝病时血中胰岛素浓度升高而大量进入肌肉组织,血 BCAA 浓度下降,故比值下降,可降到 1 以下。有研究中认为其与肝性脑病的发生有关,有助于判断预后,并有治疗意义,输注支链氨基酸可改善部分肝性脑病症状。

3.凝血因子与凝血试验

纤维蛋白原,凝血酶原因子 II、V、IX、X、VII,纤溶酶原,抗纤溶酶,抗凝血酶 III 等均在肝脏合成,因肝脏贮备能力很大,故而只有严重肝病时,才会出现出血与凝血障碍。测定凝血因子可以了解肝脏功能,临床应用较多的是凝血试验。

(1)凝血酶原时间(PT):常用 Quick 法测定,正常参考值 14～17 秒,比对照延长 3 秒有意义。PT 与因子 VII、X、II、V、I 活性有关,是测定外源性凝血过程的试验。这些凝血因子的血浆半衰期均短于 1 天,故 PT 在监视急性肝病的病理时特别有用。急性肝病时,PT 明显延长预示暴发性肝坏死的发生,当 PT 活动度即 $k/(pt\text{-}\gamma)$,其中 $k=303$,$\gamma=8.7$ 为常数,正常时为 $80\%～100\%$,下降至正常对照的 10% 以下时,提示预后恶劣。因子 II、VII、IX、X 为维生素 K 依赖性因子,当胆汁淤积、脂肪泻等出现时维生素 K 吸收减少,从而维生素 K 依赖性因子减少,PT 延长,此时肌内注射足量维生素 K 后 PT 可恢复正常,可以此鉴别肝细胞性黄疸和胆汁淤积性黄疸。

(2)部分凝血活酶时间(PTT):为内源性凝血系统的过筛试验,正常参考值 60～85 秒,较对照延长 10 秒以上为延长,提示因子 VIII、IX、XI、XII 缺乏或活性减低,也可见于因子 I、II、V、X 缺乏或活性减低。严重肝病或 DIC 时延长。

(3)凝血酶时间(TT):反映血浆纤维蛋白原的反应性,正常参考值 16～18 秒,较对照延长 3 秒为延长,见于严重肝病、纤溶亢进、血中类肝素抗凝物质存在时。

(三)肝脏负荷试验

本组试验原理是向体内输入主要在肝内代谢的物质,测定其代谢速度,可反映肝脏功能。

1.药物代谢试验

常用安替比林口服检测其血浆清除率或半衰期,该试验是慢性乙型肝炎活动性的良好指标。应用^{14}C氨基比林(二甲基氨基安替比林)在肝中代谢最后生成$^{14}CO_2$从呼吸中排出,计算一定时间内呼气中排出的^{14}C的百分比。此呼气试验可方便地反映肝内药物代谢动力学。研究表明肝炎和肝硬化患者呼出$^{14}CO_2$减少,异常程度与凝血酶原时间、清蛋白、空腹血清胆汁酸等具有良好的相关性,而胆汁淤积病例本试验正常或轻度异常。^{13}C美沙西汀呼气试验也可用于反映肝实质细胞损害情况。

2.半乳糖廓清试验

半乳糖进入肝内后迅速磷酸化,用一次性静脉注射法测定血中半乳糖清除速率,或用^{14}C半乳糖呼气试验测定呼气中的$^{14}CO_2$量,可以判断肝脏功能,其最大价值在于随访肝病经过和判断疗效。

3.尿素合成最大速率测定

本测定主要用于预测肝硬化患者能否代谢氮负荷,是否需调整饮食结构,预防肝性脑病。还用于门-体分流术后估计发生肝性脑病的危险,但本试验敏感性差,未广泛应用于临床。

4.色氨酸耐量试验

空腹静脉注射色氨酸 4 mg/kg 体重,45 分钟时测定游离色氨酸与总色氨酸(F/T)比值,正常人F/T<0.14,肝损害时比值增加,耐量减退。

(四)肝脏排泄试验

肝脏是重要的排泄器官,除可排泄内源性物质,如胆汁酸、胆固醇、胆红素,还可排泄外源性物质如药物、色素、毒物等。测定肝脏排泄能力,可反映肝脏功能。

1.色素排泄试验

(1)磺溴酞钠(BSP)试验:因 BSP 偶可发生严重过敏反应,又有 ICG 试验可将其取代,故已废除 BSP 试验。

(2)靛氰绿(ICG)试验:将 ICG 注射于患者静脉后,一定时间内采取血样,测定 ICG 在血中的含量,了解 ICG 排泄情况。15 分钟血中潴留率 R_{15} ICG 正常值 $(7.83\pm4.31)\%$,每增加 5 岁,潴留率可增加 $0.2\%\sim0.6\%$,上限为 12.1%。ICG 注入血液后,迅速与清蛋白和 α_1 球蛋白结合,分布于全身血管,几乎全部被肝细胞摄取,再逐步排入胆汁中。它没有肝外清除,不从肾排泄,不参与肝肠循环,以游离形式排入胆汁,是一种单纯的排泄试验,ICG 几乎无毒性及过敏反应。影响 ICG 清除的主要因素是肝血流量、功能肝细胞总数、胆汁的排泄和胆管通畅程度,黄疸对 ICG 无影响。ICG 潴留率主要反映肝细胞贮备功能,在测定肝血流量和对慢性肝病的肝功能方面,目前认为是最有价值、最实用的色素,但其费用昂贵限制了应用。

2.血清胆汁酸代谢试验

肝脏在胆汁酸的生物合成、分泌、摄取、加工转化中占重要地位,因而血清总胆汁酸可以较特异地反映肝细胞功能,在严重肝病时,其比胆红素更敏感地反映肝损害。对肝硬化有特别的诊断参考价值,阳性率高于 ALT,且可用于判断预后。在急慢性肝炎胆汁淤积时均可升高。本试验虽然有重要的理论意义,但在临床上还没有把它列入常规肝功能检查项目。目前主要用于先天性和溶血性高胆红素血症的鉴别诊断,此两者血清胆汁酸正常,且有助于随访肝病经过和判断疗效。

(五)肝脏疾病的酶学标志

1.反映肝细胞损害的标志

(1)转氨酶:临床上常用谷丙转氨酶(ALT)和谷草转氨酶(AST)。ALT 在肝内含量最多,仅存在于肝细胞质内,而 AST 在心肌中含量最高,在肝中存在于肝细胞线粒体(AST 线粒体同工酶,m-AST)和细胞质(AST 细胞质同工酶,c-AST)中。当肝细胞病变引起细胞膜通透性改变时或肝细胞破坏时,ALT 和 AST 可从细胞逸出进入血流,由于肝细胞内转氨酶浓度比血清高 $10^3\sim10^4$ 倍,故肝细胞损坏时,血清转氨酶浓度敏感地升高。其中 ALT 比 AST 更为敏感和特异。正常参考值 ALT(改良赖氏法)$2\sim40$ U/L,AST $4\sim40$ U/L、AST/ALT 正常约 1.15。在急性病毒性肝炎、中毒性肝坏死、肝缺氧时转氨酶可明显升高,但升高幅度与肝细胞损伤严重程度不一定平行。如急性重型肝炎时,肝细胞大量坏死,不能合成转氨酶,可出现"酶胆分离"的现象,ALT 可见轻度升高或下降,而黄疸升高明显,提示预后恶劣。肝硬化活动期、肝癌、肝脓肿、胆管阻塞时,转氨酶可轻至中度升高。AST/ALT 比值在轻度肝损害时可降到 1 以下,而在严重肝损害时,则因线粒体中 AST 也释放入血,使血清 AST 升高幅度较 ALT 为大,比值升高,如乙醇性肝炎时 AST/ALT＞2.0。因 ALT 在体内分布广,许多肝外病变时亦可升高,需加以鉴别。

(2)乳酸脱氢酶(LDH)及其同工酶:LDH 广泛存在于人体组织中,缺乏特异性。用电泳法可分离出5种同工酶区带(LDH$_1$～LDH$_5$),LDH$_5$ 主要来自肝脏及横纹肌,在肝病及恶性肿瘤时 LDH$_5$ 升高,而心肌梗死时 LDH$_1$ 升高,故分析血清 LDH 同工酶有助于病变定位。正常参考值:LDH 比色法 190～310 U。

(3)谷氨酸脱氢酶(GLH):主要分布于肝细胞线粒体内,尤以小叶中央区为主。而酒精性肝病及缺血性肝炎主要累及这些部位,故血清 GLH 活性可作为酒精性肝损害的标志,在缺血性肝炎,诊断价值高于转氨酶。非肝胆疾病很少升高。GLH 明显升高说明肝细胞有坏死病变。正常参考值 4.5 U/L。

(4)血清谷胱甘肽 S 转移酶(GST):肝细胞损害时,活性升高,GST 变化与肝脏病理变化有良好的一致性,在反映肝细胞损伤方面,其较 ALT 更为敏感。正常参考值(13.6±5.8)U/L。

(5)腺苷脱氨酶(ADA):正常参考值＜25 U(改良 Morrtinek 法)。在急性肝实质细胞损伤时,ADA 和 ALT 往往同时升高。在慢活肝和肝硬化时 ALT 可不升高,而 ADA 升高较明显。在阻塞性黄疸时,ADA 活性很少升高,可与肝细胞性黄疸相鉴别。

2.反映胆汁淤积的酶类

(1)碱性磷酸酶(ALP)及其同工酶:正常血清中的 ALP 及其同工酶的主要来自骨和肝,正常参考值为25～90 U/L。肝脏疾病时,ALP 浓度升高,主要是肝细胞过度制造 ALP 释放入血。肝内外胆管阻塞时,胆汁淤积,胆汁酸诱导肝细胞合成 ALP 增加并可将 ALP 从肝细胞内脂质膜上渗析出来,故血清 ALP 升高最显著。黄疸患者同时测定 ALP 和 ALT 或 AST 有助于鉴别诊断。肝炎、肝硬化时血清 ALP 轻至中度升高。肝硬化患者血清 ALP 浓度大于正常值 3 倍以上时应怀疑原发性肝癌。血清 ALP 升高亦见于各种骨骼疾病。ALP 同工酶测定有助于鉴别不同来源的 ALP。用聚丙烯酰胺凝胶梯度电泳,可将血清 ALP 分出活性带Ⅰ～Ⅶ。ALPⅠ诊断原发性肝癌敏感性差,但特异性很高,且与 AFP 间无相关性。ALPⅦ见于肝外阻塞性黄疸和转移性肝癌,用于鉴别诊断。而 ALPⅢ则主要见于骨病。

(2)γ-谷氨酰转肽酶(γ-GT、GGT):γ-GT 广泛分布于人体组织中,如肾、胰、肝内,正常人血清 γ-GT 主要来自肝脏,正常值＜40 U/L。急性病毒性肝炎时,γ-GT 明显升高;慢性肝炎活动期 γ-GT 活力常增高,故可作为反映慢性肝病活动性的指标之一,慢性迁延性肝炎则多正常。肝内外阻塞性黄疸时 γ-GT 均可升高,原发性肝癌及酒精中毒者,γ-GT 也可明显升高。用聚丙烯酰胺梯度凝胶电泳可分离出肝癌特异性区带 γ-GT II,对肝细胞癌的敏感性为 $80\%\sim90\%$,特异性为 90%,且与甲胎蛋白无相关性,故可与其联合诊断肝癌。由于 γ-GT 敏感性太高,在多种肝病及多种肝外疾病,如心肌梗死、胰腺疾病、糖尿病、风湿性关节炎、肺疾病等时均可升高,故可作为肝脏疾病的筛选试验。

(3)5′-核苷酸酶(5′-NT):血清 5′-NT 升高见于肝胆疾病及正常妊娠。对于肝胆疾病其诊断意义与 ALP 相似,但骨病时不升高,故主要临床价值在于判断血清 ALP 升高是由肝胆系统疾病还是骨骼疾病引起。正常参考值 $2\sim17$ U/L。

(4)亮氨酸氨基肽酶(LAP):与 5′-NT 一样,血清 LAP 升高仅见于肝胆疾病和妊娠。胆管阻塞时酶活性明显升高,尤以肝外恶性胆管梗阻时更为显著,骨病时正常。也可用于确定 ALP 升高是否来源于肝胆。正常参考值:男 $306\sim613$ nmol/(s · L),女 $272\sim488$ nmol/(s · L)。

3.反映肝纤维化的酶类

(1)单胺氧化酶(MAO):肝硬化时 MAO 常明显升高,MAO 活力与肝脏表面结节形成的进程相平行。当肝内形成桥状纤维结缔组织时,约 80% MAO 升高;当假小叶形成时,MAO 活力几乎均增高。肝坏死时,肝细胞线粒体内 MAO 释放,血清 MAO 也可增高。MAO 同工酶可区别两种来源,MAO_1、MAO_2 主要来自线粒体,MAO_3 主要来自结缔组织,后者对肝硬化诊断有意义。MAO 正常参考值:$12\sim40$ U。

(2)脯氨酰羟化酶(PH):PH 是胶原合成酶,可用夹心酶联法测定血清免疫反应性脯氨酸羟化酶 β-亚单位(SIR-β-PH),普遍认为 SIR-β-PH 含量可以反映肝纤维增生的活动程度,但尚未常规应用。

(3)胆碱酯酶同工酶(CHE):有报道,在肝纤维化时,CHE1、2、3 相对减少,CHE5 相对升高,有利于诊断。

(六)肝纤维化的血清学标志

纤维化是一个极其复杂的动态过程。目前临床上对肝纤维化的诊断仍以肝活检为主,但它具有创伤性,难以动态观察,所以肝纤维化的血清学诊断成为目前研究的一个热点。目前,已发现许多肝纤维化的血清学标志物,一般认为应联合不同类型的指标进行综合判断。酶学标志见前述,现将临床上已应用的其他标志简述如下。

1.Ⅲ型前胶原肽(PⅢP)

PⅢP已广泛应用于临床。其含量反映肝中活动性纤维增生,是诊断肝纤维化或早期肝硬化的良好指标,对慢性肝病预后判断有一定意义。正常人血清PⅢP含量为7～9.9 ng/mL。肝硬化晚期因纤维合成已不活跃,PⅢP可降低。另外,在急性肝炎和肝癌患者PⅢP也可升高。

2.Ⅲ型原胶原(PCⅢ)

PCⅢ与PⅢP有相似的临床意义,能反映肝纤维化程度,但肝脏炎症对PCⅢ影响较小,有研究者认为其较PⅢP诊断肝纤维化价值更高。

3.Ⅳ型胶原(C_{IV})

Ⅳ型胶原正常值为(99.3±24.8)ng/mL,是构成基底膜的一种成分。肝纤维化时基底膜增生,C_{IV}是最早增生的胶原。C_{IV}可敏感地反映肝纤维化的程度,是判断肝纤维化尤其是早期肝纤维化的指标。可将C_{IV}分离为TS胶原和NC_1片断,其中血清TS与肝纤维化程度正相关,是诊断肝纤维化的良好指标。

4.层粘连蛋白(LN)

LN是基底膜的主要成分,与C_{IV}构成基底膜的骨架。已有研究证明,血清LN水平与肝纤维化程度及门脉高压间呈正相关。此外,原发性肝癌患者血清LN也可增高。正常值为0.81～1.43 U/mL。

5.透明质酸(HA)

HA是细胞外间质的重要成分,可反映已形成的肝纤维化程度,对判断肝病严重程度及预后有一定临床意义。正常参考值2～110 ng/mL。肝硬化患者>350 ng/mL。

6.纤维连接蛋白受体(FNR)

血清FNR水平与肝纤维化程度高度正相关,是一种较好的肝纤维化标志物。

7.其他

组织金属蛋白酶抑制剂(TIMP-1)有助于诊断活动性肝纤维化。转化生长因子β_1(TGF-β_1)是众多细胞因子中,对肝纤维化最重要的因子,其活性能较好地反映肝纤维化的进展情况,并可用于判断预后及疗效。

(七)肝癌标志

1.甲胎蛋白(AFP)及其异质体

AFP对肝细胞癌(HCC)具有确立诊断、早期诊断和鉴别诊断的价值,其动态变化比绝对值意义更大。正常参考值<25 ng/mL。诊断 HCC 标准:血清 AFP>500 ng/mL 持续 4 周或 AFP 在 200～500 ng/mL 持续 8 周者,在排除其他引起 AFP 增高的因素外,结合定位检查,即可做出肝癌诊断。许多亚临床肝癌或小肝癌血清 AFP 浓度在 200～500 ng/mL,注意观察此范围 AFP 的动态变化有助于早期诊断。AFP 低浓度持续阳性(低持阳)是指连续 2 月查 AFP3 次以上,均在 50～200 ng/mL。AFP 低持阳患者是肝癌高发人群,其中部分已是亚临床肝癌,应密切随访。AFP 是肝癌最重要的血清学标志,但诊断肝细胞癌有一定的假阳性和假阴性,影响了其诊断价值。AFP 假阳性可见于肝炎、肝硬化等非癌性肝病,及胚胎癌、孕妇等。在肝炎、肝硬化时常伴有 ALT 升高,随病情好转 AFP 可下降,且 AFP 多<200 ng/mL。AFP 假阴性可见于不合成 AFP 的细胞株较多的肝细胞癌、小肝癌、分化较好或分化程度极低的肝癌,假阴性率约30%。AFP 异质体的研究提高了 AFP 的诊断价值。用亲和电泳和层析技术可分为 LCA 结合型和 LCA 非结合型 AFP,LCA 结合型有利于早期诊断肝细胞癌,尤对 AFP 低浓度者特别适用。另外,AFP 单克隆抗体对肝癌的早期诊断和病情监护均有较高价值,已在研究之中。人们正在不断探索 AFP 以外的其他肝癌标志,与 AFP 互补诊断,也取得了一些进展。

2.诊断价值肯定、常与 AFP 联检的标志

(1)γ-谷氨酰转肽酶Ⅱ(γ-GTⅡ):如前所述,γ-GTⅡ是 γ-GT 的肝癌特异性区带,且与 AFP 浓度无关,可与 AFP 联检。

(2)酸性同工铁蛋白(HTFA):肝癌细胞合成、释放 HIFA,肝细胞癌时 HIFA 明显升高,优于常规 SF 测定价值,并有助于疗效观察。正常参考值(火箭电泳法)16～210 mg/L。

(3)异常凝血酶原(AP):在 AFP 低浓度和阴性的肝细胞癌患者中阳性率可达 67%～69%,与 AFP 联检可使肝细胞癌检出率明显提高。

(4)5'核苷酸磷酸二酯酶同工酶 V(5'NPDV):聚丙烯酰胺电泳时,病理情况下可出现 5'NPD 的 V 带,诊断肝细胞癌的敏感率为 84%,特异性仅为 48%,但测定快速同工酶带迁移率时,特异性明显提高。

(5)碱性磷酸酶同工酶:用聚丙烯酰胺凝胶梯度电泳,可将血清 ALP 分出活性带Ⅰ～Ⅷ,ALP1 诊断肝细胞癌特异性达 98.6%,但敏感性差。用等电聚焦电泳法(IEF)分出 ALP 1～5 条区带,其中 ALP3 检测肝细胞癌敏感性、特异性均较好。

3.其他有参考价值的标志

有 α-L-岩藻糖苷酶（AFU）、α_1 抗胰蛋白酶（α_1AT）、醛缩酶 A（ALD-A）、丙酮酸激酶同工酶 M_2（Pyk-M_2）、α_1 抗糜蛋白酶（α_1AC）、铜蓝蛋白（CP）等。这些标志在肝癌时均可升高，诊断肝癌的特异性多在 90％ 以上，敏感性在 70％～80％，其中 AFU 水平和血清 AFP 值及肝癌大小无关。α_1AT 用刀豆素 A 亲和双向免疫电泳时峰值的变化可作为判断良恶性肝病的参考。ALD-A 在肝癌时水平增高，且与 AFP 水平无关。AAC 在肝癌组升高，而慢性良性肝病时降低，故研究者认为其较 α_1AT 更有利于良恶性肝病的鉴别。

多种血清标志物联检可互补诊断，尤其可提高 AFP 阴性肝癌的诊断率。国内报道，AFP 与 γ-GT_{II} 联检率达 94.4％，认为 γ-GT_{II} 是另一亚于 AFP 的肝癌标志，建议首先联检此二者用于诊断肝癌。AFP 联检 SF 阳性率为 92.3％～93.9％，两者同时阴性可排除肝癌。另外，还有用 AⅢ、α_1AT、AFU、AFP 异质体与 AFP、GGT_{II} 联检，指标增多，联检率也提高，可提高肝癌的诊断率。

二、肾功能检查

肾功能检查对了解有无肾脏病及疾病严重程度，对选择治疗方案及判断疾病预后均有重要意义。由于肾脏有强大的储备能力，而目前临床常用于检查肾功能的方法敏感度不够，故肾功能检查结果正常，也不能完全排除肾脏器质性损害及功能轻度受损。

（一）肾小球滤过功能检查

1.血清肌酐（Scr）和尿素氮（BUN）的测定

肾排出的各种"废物"中，大多数为含氮代谢产物，如尿素、肌酐、尿酸、胍类、胺类等。当肾小球滤过功能发生变化时，血液内这些物质的浓度即会随之发生改变。临床常通过测定血中这些物质的浓度来了解肾小球功能状况，其中 Scr 和 BUN 测定最常用。

（1）Scr 水平测定：肌酐是肌肉组织的代谢产物。在肌肉中，肌酸在肌酸磷酸激酶的催化下转变成带高能磷酸键的磷酸肌酸，磷酸肌酸不稳定，容易转化成肌酐。肌酐主要经肾小球滤过，在肾小管几乎无重吸收，而且经肾小管分泌的量也很少，因而血清肌酐水平能较好地反映肾小球滤过功能。虽然肌肉发达程度、饮食、体力活动等因素可能对 Scr 水平产生影响，但是这些影响均较小，并不妨碍临床用 Scr 作为肾小球功能检测指标。不过，其敏感度较差，只有肾小球滤过率下降超过 50％时，Scr 水平才上升。国人 Scr 正常值：男性

53.0 ～ 106.0 μmol/L（0.6 ～ 1.2 mg/dL）；女 性 44.0～97.0 μmol/L（0.5～1.1 mg/dL）。

测定 Scr 的方法有苦味酸法、自动分析仪测定法及高压液相分析法等。其中高压液相分析法测定结果最为准确,但方法较为繁琐,不适合临床采用。苦味酸法需经光电比色,故其结果可受某些色素原的影响。自动分析仪测定速度快,效率高。

(2)BUN 测定:尿素是人体蛋白质代谢的终末产物之一。肾脏病时测定 BUN 的目的在于了解有无氮质潴留,以判断肾脏对蛋白质代谢产物的排泄能力。血液中的尿素全部经肾小球滤过,正常情况下 30％～40％被肾小管重吸收,肾小管也排泌少量尿素,肾衰竭时排泌量增加。临床上虽也用 BUN 水平检测肾小球滤过功能,但它同 Scr 一样不够敏感,也只有当肾小球滤过率下降超过 50％时,BUN 水平才升高。除此以外,BUN 水平还受诸多因素影响,如脱水、低血压引起血容量不足,创伤、出血、感染引起组织蛋白分解增加,饮食蛋白质摄入过多及某些药物作用等,均可能使 BUN 水平升高,此时其升高并不反映肾小球滤过功能受损,临床上要认真鉴别。BUN 的正常值为 2.9～7.5 mmol/L（8～21 mg/dL）。

2.肾小球滤过率(GFR)检查

肾小球滤过率是指每一单位时间内,肾脏清除了多少毫升血浆内的某一物质。在同一时间内分别测定该物质在血浆中的浓度及 1 分钟内尿中排出量,即可计算出每分钟被肾脏清除该物质的血浆量(常以 mL/min 为单位),称为该物质的清除率。

某物质的清除率(mL/min)＝

$$\frac{\text{尿中该物质浓度(mmol/L)} \times \text{每分钟尿量(mL/min)}}{\text{血浆中该物质浓度(mmol/L)}}$$

(1)菊粉清除率测定:菊粉是一种由果糖构成的多糖体,分子量较小。注入体内后,不被机体分解代谢而以原形自由通过肾小球滤出,既不被肾小管排泌,也不被其重吸收,故清除率可准确地反映 GFR。菊粉测定的 GFR 正常值为:男性 127 mL/min;女性 118 mL/min。尽管菊粉清除率可以较准确地反映 GFR,但由于需要持续静脉滴注菊粉和多次抽血,又需留置导尿管等,临床上难以推广使用,主要用于实验研究。

(2)内生肌酐清除率(Ccr):肌酐除经肾小球滤过外,近端肾小管尚能排泌一小部分,故理论上它的清除率可略大于菊粉清除率。但是,在不进食动物瘦肉的情况下,正常人 Ccr 实测结果与菊粉清除率极接近,而 Ccr 检查法却远比菊粉清除率简单,故现在临床上常用 Ccr 来代表肾小球滤过率,作为敏感的肾小球功能检测指标。不过,肾衰竭时肾小管排泌肌酐增多,此时测得的 Ccr 值会比实际肾小球滤过率高,此应注意。

Ccr 检查方法:收集 24 小时全部尿液并计量;在收集 24 小时尿液结束时取血;然后对血、尿肌酐进行定量。按如下公式计算:

$$Ccr(mL/min) = \frac{尿肌酐浓度(mmol/L) \times 每分钟尿量(mL/min)}{血肌酐浓度(mmol/L)}$$

$$矫正 Ccr = \frac{Ccr \times 标准体表面积(1.73m^2)}{实际体表面积(m^2)}$$

经体表面积矫正后,Ccr 正常值为 80~120 mL/(min·1.73m²)。

血清肌酐包括内生肌酐和外源性肌酐。内生肌酐由体内肌酸分解而来,生成量恒定,不受食物成分的影响。外源性肌酐来自饮食摄入的动物瘦肉。既往做 Ccr 需素食 3 天,目的为减少外源性肌酐的影响,但目前认为少量外源性肌酐不影响次日清晨空腹血肌酐测定,故不必素食。

(3)放射性核素 GFR 测定:一次性弹丸式注射放射性物质如^{99m}Tc-二乙烯三胺(^{99m}Tc-DTPA)、^{131}I-磺肽酸、^{51}Cr-二乙烯三胺(^{51}Cr-EDTA)等,然后多次采血,测定血浆放射性,绘制血浆时间-放射性曲线(T-A 曲线),按区分析并求出曲线下面积,然后用此面积除以投予量即可求出肾小球核素清除率。此方法能够较准确地反映肾小球滤过率,且不需收集尿液,但需注射放射性物质,对妊娠和哺乳期妇女不宜应用。

(二)肾小管功能检查

临床常用的肾小管功能检查包括近端肾小管功能检查、远端肾小管功能检查及有关肾小管酸中毒的功能试验等方面。

1.近端肾小管功能检查

许多物质(如钠、磷、碳酸氢盐、葡萄糖、氨基酸、多肽及低分子蛋白等)经肾小球滤过后,均主要在近端肾小管重吸收。另外,近端肾小管还具有排泌功能。如果近端肾小管受损,则可能出现重吸收及排泌功能障碍。

(1)酚红排泄试验:当酚红注入人体后,绝大部分(94%)由近端肾小管上皮细胞主动排泌,从尿中排出。因此测定酚红在尿中排出量(酚红排泄率),可作为判断近端肾小管排泌功能的粗略指标。健康成人 15 分钟排泌量在 25% 以上,2 小时排泌总量在 55% 以上。由于酚红排泄试验受肾血流量及其他肾外因素影响较大,对肾小管功能敏感性不高,故目前基本不用。

（2）肾小管对氨基马尿酸最大排泄量测定：对氨基马尿酸（PAH）注入人体后,不经分解代谢,约 20% 以原形从肾小球滤过,80% 以原形从近端肾小管排泄,不为肾小管重吸收,其排泌量随血浆 PAH 水平升高而增加。当血浆浓度增加至一定限度（约 60 mg/dL）时,肾小管对其排泌量已达最大限度,即使再增高 PAH 的血浆浓度,尿中其排出量也不一定增加,此时的排泄量即为对氨基马尿酸最大排泄量。如用最大排泄量减去肾小球的滤过量（用菊粉清除率测定）,即得肾小管对氨基马尿酸最大排泄量（TmPAH）,用于评价近端肾小管的排泌功能。急进性肾炎、慢性肾小球肾炎、肾动脉粥样硬化及肾盂肾炎时 TmPAH 可降低。由于其测定方法亦较繁琐,临床较难采用。

（3）肾小管葡萄糖最大重吸收量（TmG）测定：当血糖在正常范围时,肾小管能将经肾小球滤过的葡萄糖全部重吸收,排出的尿液中几乎无葡萄糖。其重吸收的机制为近端肾小管细胞膜上的载体蛋白（转运蛋白）与钠和葡萄糖三者形成复合物,穿过近端肾小管细胞膜重新吸收入血。如果血浆葡萄糖浓度不断增高,肾小管对葡萄糖的重吸收值也随之增加。当血中葡萄糖浓度超过一定限度时,肾小管重吸收能力达到饱和,则不能将过多的葡萄糖重吸收,出现尿糖。此时滤液中被重吸收的葡萄糖量称为肾小管葡萄糖最大重吸收量（TmG）,正常为（340 ± 18.2）mg/min,为反映近端肾小管重吸收功能的指标之一。某些肾脏疾病,如慢性肾小球肾炎、肾动脉粥样硬化、慢性肾盂肾炎等致部分肾小球失去功能及肾小管缺血损伤时,影响葡萄糖重吸收,则 TmG 值减少。因 TmG 测定方法较繁琐,临床上多不采用。

（4）尿氨基酸测定：血中氨基酸经肾小球滤过,在近端肾小管绝大部分被重吸收。如在同样饮食情况下,患者尿中氨基酸排出量异常增多,则考虑近端肾小管重吸收功能减退。可通过氨基酸分析仪测定尿中氨基酸含量。

（5）尿 β_2 微球蛋白（β_2-MG）测定：β_2-MG 为一种低分子蛋白（相对分子质量 11×800）,含 100 个氨基酸和一个二硫键。β_2-MG 为组织相关抗原 HLA-A、B、C 的关键部分,存在于有核细胞表面。由于代谢和 HLA 的降解,β_2-MG 分离后,以游离形式存在于细胞外液,包括血清、尿、唾液、脑脊液和胸腔积液中。正常成人每天产生 $150 \sim 200$ mg β_2-MC。体内的 β_2-MC 几乎全部由肾脏清除。β_2-MG 经肾小球滤过后,95% 以上被近端肾小管重吸收,少量未被小管重吸收的 β_2-MG 最后从尿排出,正常人每天仅约 270 mg。当近端肾小管功能受损重吸收减少时,尿中 β_2-MG 排出即增多。测定尿中 β_2-MG 含量,可了解近端肾小管重吸收功能。

尿 β_2-MG 含量常用放射免疫方法测定,此法敏感度高,重复性好。用氨基糖苷类抗生素的患者,在肾小球滤过率下降前约 5 天即可出现尿 β_2-MG 水平增高,因此对早期诊断药物肾损害及监测用药有意义。对造影剂所致肾损害,尿 β_2-MG 检测亦有诊断意义。下尿路感染时尿 β_2-MC 水平不增高,而慢性肾盂肾炎时,尿 β_2-MG 水平可能升高,对鉴别诊断有一定意义。肾移植患者出现排异反应时,尿 β_2-MG 水平即迅速升高,而且远较血清肌酐水平升高早。

(6)尿溶菌酶测定:溶菌酶亦为小分子蛋白质$[(14\sim17)\times10^3]$,同 β_2-MG 一样,能经肾小球自由滤过,并且绝大部分在近端肾小管被重吸收,故尿中含量极微。正常人尿溶菌酶含量小于 $3~\mu g/mL$。如果血中溶菌酶含量正常,尿中含量增多,则说明近端肾小管重吸收功能受损。

所以,上述前面两项化验是近端肾小管排泌功能检查,而后面 4 项化验是近端肾小管重吸收功能检验。

2.远端肾小管功能检查

各种病因导致远端肾小管损伤时,患者即可出现尿浓缩及稀释功能障碍。因此,临床常用尿浓缩功能试验来检测远端肾小管功能。尿稀释功能试验也能反映远端肾小管功能,可是,患者需在短时间大量饮水,有可能引起不良反应,甚至水中毒,而且试验结果常受多种因素(如心衰,肝脏病等)干扰,故近年临床已极少采用。临床上常用尿比重测定、尿浓缩试验或尿渗透量检测来检查远端肾小管浓缩功能。

(1)尿相对密度(尿比重):尿比重反映尿液内可溶性物质和水分的比例。正常人 24 小时总尿量的比重为1.015～1.030。一天中各次尿液的比重受饮水及出汗等影响,变动很大,稀释时可低至 1.001,浓缩时可高至 1.040。用尿比重计测定比重时,尿液温度会影响测定值。当尿液温度与尿比重计锤上标注的最适温度不符时,每增减 $3~℃$,尿比重值应加减 0.001。尿内蛋白质及葡萄含量也会影响尿比重测定。当每100 mL尿液含 1 g 蛋白质或葡萄糖时,尿比重值应分别减去0.003及0.004。

各种疾病导致远端肾小管受损时,就会影响浓缩功能出现低比重尿。测定全天多次尿比重均不到1.018 时,或全天多次尿比重差不到 0.008 时,即示浓缩功能障碍。尿比重固定于(1.010±0.003)时,称为等渗尿,提示浓缩功能严重受损。重症肾小球肾炎、肾小管间质肾炎、急性肾小管坏死多尿期均可见低比重尿。

孙向红中医治疗慢性萎缩性胃炎经验集

(2)尿浓缩试验:常用莫氏试验,具体做法如下。试验前停用利尿剂,晚餐照常进食,晚 8 时后禁饮食。试验日正常饮食,每餐含水分 500 mL 左右。晨 8 时排尿弃去,上午 10、12 时、下午 2、4、6、8 时及次晨 8 时各收集尿液一次,分别准确测定尿量及尿比重。正常情况下,24 小时尿量为 1 000~2 000 mL,昼、夜尿量比值为(2~3):1;尿液最高比重应在 1.020 以上,最高与最低比重之差应不少于0.009。若夜尿量超过昼尿量,或超过 750 mL;最高尿比重低于 1.018,比重差少于0.009,均提示浓缩功能受损。

(3)尿渗透量测定:尿液渗透量是反映尿中溶质的摩尔浓度,而尿比重是反映单位容积尿中溶质的质量。尿渗透量值仅与单位容积尿中溶质的微粒数相关,而与溶质分子量无关;尿比重值却不但受单位容积尿中溶质微粒数影响,而且还受溶质分子量大小影响。因此,在尿中存在糖、蛋白质或右旋糖酐等大分子溶质时,测定尿渗透量就比测定尿比重能更准确地反映远端肾小管浓缩功能。

目前多采用尿液冰点测定法测定尿渗透量[单位为 mmol/(kg·H_2O)],也可用蒸汽压渗透压计算法测定。成人普通膳食时,每天从尿排出 600~700 mmol的溶质,因此 24 小时尿量为 1 000 mL 时,尿渗透量约为600 mmol/(kg·H_2O);24 小时尿量为 1 500 mL 时,尿渗透量约为 400 mmol/(kg·H_2O);24 小时尿量为 2 000 mL时,尿渗透量约为 300 mmol/(kg·H_2O),总之都应高于血渗透压。禁水 12 小时后晨尿渗透量应大于 800 mmol/(kg·H_2O)。还可用尿、血渗透压比值来判断肾小管浓缩功能。正常人 24 小时混合尿液渗透量与血渗透压比值应大于 1,如小于 1 则揭示浓缩功能低下;在禁水 12 小时后测定尿、血渗透压比值,正常人应大于 3,小于此值亦提示浓缩功能受损。

(4)自由水清除率(cH_2O):自由水清除率是指每分钟从血浆中清除至尿中的纯水量,与尿渗透量比较,更能准确地反映肾在机体缺水或水分过多情况下,调节机体液体平衡的能力,能较理想地判断肾浓缩和稀释功能。其公式如下:

自由水清除率=每小时尿量×(1-尿渗透量/血渗透量)。

cH_2O 正常值为(-100~-25) mL/h。cH_2O 测定能较好地反映远端肾小管浓缩功能。急性肾小管坏死极期患者 cH_2O 常呈正值,其后出现负值及其负值大小变化可反映急性肾小管坏死恢复程度。

3.肾小管酸化功能测定

测定尿液 pH、碳酸氢离子(HCO_3^-)、可滴定酸及尿胺,并配合测定血气、血清钾、钠、氯、钙及磷,常能对明显的肾小管酸中毒做出诊断。但是,对不完全性肾小管酸中毒却常需进行下列检查。

— 134 —

(1)氯化氨负荷(酸负荷)试验:服用一定量的酸性药物氯化氨,通过肝代谢, $2NH_4Cl+H_2CO_3 \rightarrow (NH_4)_2CO_3+2HCl+2H_2O$,使机体产生急性代谢性酸中毒。如远端肾小管功能正常,可通过排氢、泌氨使尿液酸化。如远端肾小管功能障碍,服氯化氨后尿液不能酸化。因此,通过观察尿液 pH 的变化可判断有无远端肾小管功能障碍。但需注意,已有明显酸中毒的患者或肝病患者不宜做此试验,否则可使酸中毒加重或加重肝损害。具体方法如下。①3 天氯化氨负荷法:口服氯化氨,每天 0.1 g/kg,分 3 次服,连服3 天。第 3 天收集尿液,每小时一次,共 5 次,测定每次尿的 pH。②氯化氨单剂量法:一次性服用氯化氨0.1 g/kg,服药后 2~8 小时收集尿液,每小时一次,测定每次尿的 pH。如试验后血 pH 或 CO_2 结合力降低,而尿液 pH 不能降至 5.5 以下,则证明远端肾小管酸化功能异常,使不完全性远端肾小管酸中毒得以确诊。

(2)碳酸氢盐重吸收排泄(碱负荷)试验:用一定量的碱性药物碳酸氢盐,使机体体液碱化,以增加肾小管重吸收 HCO_3^- 的负担。当近端肾小管受损时,其重吸收 HCO_3^- 功能减退。通过观察尿液 HCO_3^- 的排泄分数,有助于近端肾小管酸中毒的确诊。具体做法如下。

口服法:给患者口服或静脉滴注碳酸氢盐,根据其酸中毒的程度服用剂量每天为 1~10 mmol/kg,每天逐渐加量,直至酸中毒被纠正,然后测定血浆和尿液中 HCO_3^- 和肌酐含量。按下列公式计算碳酸氢离子排出量占其滤过量的比率:

$$碳酸氢离子排泄分数(\%)= \frac{尿的碳酸氢离子含量×血清肌酐含量}{血浆碳酸氢离子含量×尿肌酐含量}$$

静脉法:静脉注射 5% $NaHCO_3$ 500 mL,速度为 4 mL/min。每小时收集尿液一次并同时抽血,测定血浆和尿液中 HCO_3^- 及肌酐浓度,然后按上述公式计算碳酸氢离子排泄分数。正常人尿内几乎无碳酸氢离子,其排泄分数为 0。近端肾小管酸中毒(Ⅱ型)时常大于 15%,远端肾小管酸中毒(Ⅰ型)常小于 5%。此法因需多次取血、留尿,故临床实际应用很少。

第二节　胃　液

胃液由胃黏膜各种细胞分泌的消化液及其他成分所组成,主要含有壁细胞分泌的盐酸,主细胞分泌的胃蛋白酶原,黏膜表面上皮细胞、贲门腺、胃底腺和幽门腺颈黏液细胞分泌的黏液等。胃分泌受神经、内分泌及食物和其他刺激因子等调节。胃、十二指肠及全身性疾患均可引起胃分泌功能异常,使胃液的量和成分发生变化。在其诸多成分中,胃酸分泌功能检查具一定实用价值,受到临床重视,而胃蛋白酶、黏液等检测很少应用。

一、胃液的收集

一般经插入胃管收集胃液。食管癌、食管狭窄、食管静脉曲张、心力衰竭、严重冠心病患者不宜插管。检查前停用一切对胃分泌功能有影响的药物,如抗胆碱能药物至少停用 48 小时,H_2 受体阻滞剂(H_2 RA)、质子泵阻断剂(PPIS)需停用 24 小时。禁食 12~14 小时,患者清晨空腹取坐位或半卧位,经口插入消毒胃管。咽反射敏感者可改经鼻孔插入。操作应敏捷、轻柔,尽量避免诱发咽反射和呕吐。当胃管插至 45 cm 标记处时,提示管端已抵贲门下,可注入少量空气,使胃壁撑开,避免胃管在胃内打折。然后嘱患者改左侧卧位,继续插管至 52~55 cm 标记处,管端达大弯侧胃体中部,即胃最低部位。也可借助 X 线定位。嘱患者饮 20 mL 水后如能回抽出 16 mL 以上,说明胃管定位适当。用胶布将胃管固定于上唇部。在患者改变多种体位,如头低左侧卧位、俯卧位等过程中反复抽吸胃液,力求将空腹胃液抽尽;也可使用电动吸引器负压抽吸,压力维持在 4.0~6.7 kPa(30~50 mmHg)。然后根据临床需要,进行各种试验。此外,可应用胃液采集器获取微量胃液。方法为:空腹时用温开水 10 mL 吞服胃液采集器。患者取右侧卧位。15 分钟后由牵引线拉出采集器,可挤出胃液 1.5~2.0 mL,足够用于生化检测。

二、检查内容

(一)一般性状检查

1.量

正常国人空腹 12 小时胃液量为 10~70 mL,不超过 100 mL。超过此值视为基础胃液增多,见于:①胃液分泌过多,如十二指肠溃疡、Zollinger-Ellison 综合征等;②胃排空延缓,如胃轻瘫、幽门梗阻等。胃液不足 10 mL 者为分泌减少,主要见于慢性萎缩性胃炎和胃排空亢进。

2.色

正常胃液或为清晰无色,或因混有黏液而呈混浊的灰白色。如为黄色或绿色,系胆汁反流所致;咖啡色胃液提示上消化道出血。

3.气味

正常胃液有酸味。胃排空延缓时则有发酵味、腐臭味;晚期胃癌患者的胃液常有恶臭味;低位小肠梗阻时可有粪臭。

4.黏液

正常胃液中有少量黏液,分布均匀。慢性胃炎时黏液增多,使胃液稠度增大。

5.食物残渣

正常空腹胃液不含食物残渣,如其内混有之,提示机械性或功能性胃排空延缓。

(二)化学检查

1.胃酸分泌功能测定

(1)胃液酸度滴定和酸量计算法。胃液中游离酸即盐酸,正常人空腹时为0～30 mmol/L,平均18 mmol/L。结合酸指与蛋白质疏松结合的盐酸。总酸为游离酸、结合酸和各种有机酸之总和,正常值10～50 mmol/L,平均30 mmol/L。用碱性溶液滴定胃液首先被中和的是游离酸,然后有机酸和结合酸相继离解,直至被完全中和。根据滴定所用碱性溶液的浓度和毫升数,计算出胃液的酸度。以往用两种不同阈值的 pH 指示剂,如 Topfer 试剂(0.5 g 二甲氨偶氮苯溶于95％乙醇100 mL中)在 pH 3.5 时由红色转变为黄色,此时酸度代表游离酸;酚呋 pH 8～10 时变为微红且不褪色,可表示总酸。目前,应用酚红作 pH 指示剂,pH 7.0 变红色;用碱性溶液一次滴定至中性,测定总酸。常用碱性液为100 mmol/L或50 mmol/L浓度的氢氧化钠溶液。用于滴定的胃液取 10 mL 即可,需预先滤去食物残渣。滴定后按下列公式计算酸度:

酸度(mmol/L)＝NaOH 浓度(mmol/L)×NaOH 消耗量(mL)÷被滴定胃液量(mL)。

胃酸分泌试验还常测定每小时酸量或连续 4 个 15 分钟酸量之和。每小时酸量的计算方法如下。

酸量(mmol/h):酸度(mmol/L)×每小时胃液量(L/h)。

除上述滴定中和测定胃酸外,还可测定胃液中 Cl^- 浓度和 pH,然后查表求出酸分泌量。

(2)基础酸量、最大酸量和高峰酸量测定。胃酸分泌功能测定结果一般用下列术语来表示:①基础酸量(BAO)为刺激因子刺激前 1 小时分泌的酸量;②最大酸量(MAO)为刺激后 1 小时分泌的酸量;③高峰酸量(PAO)刺激后 2 个连续分泌最高 15 分钟酸量之和乘以 2,在同一患者 PAO＞MAO。刺激因子可选用磷酸组胺或 5 肽胃泌素。后者系生理性物质,所用剂量为 6 μg/kg 体重时不良反应较小,故临床首选之。

5 肽胃泌素胃酸分泌试验方法如下:在插入胃管后抽尽空腹胃液。收集 1 小时基础胃液,测定 BAO。然后皮下或肌内注射 5 肽胃泌素,剂量按 6 μg/kg 体重计算。再收集刺激后 1 小时胃液,一般每 15 分钟装 1 瓶,连续收集 4 瓶。计算每瓶的胃液量和酸量,求出 MAO 和 PAO。

临床意义:BAO 常受神经内分泌等因素影响,变异范围较大。如估计其对个别被测者有诊断价值,则需连续 2～3 小时测定 BAO。壁细胞对胃泌素刺激的敏感性及种族、年龄、性别、体重等因素也可影响 MAO 和 PAO。国内外资料表明,正常人和消化性溃疡患者所测得的胃酸值常有重选,故该项检查已不做常规应用。在下列情况下该指标有参考价值:①刺激后无酸,且胃液 pH＞6,可诊断为真性胃酸缺乏,见于萎缩性胃炎、恶性贫血和胃癌患者。因此有助鉴别胃溃疡为良性抑或恶性。②排除或肯定胃泌素瘤,如果 BAO＞15 mmol/L,MAO＞60 mmol/L,BAO/MAO 比值＞60%,提示有胃泌素瘤可能,应进一步测定血清促胃液素。③对比胃手术前后测定结果,如术后 MAO 较术前下降 70%,＜3 mmol/L;提示迷走神经切断完全;术后 MAO＞19 mmol/L 则切除不完全;如术后 BAO、PAO 逐渐增高,可能发生了吻合口溃疡。④评定抗酸药物的疗效。

2.胰岛素试验

该试验用于迷走神经切断术后,估计迷走神经切断是否完全。其原理为:注射胰岛素诱发低血糖,可刺激大脑的迷走神经中枢,引起迷走神经介导的胃酸和胃蛋白酶原分泌增加。据报道,该试验阳性者 2 年以后溃疡发生率可达 65%。

方法:本试验宜在手术 6 个月后进行。插胃管,收集 1 小时基础分泌胃液。然后静脉注射胰岛素 20 U 或 0.15 U/kg 体重。随后每 15 分钟收集一次胃液标本,连续收集 8 次;分别测定每个标本的量和酸量。另外在注射胰岛素前 45 分钟和注射后 90 分钟分别采血,测血糖,以证实注射后发生了低血糖。标准胰岛素试验可诱发严重低血糖,50% 以上患者发生心律失常。因此原有心脏病、低血钾、年龄超过 50 岁的患者禁做此试验。试验过程中应密切注意患者出现的低血糖反应。

判断标准:出现下列情况为阳性结果。①注射胰岛素后任何一个标本的酸度较注射前最大酸度增加幅度超过 20 mmol/L;或基础标本胃酸缺乏,而用药后酸度≥10 mmol/L。②在上述标准基础上，用药后第 1 小时呈现早期阳性结果。③注射后任何 1 小时胃液量较基础值增加。④基础酸量＞2 mmol/L。⑤注射后任何 1 小时酸量较注射前增加 2 mmol/L。

目前已很少开展迷走神经切断术，而且胰岛素试验危险性较大，故已很少应用之。

3.胃液内因子检测

测定胃液内因子有助诊断恶性贫血。对具有一个或多个维生素 B_{12} 吸收不良病因的患者及怀疑成年和青少年类型恶性贫血的患者，该试验是辅助诊断项目之一。

从刺激后抽出的胃液中取样：先将胃液滴定至 pH＝10，使胃蛋白酶失活 20 分钟；在检测或储存前再将其 pH 恢复到 7。用放射免疫法或淀粉凝胶电泳法测其中内因子。正常人胃液中内因子每小时大于 200 ng/U；恶性贫血患者一般低于此值，但有少数患者每小时可在正常范围；而有些吸收维生素 B_{12} 正常的胃酸缺乏患者每小时却不足 200 ng/U。

恶性贫血在我国罕见，该试验很少开展。

4.隐血试验

正常人胃液中不含血液，隐血试验阴性。当胃液呈咖啡残渣样，怀疑上消化道出血时，常需做隐血试验加以证实。隐血试验方法较敏感，即使口腔少量出血或插胃管时损伤了黏膜也可产生阳性结果，临床判断时应加以注意。

5.胃液多胺检测

多胺是一类分子量很小的羟基胺类有机碱，主要有腐胺、精胺和精脒。多胺与恶性肿瘤的发生、消长和复发有一定内在联系，可视为一种恶性肿瘤标志物。胃癌患者胃液中的多胺水平显著升高，检测之对诊断胃癌，估计其临床分期及预后有一定价值，还可作为胃癌术后或其他治疗后随访的指标。

6.胃液表皮生长因子检测

表皮生长因子(EGF)具有抑制胃酸分泌和保护胃肠黏膜的功能。可用放射免疫法测定胃液中 EGF。轻度浅表性胃炎患者基础胃液 EGF 浓度为(0.65±0.31) ng/mL，排出量为(31.48±7.12) ng/h；消化性溃疡患者基础胃液及五肽胃泌素刺激后胃液中 EGF 均明显降低。目前该检查尚在临床研究阶段，其意义有待进一步阐明。

7.胃液胆汁酸检测

胃液中混有胆汁酸是诊断胆汁反流性胃炎的依据之一。胆汁酸有去垢作用,可损害胃黏膜。采用高效液相色谱法、紫外分光光度法测定胃液中的二羟胆烷酸、三羟胆烷酸、总胆汁酸等。正常人胃液中胆汁酸的含量极微,胆汁反流、慢性浅表性胃炎、慢性萎缩性胃炎、十二指肠溃疡等患者胃液中胆汁酸明显升高。

8.胃液尿素氮检测

幽门螺杆菌含尿素酶,分解尿素。正常人胃液尿素氮以 1.785 mmol/L 为临界值,低于此值提示幽门螺杆菌感染;在治疗过程中随细菌被清除而逐步升高,故可作为观察疗效的指标之一。肾功能不全或其他原因引起血清尿素氮增高时可影响测定结果。

9.胃液 CEA 检测

检测胃液 CEA 可作为胃癌或癌前期疾病初筛或随访的指标。国内报告用胃液采集器取微量胃液,联合检测其中 CEA、幽门螺杆菌抗体、氨基己糖、总酸、游离酸、胃泌素、pH 和总蛋白等 8 项指标,结果用电子计算机程序进行分析判断,诊断胃癌的准确性达 96.42%。

(三)显微镜检查

由于胃液中胃蛋白酶和盐酸能破坏细胞、细菌,即使标本抽取后立即送验,阳性率仍不高,且意义也不大。脱落细胞检查对诊断胃癌有一定帮助。

第三节　十二指肠引流液

十二指肠引流液为空腹时用十二指肠管引流所获得的十二指肠液(D 液)、胆总管液(A 胆汁)、胆囊液(B 胆汁)和肝胆管液(C 胆汁)之总和。近年,因影像诊断技术和内镜检查术的进展,大大提高了肝、胆及胰腺疾患的诊断水平。相比之下,十二指肠插管引流操作复杂,耗费时间,患者难以合作,且引流液检查准确率不尽如人意。因此,临床上已不再热衷这项检查。不过该检查对判断肝胆系统有无炎症、结石、寄生虫感染及肿瘤等,对了解胆管系统运动功能及胰腺外分泌功能仍有独到之处,为其他检查方法无法比拟。

一、十二指肠插管及引流方法

插入十二指肠管的方法基本与插胃管相同,插管达 45～50 cm 刻度时应将胃内容物尽量抽出,然后再进管 5 cm,嘱患者改右侧卧位,垫高臀部,让患者徐徐吞入十二指肠管。在进管过程中每进入 5～10 cm,应适当注入少许空气,以防引流管在胃中折绕。当抵达 65～70 cm 刻度时,注入温生理盐水 400 mL,促使幽门开放,以便管端进入十二指肠球部,并用石蕊试纸测试引流液的酸碱度。如引流出金黄色碱性液,提示管端已进入十二指肠,此时引流管第三刻度(75 cm)到达切牙。必要时在 X 线透视下观察管端金属头的位置。然后用胶布将引流管体外端固定于患者颊部。让引流液自行流出,收集于消毒试管中。待 D 液收集完毕,缓慢地向管中注入温热的 33% 硫酸镁溶液 40～50 mL。钳闭引流管 5～10 分钟后再松开,将首先流出的硫酸镁溶液丢弃,而后流出淡黄色液体即为 A 胆汁,量为 5～30 mL。继而流出暗绿色或棕褐色浓稠液体,为 30～60 mL,为 B 胆汁。当引流液稀薄呈柠檬色时已是 C 胆汁。将各胆汁分别收集于消毒试管中。如引流不畅可重复注入硫酸镁 30 mL。标本收集完毕后及时送检。

二、十二指肠引流液检查内容

(一)一般性状

1.颜色

D 液混有血液可能为十二指肠炎症、溃疡或肿瘤,胆汁带血色应怀疑肿瘤。如引流不到 B 胆汁,提示胆囊管梗阻、慢性胆囊炎、胆囊收缩不良或胆囊周围炎症、粘连。未用硫酸镁刺激前已有大量 B 胆汁流出,可能因 Oddi 括约肌松弛或胆囊运动功能亢进。

2.透明度

正常各引流液均澄清、透明。如标本中混有酸性胃液,可使胆盐沉淀而变浑浊,但滴加0.1 mol氢氧化钠溶液后恢复澄清。滴加碱液后仍混浊者可能因十二指肠炎或胆系感染所致。胆汁中出现颗粒状沉淀物或米粒大砂粒状物常为胆管结石。

(二)显微镜检查

十二指肠液中的胰酶可消化和破坏细胞,故标本应立即离心沉淀,取沉渣涂片,显微镜观察。如标本中有絮状物,则不必离心,直接取絮状物检查即可。也可在标本试管内预先加入 5～10 滴 40% 福尔马林溶液,固定标本中的细胞成分后再镜检。

1.细胞

正常人各部分引流液中无或仅有少许细胞,主要为中性粒细胞。异常情况下可见到下列细胞。

(1)上皮细胞:未被胆汁黄染的上皮细胞多来自口腔、食管和胃,其中来自胃者叉形带尾状。脱落的十二指肠上皮细胞呈卵圆或圆形,胞体约为中性粒细胞的 2 倍,有单一的偏向一侧的圆形核;炎症时发生玻璃样或淀粉样变性,在未经染色的涂片上见其厚度增加,有折光性,有的胞体明显膨胀,散在或群集分布。柱状上皮细胞来自胆,从胆囊黏膜脱落者为高柱上皮,常呈栅栏状排列,被胆汁染为淡黄色,核偏于基底部,清晰可见;炎症时明显增多。

(2)白细胞:涂片中呈大小一致的浅灰色圆球,胞浆中有细小颗粒,无折光性。炎症时明显增多,并可见吞噬细胞。慢性炎症或病毒感染时还可见到小淋巴细胞和浆细胞。

(3)红细胞:引流液中出现少量红细胞可能为引流管擦伤所致,大量红细胞见于十二指肠、肝、胆、胰腺的出血性炎症、溃疡、结石或肿瘤。

(4)肿瘤细胞:胆管系统肿瘤、胰头癌及十二指肠腺癌患者的引流液特别是血性标本离心后,取沉渣涂片染色可能找到癌细胞。

2.结晶

胆汁离心后的沉淀物镜检时可能见到各种结晶。其中无色透明缺角的长方形为胆固醇结晶;琥珀色、棕黄色或黑色非晶形物质,与偶氮试剂呈阳性反应的是胆红素。上述两者均可溶于氯仿。金黄色、橘黄色粗细不等的颗粒则为胆红素钙。

3.寄生虫及其虫卵

各部分胆汁离心后镜检全部沉渣,如发现蓝氏贾弟鞭毛虫滋养体、包囊、华支睾吸虫和蛔虫等的虫卵证实胆管内有上述寄生虫感染,准确率可达 100%。肝脓肿患者的胆汁可找到阿米巴包囊或滋养体。

4.细菌

正常人胆汁无菌,胆管感染时胆汁中可能查到细菌,主要为革兰阴性杆菌,少数为混合感染。一般用胆汁离心沉渣直接涂片,革兰染色镜检即可。细菌培养阳性率不高,因为引流液中常混入胃酸和胰酶。

(三)化学检查

以往曾检测十二指肠引流液中胆红素、尿胆素和尿胆原等成分,借以判断有无溶血、胆管阻塞等。目前这些检查已为更简便、更可靠的方法所取代。临床应用的直接或间接胰功能试验均需十二指肠插管,抽吸十二指肠液做化学检查。与一般十二指肠引流术不同,这些试验采用金属头的胃、十二指肠双腔管

（Drieling 管），胃引流孔应位于胃窦，远端孔置于十二指肠降部下端；将胃液抽尽，并连续吸引，避免胃内容物流入十二指肠影响测定结果；术中不注入硫酸镁溶液，不收集各部分胆汁，而是连续 10～20 分钟负压引流十二指肠液，作为基础标本。然后根据试验要求，静脉注射胰泌素 1 U/kg（胰泌素试验），或将其剂量增加至 4 U/kg（增大胰泌素试验），或同时静脉注射胰泌素 2 U/（kg·h）和促胰酶素 0.25 U/（kg·min）（胰泌素-促胰酶素联合试验，简称 P-S 试验）。注射后收集 80 分钟十二指肠液。分别检测各标本的标本容量碳酸氢盐浓度和淀粉酶活力。根据结果估计胰腺外分泌的功能状态。以 P-S 试验为例，正常人肠液流量 >90 mL/80 min 或 2 mL/（kg·80 min），最高碳酸氢盐浓度 >80 mmol/L，淀粉酶 >7 400 U/80 min。如有 2 项或 2 项以上异常，可认为胰腺外分泌功能障碍；1 项异常为可疑，其中以碳酸氢盐显著低下者为高度可疑；3 项低下者提示重症慢性胰腺炎或胰头癌。

第四节 超 声

超声诊断技术对胃肠疾病的诊断由于应用实时超声、超声胃肠造影和超声内镜 3 项技术，促进了超声对胃肠疾病诊断技术的发展。胃肠超声能够显示消化道管腔的充盈和排空情况；显示消化道管壁的厚度和层次结构；能动态地观察管壁的蠕动情况等，为疾病的诊断提供全面的信息。胃肠超声诊断技术在对胃、结肠、直肠等疾病诊断方面已经取得成熟的经验。

一、检查前准备

（1）检查前日晚餐不宜过饱，忌食产气食品，夜间嘱患者服缓泻剂。

（2）检查当日禁食，早晨空腹检查，检查时让患者饮温水 500～600 mL，必要时可饮水 1 000 mL，最好能充满胃腔，尽量排除胃内气体，造成透声窗。

（3）胃内有大量潴留物时，可先进行洗胃。

（4）如患者已做胃肠钡餐造影时，须待钡剂完全排出后再进行超声检查。

（5）超声检查肠道前应常规清洁洗肠。

二、扫查方法

(一)胃显影剂

胃显影剂可分3种。

1.均质无回声类

常用冷开水。

2.均质等回声类

如胃窗-85超声显像剂。

3.混合回声类

如汽水、过氧化氢溶液、海螵蛸混悬液。

(二)体位

一般常用仰卧位进行上腹部超声扫查,对腹部各脏器可有全面了解。贲门和胃底部超声检查受胸廓左侧肋骨和肺内气体的干扰,观察有困难时可采取右侧卧位。有时为使胃内气体不致影响胃部疾病的观测,可采用坐位或半坐位。经直肠检查时,需用直肠探头经肛门插入,患者宜侧卧位或坐在特制的超声检查椅上。

(三)胃的扫查方法

1.横向扫查

将探头放在剑突下,以肝左叶为透声窗,向下顺序连续进行平行断层扫查,可观察胃角部、胃体、胃大弯的超声图像(图4-1)。

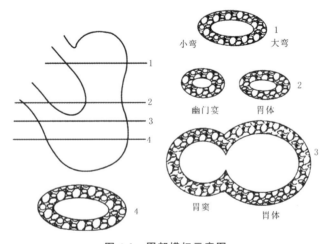

图4-1 胃部横扫示意图

2.与胃长轴垂直扫查法

探头沿胃的走行,与其长轴垂直,从贲门部向幽门部移动扫查,可得到胃横断图像。此种扫查易于观察胃壁病变的存在和沿胃大、小弯的淋巴结转移情况(图 4-2)。

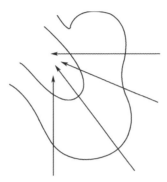

图 4-2　与胃长轴垂直扫查法

3.贲门、幽门及十二指肠球部扫查方法

探头沿左侧肋缘扫查,可观察到食管下端、贲门和胃底部的病变;探头由右肋缘与右侧乳头线相交处斜向下内侧(脐右侧)扫查,可得到胃窦部和十二指肠球部的声像图(图 4-3)。

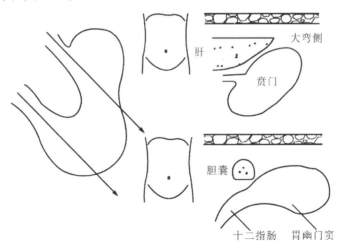

图 4-3　胃贲门、幽门部扫查法

扫查时应注意观察胃腔整体和各断面形态、位置、胃壁厚度、蠕动方向和强度、胃内容物排空情况。发现可疑病灶时,应以其为中心向各个方向扫查。可用扇形断面法详细了解病灶浸润范围、深度、胃壁僵直度及周围情况。疑似胃癌时应检查肿瘤与邻近脏器关系,肝脏、腹膜后淋巴结及腹膜内有无转移等。

(四)结肠和直肠的扫查方法

结肠的走行并不固定,特别是横结肠和乙状结肠,屈曲较显著,其长度也有变异,因而超声扫查难度较大。一般可分为经腹壁扫查、经直肠检测和盐水灌肠检测等3种方法。

1.经腹壁扫查

右肋间扫查可在胆囊底侧,右肾上方扫出结肠肝曲的影像;左侧肋间扫查可扫出脾和左肾,其尾侧为左侧结肠脾曲;从结肠的肝曲和脾曲沿右侧和左侧腹部扫查,可扫查到升结肠和降结肠。从体表扫查直肠病变,可在耻骨上进行矢状和横断扫查,一般可扫出前列腺、精囊或子宫、阴道,其背侧可看到直肠(图4-4)。

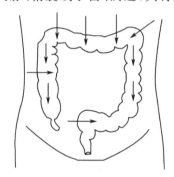

图4-4　结肠与直肠扫查法

2.经直肠检测

直肠病变经体表扫查很难描出。需用直肠专用探头置入胶囊内,并将尾端扎紧,涂抹液状石蜡后经肛门插入。用注射器将胶囊内气体抽净,注入 50 mL 水,探头可在直肠内做360°旋转检测。

3.盐水灌肠法

先经肛门插入 Foley 导尿管,将气囊充气,在超声监视下以均匀速度注入温度37～40 ℃的生理盐水。在此同时,用线阵或凸阵探头在腹部进行扫查。注入盐水量应以充分显示病变部位及患者能耐受为限,一般检查直肠上段或乙状结肠病变注水量为500～1 000 mL;检测回盲部病变注水量最多可达到2 500 mL。

三、消化道声像图表现

(一)胃正常声像图

空腹饮水前,胃前后壁相互贴近,在肝左叶缘下方。少量胃内容物和气体构成强回声,随蠕动变化,其边缘完整光洁,蠕动良好。如胃内有潴留液时,则胃腔内有液气翻动的实时图像。饮水后胃被充盈扩大,可见少量胃黏液、小气泡在液体中漂移;胃壁黏膜层、肌层及浆膜层呈线条纤薄的回声可以分辨(图4-5)。

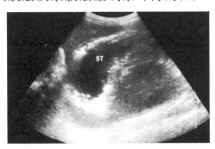

图4-5　胃型正常结构声像图

1.贲门部(食管-胃连接部)长轴切面图像

探头沿左肋弓外上倾斜,在肝左外叶脏面下方有倒置的漏斗状图像(可描出从胃贲门部到食管下端),中心呈有规则的高回声为管腔;前后两条线状弱回声为前后壁肌层;外侧高回声为浆膜。其上端呈尖端向后上的鸟喙状结构。

2.食管-胃连接部短轴切面

探头旋转90°角,可在肝左外叶与腹主动脉间或左侧看到靶环状图像。

3.胃底切面

饮水充盈后,探头沿左肋弓或左上腹纵断扫查,肝左外叶下后方有含液胃腔,呈椭圆形,上方靠后与左膈紧贴,向下前为胃体上部和胃底与脾脏相邻。

4.胃体窦部切面

沿胃长轴垂直扫查,从胃体向胃窦部检测,了解胃的体表投影,可观察胃的前后壁和胃的大弯和小弯。胃横断扫查上腹部,可见左右两个分离的圆形或椭圆形液性无回声区,为胃体和胃窦断面;探头下移则两个液腔相靠近,汇合处胃壁为胃角,其下为单一椭圆形胃腔。胃窦部蠕动收缩较为强烈,有时可看到液体反流。

(二)肠管正常声像图

十二指肠在胰头部周围,位置较固定,外上方可见胆囊,胃排空过程中可见胃内容物进入十二指肠。

1.十二指肠声像图特征

十二指肠位置较固定,球部位于胆囊内下方,幽门开放时可见液体充盈,呈长锥状含液结构,与胆囊长轴平行;降部内侧为胰头。

2.肠管回声有 3 种表现

(1)充盈像:肠管内充满混有气体的肠内容物,形成杂乱的回声反射,后方有声影。大量游离气体可形成强回声,并有多重反射。

(2)肠管收缩像:收缩的肠管形成低回声环,管腔形成强回声核心。

(3)肠管积液像:肠管内有大量液体积存,表现为管状无回声区,并可见到小肠皱襞或结肠袋。

(三)胃癌的声像图表现

假肾征、靶环征:胃壁显著增厚,胃腔狭窄,在横断切面时其中心呈"靶心征",周围增厚的胃壁构成"靶环",而形成"靶环征"。如超声斜切时则形成"假肾征"。

1.胃癌的基本回声改变

(1)胃壁增厚,黏膜面不整:胃壁呈局限性或不完全性不规则增厚。胃壁僵直,病变区胃黏膜高低不平,以弥漫性浸润胃癌表现最明显。一般认为胃壁厚度超过 1.0 cm 可疑为胃壁增厚;胃壁厚度大于1.6 cm者对诊断胃肿瘤有意义。但是,单凭胃壁厚度不能鉴别胃的良恶性病变,良性溃疡时胃壁厚度多为 2.0 cm。

(2)胃腔狭窄、变形:因有胃肿瘤侵蚀和突入胃内,胃腔有不同程度的狭窄、变形。

(3)胃壁结构、层次紊乱或破坏:正常胃壁可看到有 5 层结构,如有癌瘤生长,则有不同的层次受累。

(4)肿瘤内部呈不均匀的弱回声:肿瘤回声多呈不均匀的弱回声。低分化型胃癌和胃黏液腺癌则内部回声较低、较均匀。

(5)病变区胃壁僵硬,蠕动消失:胃癌侵袭胃壁使之僵直,蠕动减缓,蠕动幅度减低或消失。

(6)幽门狭窄伴食物潴留:胃幽门部癌瘤不断增大,常引起幽门梗阻,导致胃内食物潴留。

2.胃癌的超声分型

(1)肿块型:肿瘤向腔内生长,呈结节状或不规则蕈伞形,如息肉状,无明显的溃疡凹陷,胃壁可有局限性增厚,肿瘤部分胃壁显著增厚,范围较局限,与正常胃壁界限清楚(图 4-6)。根据胃癌浸润范围大小,胃腔的超声切面显像如下。①戒指征:饮水胃壁充盈后呈环状,肿瘤局限性增长,如戒指状。②半月征:空腹时增厚的胃壁如弯月状。③马蹄征:胃壁增厚明显、范围大,如马蹄状。

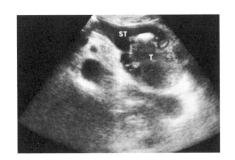

图 4-6　胃癌(肿块型)

(2)溃疡型:在增厚胃壁表面可出现不规则凹陷区,凹底部不光滑,溃疡深大,边缘隆起不规则,厚度不均,整个病变呈"火山口"状。

(3)浸润型:胃壁大部分或全部呈弥漫性增厚、隆起,壁僵硬,胃腔狭窄。黏膜表面不规则破溃或糜烂。垂直胃长轴断面呈"线状"胃腔,短轴面呈"假肾征"。

3.各部位胃癌的超声所见

(1)贲门胃底癌:管壁增厚异常＞10 mm,低回声带呈局限性或环状均匀增厚。"靶环征"直径增大,外形呈圆形、假肾形、不规则形或典型分叶状。胃底癌见局部胃壁不规则增厚,向腔内突出。

(2)胃体癌:在胃体可见肿块型或"假肾征"胃癌突出胃腔,表面不平,内部呈不均匀低回声,局部胃壁结构破坏(图 4-7)。

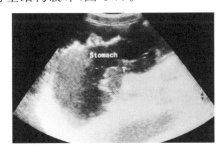

图 4-7　胃体癌

(3)胃窦癌:呈浸润性生长的胃癌,胃腔明显狭窄,壁僵硬,无蠕动征。幽门低回声晕圈厚度＞10 mm,层次结构模糊,黏膜线不清,常合并幽门狭窄、梗阻,伴有食物潴留。

(四)胃息肉声像图表现

(1)胃黏膜层向腔内隆起病变,呈圆球状、乳头状或分叶状,大小约 1.0 cm。息肉质地柔软,瘤体多为不均匀的中等或较强回声。

(2)基底部有较细的蒂与胃壁连接,局部胃壁层次、结构和蠕动正常。

(五)胃肠平滑肌瘤声像图表现

分为良性平滑肌瘤和恶性平滑肌瘤。

1.平滑肌瘤的声像图表现

(1)胃肠区圆球状或分叶状肿块。

(2)内部呈均匀或较均匀的低回声。

(3)肿瘤直径多在 5.0 cm 以下。

(4)肿块边界清晰(图 4-8)。

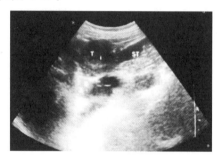

图 4-8　胃平滑肌瘤声像图

2.平滑肌肉瘤的声像图表现

(1)肿瘤的形态多为分叶状或不规则状。

(2)直径大于 5.0 cm,有文献报道肿瘤平均直径在 10.0 cm。

(3)瘤体内部回声增强,不均匀。

(4)常有深、大而不规则的溃疡凹陷。

(5)实质内液化,液化较大而不规则。

(6)若液化与溃疡贯通,肿瘤内生成假腔。

(7)周围或腹膜后淋巴结肿大;肝脏转移。

(六)先天性肥厚性幽门狭窄声像图表现

(1)幽门胃壁肌层全周均匀性、局限性增厚。短轴超声断面呈均匀性"靶环征"。长轴切面呈梭形或橄榄形,长 2.0～2.5 cm,壁厚度为 4～8 mm。

(2)幽门管狭细,胃内容物通过困难,胃腔内容物潴留,有时可见胃壁逆蠕动。

(七)胃炎声像图表现

胃炎是由多种病因引起的急性和慢性胃黏膜弥漫性炎症。

1.急性胃炎

空腹胃壁轻度低回声增厚,厚度多在 1.5 cm 以下;胃充盈后黏膜层肥厚,黏膜皱襞粗大,尤其在胃窦区出现粗大黏膜皱襞有确诊意义。二维彩色多普勒超声在急性期胃炎的肥厚胃壁中可以测到血流信号。

2.慢性胃炎

(1)胃窦部黏膜有明显的皱襞时(正常时胃窦部黏膜皱襞显得平坦)。

(2)当胃黏膜上出现多发的较强回声疣状赘生物时(图 4-9)。

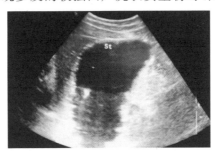

图 4-9　慢性胃炎声像图

(八)胃和十二指肠球部溃疡声像图表现

(1)空腹超声检查可以发现胃壁局限性增厚,厚度常小于 1.5 cm,增厚的胃壁呈较低回声。

(2)胃充盈状态下,典型的胃溃疡周围的黏膜层及黏膜下层局限性增厚,中央有较平滑的溃疡凹陷。

(3)小弯或前壁溃疡凹陷内若有气体积存,则显示以高强回声并伴有后方混响伪像。

(4)急性较大溃疡以胃壁局限性胃黏膜层缺损凹陷为主,溃疡基底胃壁变薄,甚至向浆膜外凸,胃壁增厚程度轻微。

(5)小而浅的溃疡仅以局限性壁增厚为唯一表现。

(6)幽门管溃疡以水肿充血的局限性壁增厚为主要特点,经常伴有胃排空延迟;急性期时常出现幽门痉挛和胃潴留,幽门管狭窄,液体通过困难。

(7)十二指肠球部溃疡的超声表现:局限性管壁增厚,球部变形,液性充盈欠佳,通过球部迅速;溃疡面有局限性凹陷,当溃疡内有气体贮存时表现为壁间小点状强回声;小的溃疡面超声不易发现。

(九)幽门梗阻声像图表现

(1)空腹胃腔内有大量液性内容物潴留。

(2)幽门管狭窄,液体通过困难。

(3)胃壁蠕动可亢进或消失,并常发生胃窦部管壁逆蠕动。

(4)病因诊断:胃窦部肿瘤可见局部壁隆起或增厚性实性低回声肿物,幽门管狭窄变形,内膜不平整。其他良性病变幽门管壁增厚轻微或无阳性表现。

(十)胃潴留和急性胃扩张声像图表现

空腹检查,胃潴留表现为胃腔内有大量细碎均匀的食糜,胃腔扩张,胃幽门开放困难等(图4-10)。急性胃扩张表现为胃腔高度扩张,胃壁松弛,蠕动消失。

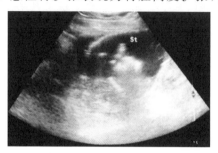

图 4-10 胃液潴留声像图

(十一)肠梗阻声像图表现

(1)肠腔扩张,肠内积液、积气,梗阻早期气体不多;肠管扩张的范围、程度是判断梗阻的部位和性质的重要依据(图4-11)。

(2)肠壁黏膜皱襞水肿、增厚。

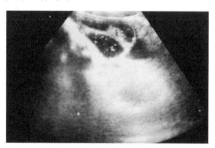

图 4-11 肠腔积液声像图

(3)机械性肠梗阻时肠壁蠕动增强,幅度增大,频率加快,甚至有时出现逆蠕动,肠内容物随蠕动也有反向流动。

(4)麻痹性肠梗阻时肠管扩张,肠蠕动减弱或消失。

(5)绞窄性小肠梗阻时肠蠕动也表现为浅缓,甚至消失;腹腔内出现游离液体回声。短期内超声复查时可见腹腔内液体明显增加。

（6）梗阻原因诊断：机械性肠梗阻远端出现异常回声对病因的确定有重要帮助，常见原因有肿瘤、异物、肠套叠、肠疝等；麻痹性肠梗阻可以出现在机械性肠梗阻晚期，更多见于手术后或继发于其他急腹症。手术后的麻痹性肠梗阻表现为全肠管扩张，而继发于其他急腹症时扩张的肠管局限而轻微。

(十二)肠套叠声像图表现

1.肠套叠包块

套叠的肠管长轴切面上可见肠管重叠的"套桶"样征象，多呈肠管平行排列，返折处肠管的折曲现象上下对称；短轴切面为大、中、小三个环状结构形成的偏心性"同心环"或"靶环状"。外圆呈均匀的低回声，为远端肠壁回声；中间和内部两个环状管壁稍增厚，是被套入的近端肠管，中环和内环的界面由浆膜组成，常在局部见到较强回声的肠系膜。

2.肠梗阻表现

套叠以上的肠管扩张，内容物在套叠处通过受阻。

3.中年以上的肠套叠需注意病因的检查

主要是肠壁的内生肿瘤，其中又以脂肪瘤最常见，肿瘤实质多为强回声。

(十三)急性阑尾炎声像图表现

1.轻症阑尾炎

超声显示阑尾轻度肿胀，浆膜回声不光滑，管壁层次欠清晰。

2.典型蜂窝织炎性阑尾炎

阑尾肿胀粗大，长轴似蚯蚓状或手指状，末端圆（图4-12）；肠壁增厚，层次不清晰，薄厚不一；浆膜回声稍强，表面高低不一。内部呈不均匀的低回声；腔内为强回声。横切面呈强弱相间的环形回声或"靶环征"。

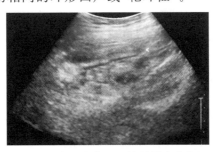

图 4-12　典型蜂窝组织性阑尾炎声像图

3.阑尾穿孔或化脓性阑尾炎

内膜面的黏膜与黏膜下层的强回声，局灶性连续中断或回声失落，提示穿孔。周围炎症与大网膜及肠祥形成炎性肿块,阑尾形态无法辨认,内部呈不均匀杂乱的低回声,呼吸时活动度消失。阑尾腔内可有粪石、虫卵或气体强回声伴有声影(图 4-13)。

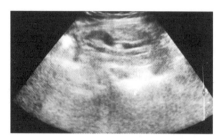

图 4-13　粪石型阑尾炎声像图

(十四)胃肠穿孔声像图表现

(1)腹腔内游离性气体是超声诊断穿孔的最主要征象。

(2)超声检查的重要部位在上腹部以及肝脾与横膈之间。

(3)平卧位时,腹腔游离气体多在上腹部的腹壁下。

(4)斜侧位时,肝脾和横膈之间的气体便是膈下游离气体。

(5)胃后壁穿孔的气体首先出现在小网膜,同时伴有小网膜囊积液。

(6)其他部位穿孔还常伴有腹水。

(十五)结肠肿瘤声像图表现

(1)较大的中晚期肠肿瘤以腹块形式出现,显示"假肾征"或近似实性非均质性肿块。

(2)假肾样超声图像肿瘤侵犯局部增厚、变硬成块,其周边部为实质性低回声似肾脏皮质;中心残腔内的气体为强回声,似肾脏集合系统(图 4-14)。

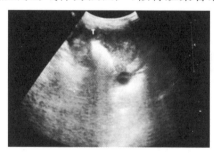

图 4-14　结肠肿瘤声像图

(3)肿块横切面呈中心回声强,周边回声低的"靶环征"。

(4)实性非均质性腹块形肠肿瘤多属晚期,肠肿瘤较大,周边低回声,残腔中心的气体强回声不甚明显呈不均质的中等回声,形态不规则,肠壁浸润深达肌层或浆膜,突破浆膜层,肿瘤近端肠腔内可有积气积液。

第五节　CT

一、检查方法

检查前需空腹,根据病情需要喝水或口服造影剂溶液或经过肛门注入空气。根据 CT 平扫结果有选择地进行增强扫描。CT 检查不适用于胃肠道各器官的急、慢性炎症,糜烂,溃疡等浅小病灶;也不适用于胃肠道急性或大量出血时。

二、消化道正常 CT 表现

(一)食管

因食管周围有一层脂肪组织包绕,因而 CT 能清晰显示其断面的形态及与其邻近结构的关系。因扩张程度的不同,食管壁的厚薄也不同,一般壁厚度为 3 mm左右。通常有 40%～60% 的人 CT 检查时食管充气,正常的食管内气体位置较居中。

不同层面食管的位置及其毗邻:颈段食管位于中线,与气管后壁紧密相邻,可造成气管后壁压迹。胸骨切迹水平,食管位于气管右后方,紧靠椎体右前缘,食管与椎体之间没有任何组织结构。主动脉弓水平,食管紧靠气管左后方,奇静脉于食管后方向前走行,经气管右侧入上腔静脉。气管隆嵴以下水平,食管紧靠左主支气管后壁,两者之间仅有少量脂肪组织。左主支气管水平以下,食管紧靠左心房后壁,其后方可见奇静脉断面。左心房水平以下,食管位于降主动脉前方,食管与心包之间只有少量脂肪组织。食管穿过横膈后,向左水平走行入胃底,因食管的水平走行,致使 1/3 的入于食管贲门区显示类似胃底内壁增厚或团块,应注意鉴别。

(二)胃

胃适度扩张后,胃壁的厚度正常在 2～3 mm。虽有个体差异,但均在10 mm以下。

胃底常见气液面,能产生线状伪影,必要时采取侧卧位或俯卧位检查。胃底左后方是脾,右前方是肝左叶。胃体垂直部分断面呈圆形,连续层面观察,见胃体自左向右与胃窦部相连,胰体在其背侧。胃窦与十二指肠共同包绕胰头。

(三)十二指肠

十二指肠上接胃窦,向下绕过胰头及钩突,水平段横过中线,走行于腹主动脉、下腔静脉之间。其肠壁厚度与小肠相同。

(四)小肠

充盈良好正常的小肠壁厚约 3 mm,回肠末端肠壁厚可达 5 mm。小肠肠曲间有少量脂肪组织,系膜内有大量脂肪组织。通常空肠位于左上腹,回肠位于右下腹。具体某一段肠袢 CT 图像往往难以判断。

(五)大肠

大肠壁外脂肪层较厚,CT 图像显示清晰,轮廓光滑,边缘锐利。正常的结肠壁厚 3～5 mm。结肠内均含有气体,结肠肝曲及脾曲的位置一般较固定。横结肠及乙状结肠的位置、弯曲度及长度变异较大。横结肠位置多数偏前腹壁。直肠壶腹部位于盆腔出口正中水平。肠壁周围脂肪层厚,肠内含有气体及粪便。

三、消化道异常 CT 表现

(一)胃肠道管壁增厚

CT 断面图像能清晰地显示出胃肠道管壁增厚征象。一般认为食管壁超过 5 mm,胃壁超过 10 mm,小肠壁超过 5 mm 为管壁增厚。大肠壁超过 5 mm 为可疑管壁增厚,超过 10 mm 可确定为异常增厚。

一般炎症性疾病如克罗恩病等,常引起广泛性壁增厚。而肿瘤的壁内浸润多造成局限性向心性增厚,甚至形成肿块。恶性淋巴瘤对管壁的浸润,壁增厚可达 70～80 mm,并可显示向壁外浸润。

(二)肿块

不同疾病可显示腔内肿块或腔内、腔外肿块。良性肿块如平滑肌瘤常呈半椭圆形偏心性,表面光滑;而恶性肿块多为不规则形状,向壁外浸润并形成腔内外肿块,有时还可见表面有不规则溃疡。

(三)周围脂肪层改变

周围脂肪层存在与否是判断肿瘤有无向浆膜层浸润和是否与周围脏器粘连的重要指征。一般认为脂肪层清晰,是良性病变的征象。恶性肿瘤浸润可致脂肪层显示模糊、消失。但瘦弱人的周围脂肪层可不清楚。

(四)邻近脏器浸润

胃肠道恶性肿瘤侵及邻近组织及脏器时,CT可显示异常征象。如胃体上部肿瘤多向腹主动脉周围及脾门浸润;胃角及幽门部肿瘤易浸润肝门及胰腺。

(五)淋巴结转移

CT扫描可显示胃肠道恶性肿瘤淋巴结转移征象。如食管癌、胃癌常转移到纵隔淋巴结、脾门淋巴结、肝门淋巴结、主动脉旁淋巴结等。一般认为淋巴结直径超过15 mm有诊断意义。

(六)远隔脏器转移

根据CT检查所见,可对胃肠道肿瘤进行分期。

Ⅰ期:腔内肿物,管壁不增厚,无扩散及转移征象。

Ⅱ期:腔内肿物,管壁增厚达10 mm以上,无扩散及转移征象。

Ⅲ期:腔内肿物,管壁增厚且直接侵及邻近脏器,但无远隔脏器转移。

Ⅳ期:有远隔脏器转移。

四、食管肿物

(一)食管癌

食管癌是消化道肿瘤中最常见的恶性肿瘤,食管钡餐造影及电子内镜检查是诊断食管癌的主要方法。随着螺旋CT的临床应用,CT检查是一种重要的补充手段,对食管癌位置、长度、侵犯周围组织和远处转移情况的判定,以及食管癌分期、随访、预后判断是目前最好的检查方法之一,但是CT检查对食管黏膜改变显示较差,对早期食管癌敏感性低,所以CT检查主要应用于中、晚期食管癌的分期,为决定是否进行根治性手术提供依据,对食管癌的分期以及合理选择治疗方案起了重要作用。

1.检查方法

扫描检查前禁食,颈段食管扫描范围由舌骨到颈根部;胸段食管扫描范围由胸廓入口到膈面,根据需要行增强扫描。扫描时常规取仰卧位,层厚5~10 mm连续性扫描,1.5 mm薄层重建,进行多平面后处理,多角度、多方位观察病变。

2.CT表现

食管癌的CT分期:根据食管壁增厚程度、癌是否外侵及有无远处转移,食管癌可分为4期。①Ⅰ期:腔内肿块或局限性食管壁增厚(3~5 mm)。②Ⅱ期:

食管壁厚超过 5 mm,但未侵及纵隔,也无远处转移。③Ⅲ期:食管壁厚超过 5 mm并直接侵犯周围组织,可有纵隔淋巴结肿大,但无远处转移。④Ⅳ期:食管癌伴远处转移。

CT扫描的作用:CT具有较高的密度分辨力,由于食管周围有一层脂肪组织包绕,加之扫描时口服对比剂,因而能够清晰显示食管断面的形态及其与邻近结构的关系和食管壁的厚度(图 4-15),而且能显示出主动脉弓和胸主动脉受侵情况。正常食管及其周围组织结构清晰,食管癌患者CT检查时发现纵隔组织的影像模糊不清表示有纵隔侵犯,根据食管与周围组织界面情况,能够较准确直观判断周围是否侵犯以及肿瘤侵犯的范围、深度。淋巴道转移是食管癌的主要转移方式,CT扫描时发现淋巴结转移时,扫描范围要加大,除胸部常规外必要时加扫上腹部,这样对膈下转移病灶才不至于漏诊。

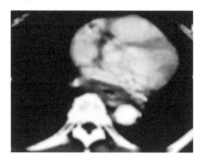

图 4-15　食管癌 CT 所见

见食管壁增厚

(二)食管平滑肌瘤

食管平滑肌瘤是黏膜外壁内肿瘤,是最常见的良性食管肿瘤,肿瘤发自食管壁,呈膨胀性生长,以单发多见,肿块多呈圆形或卵圆形,可自腔内或腔外生长,病变以食管中段最多,下段次之,上段最少。CT扫描肿瘤可表现为食管壁偏侧性的肿块,造成食管壁的局限性增厚,肿块为软组织密度,其内密度均匀,边缘光滑,境界清楚,偶可见肿瘤内出血或钙化。增强后肿块可有均匀强化。当肿块形态不规则,密度不均、中心有坏死时,平滑肌肉瘤的可能性大。CT扫描可以比食管造影更好显示病变与周围结构的关系,但对小于 1 cm 的食管平滑肌瘤不易显示。然而,CT扫描对区别食管本身病变还是周围病变的外压性改变具有较大的价值,很容易区别囊性病变对食管的压迫如食管囊肿或支气管囊肿。

(三)食管囊肿

食管囊肿是罕见的先天性变异,可位于食管壁内或食管旁,CT 扫描表现为圆形或卵圆形低密度阴影,其内呈水样密度,病变边缘光滑,不向周围侵犯。注射造影剂后无增强效应。因此容易与食管平滑肌瘤鉴别。

(四)食管裂孔疝

食管裂孔疝为膈疝的一种,是腹腔内脏器通过食管裂孔进入胸腔而形成的,疝内容物多为胃(图 4-16)。依据其形态可分为:①短食管型食管裂孔疝(先天性)。②食管旁型食管裂孔疝:食管和胃贲门的交界保持正常的位置,早期仅胃底进入胸腔,继而发展到胃的其他部位也进入胸内。③滑动性食管裂孔疝:食管下端及胃贲门顺次而上进入后纵隔,食管本身并不缩短,此型比较多见。④混合性食管裂孔疝:食管长度缩短,一部分胃进入胸腔。

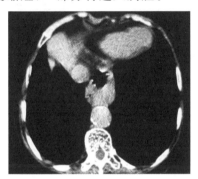

图 4-16　食管裂孔疝横断面图

CT 表现:后纵隔内左心房至肝左叶后方,椎体前方中线偏左巨大软组织包块,其壁均匀,比较薄;壁内可见环绕一圈脂肪密度影;中央可见团块状互相贴紧的软组织密度影,增强后有强化;该软组织密度影内部可有水样密度影。口服造影剂后 CT 扫描可见包块内位置较后的软组织密度影中央有致密造影剂残留。部分病变内可显示气液平面。食管裂孔疝的 CT 表现颇具有特征性,主要表现为后下纵隔近膈肌平面区域软组织包块,其整体观形似电缆线,其外周环绕一圈均匀且较薄的疝囊,其下方的一层为脂肪密度。

(五)食管静脉曲张

食管静脉曲张 CT 表现:食管壁增厚,食管外壁轮廓呈轻度分叶状。下段食管黏膜皱襞增粗或稍迂曲,典型者为呈串珠状或蚯蚓状边缘光滑的软组织密度影,管壁边缘不规则,食管腔可扩张。增强后曲张血管影明显均匀强化,增强效果与主动脉相似。

五、胃癌的 CT 诊断

(一)胃癌的基本 CT 征象

1.胃壁增厚

癌肿沿胃壁浸润造成胃壁增厚(图 4-17、图 4-18),主要是癌肿沿胃壁深层浸润所致。

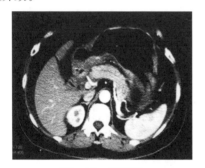

图 4-17　胃窦癌

CT 扫描示胃窦后壁增厚

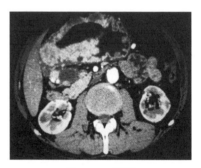

图 4-18　胃癌

CT 扫描示胃壁增厚,增强后强化

2.腔内肿块

癌肿向胃腔内生长,形成突向胃腔内的肿块,肿块可为孤立的隆起,也可为增厚的胃壁向胃腔内明显突出的一部分。

3.溃疡

溃疡形成的凹陷边缘不规则,底部多不光滑,周边的胃壁增厚较明显,并向胃腔内突出环堤。环堤表现为环绕癌性溃疡周围的堤状隆起。依癌肿生长方式的不同,环堤的外缘可锐利或不清楚。

4.胃腔狭窄

CT 表现为胃壁增厚基础上的胃腔狭窄,狭窄的胃腔边缘较为僵硬且不规则,呈非对称性向心狭窄,伴环周非对称性胃壁增厚。

5.黏膜皱襞改变

黏膜皱襞在 CT 横断面图像上,表现为类似小山崎状的黏膜面隆起,连续层面显示崎状隆起间距和形态出现变化,间距的逐渐变窄、融合、消失标志着黏膜皱襞的集中、中断和破坏等改变。

6.胃壁的异常强化

胃壁出现异常强化是胃癌的一个很有意义的表现,黏膜面病灶(如早期癌)

在注射造影剂后 35～45 秒即可明显强化,而侵及肌层的病变,其高峰时间则在黏膜面强化之后。

(二)胃癌的大体类型与 CT 表现

将螺旋 CT 二维横断图像与三维重建图像结合,可较为准确地进行胃癌的大体分型,可较好地显示出肿瘤的隆起、溃疡、环堤、黏膜集中以及管腔的狭窄和管壁僵硬。由于 3D-CT 可在任意角度上对管腔内外进行综合观察,能更好地显示环堤完整与否及癌肿向周围管壁浸润情况。

(三)浆膜及邻近器官受侵的 CT 表现

浆膜面光滑,胃周脂肪层清晰时,病理上大部分癌肿只侵及肌层,个别侵至浆膜下层,浆膜面尚未受累,浆膜面较光滑;胃周脂肪层密度增高,或浆膜面毛糙胃周脂肪层清晰的病例,可为穿透浆膜的较早期表现,也可能是浆膜反应造成浆膜面毛糙,周围脂肪层密度增高,出现索条毛刺影,大多数情况是由癌肿穿透浆膜所致。少数情况下也可由炎性反应引起,此时可结合病变大小,大体分型等因素综合判断;浆膜面明显结节状外凸,提示癌肿已穿透浆膜;癌肿与邻近脏器间脂肪层消失,接触面凹凸不平是受侵的主要征象。

(四)淋巴结转移

随着淋巴结直径的增加,转移率明显升高,当增大淋巴结出现下述表现时提示转移的存在:蚕蚀状、囊状、周边高密度中心低密度、相对高密度及花斑状者、呈串珠状排列对血管产生压迫和肿块状增大的淋巴结。肿瘤穿透浆膜者,CT 检出的淋巴结转移率高于未穿透浆膜组,而有腹膜转移者,CT 检出的淋巴结转移率更高。淋巴结转移以腹腔动脉旁淋巴结最为多见。

(五)腹膜转移

胃癌腹膜种植转移时,大网膜与肠系膜增厚与密度增高的程度是以胃为中心,由上向下呈播散状,通常越靠近原发灶越明显。壁腹膜出现种植转移时,表现为壁腹膜增厚及不规则结节状,增强时可有强化。网膜饼作为腹膜恶性病变的特征性 CT 表现,胃癌腹膜转移时出现网膜饼主要位于中上腹部,且越向下表现越轻。

(六)其他脏器转移

肝脏转移、卵巢转移等。

六、胃间质肿瘤

CT表现:起源于胃壁大小不等的肿块(图4-19)。胃间质肿瘤早期表现为局部黏膜皱襞变平、消失或隆起。为不规则的外生性肿块,境界较清楚,邻近胃壁无明显增厚,肿块体内可出现坏死,与管腔相通后可出现造影剂和气体充填影,增强扫描有明显不均匀增强,与邻近胃壁分界更清楚。

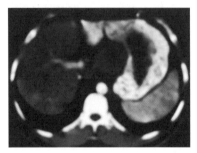

图 4-19　胃间质肿瘤,胃小弯侧见肿块影

七、胃脂肪瘤

胃脂肪瘤病因不详,多源于黏膜下,以发生于胃窦部居多,且常以单发的肿瘤形式存在。胃脂肪瘤多为轮廓光滑的肿块,胃壁柔软、蠕动对称,胃黏膜未见明显的破坏及中断,极少有分叶,周围常有完整的包膜。若脂肪瘤较大则可出现压迫变形。CT表现为低密度影,其内部密度均匀、边缘光滑,CT值为负值。CT分辨率较高,故对密度的区别极为敏感,对脂肪瘤的诊断具有特异性。

八、胃底静脉曲张

CT表现:平扫时见扩张的胃底静脉可造成病变处黏膜条状增粗,走行扭曲,也可呈多发散在的结节影,或较大的分叶状肿块。CT增强扫描可见结节影或肿块影由明显强化的条状扭曲扩张的血管影构成(图4-20),且与胃腔间无分隔面。

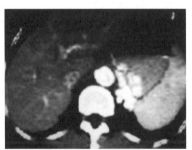

图 4-20　胃底静脉曲张 CT 表现

九、小肠克罗恩病

CT 表现:可见节段性小肠壁增厚,一般在 15 mm 以内。增强扫描可见病变肠管的横断面呈双环状改变,内环为低密度的黏膜及黏膜下层水肿环,外环为高密度的炎症、血管增生的肌层。瘘管形成时,CT 扫描见瘘管内含有气体或对比剂。

十、肠套叠 CT 表现

成人肠套叠少见,与儿童肠套叠不同,成人肠套叠多由器质性病变引起。肠套叠多发生在小肠,以良性居多;发生在结肠的恶性居多。

肠套叠的 CT 表现:肠套叠大体病理可分为头部病变、套鞘部肠管、返折部肠管、套入部肠管及卷入的肠系膜、脂肪及血管等,病理基础构成了相应的 CT 表现

(一)套叠头部

套叠头部多为原发病变所在部位,呈不规则肿块状改变,口服造影剂有利于显示头部结构,其头部常呈弧形或半月状。当原发病灶位于头部时,有时可显示原发灶的形态大小及强化情况,但原发病灶常缺乏特征性,对其病理诊断困难,除非原发病灶为脂肪瘤,且须与肠系膜脂肪鉴别,肠系膜脂肪常呈条索状且与尾部相连,而脂肪瘤常呈圆或椭圆形。

(二)套叠体部

当扫描层面与体部平行时,可呈肾脏横断面相似的图像,称肾征。体部的肠管(或伴原发病变)构成肾实质,而肠系膜、脂肪及血管构成肾门和肾蒂;当扫描层面与肠管垂直时,套叠的肠管呈多层的环状改变,称靶征(图 4-21),外环为套鞘部肠管,越内层为越近端的肠管。

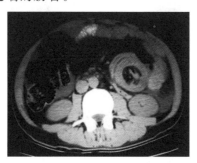

图 4-21　肠套叠 CT 表现

腹腔左侧内见层状结构的肠腔影

(三)套叠尾部

当扫描层面与肠管平行时,则呈双管征,有时可见近端肠管积气积液。套叠肠管缺血坏死,CT图像上可见坏死肠管强化较其他肠管明显差,或无强化。可根据套叠肠管的强化程度估计其血供情况。

十一、肠梗阻

CT 表现:可显示扩张的肠曲,并可见多个肠腔内气液平面(图 4-22～图 4-24)。如果肠管互相融合成团,或与腹壁相连,提示为粘连性梗阻;如果肠道内或腹腔内可见肿块,提示为肿瘤引起的梗阻;如有肠套叠,则可显示出典型的CT 征象,出现三层肠壁征。

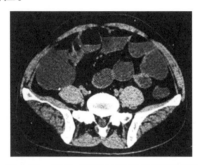

图 4-22 轴位,肠腔扩张并见气液平面

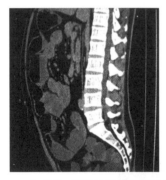

图 4-23 矢状位,肠腔扩张并见气液平面

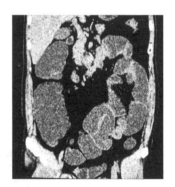

图 4-24 肠梗阻冠状位,肠腔扩张

十二、阑尾黏液囊肿

CT 表现为右下腹阑尾区囊性肿块影(图 4-25),呈局限性的圆形或肾形软组织肿块影,具有一定的移动性,其基底部与盲肠相连,CT 值 0～30 Hu。肿块可部分套入盲肠内,呈同心圆状表现。囊壁薄,轮廓光滑规则,囊壁可有点状或弧状钙化,有时可见囊内有分隔。口服肠道造影剂不能充盈阑尾腔。

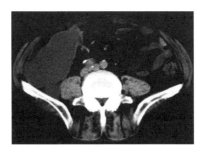

图 4-25　阑尾黏液囊肿

十三、回盲部结核

CT 表现:早期仅表现为回盲瓣对称性增厚,回盲部周围淋巴结增多,盲肠周围脂肪消失或模糊。随着病变的进展,回盲瓣、盲肠、末端回肠壁不对称性增厚,邻近的网膜、肠系膜及腹膜增厚并有强化,回盲部周围淋巴结增大,呈环状强化,部分相互融合。其并发症的 CT 表现如下。

(一)肠梗阻

小肠积液、积气扩张,肠腔内见气液平面。肠套叠时可见同心圆肿块,其内并可见系膜组织。

(二)穿孔

腹腔内见游离气体。

(三)脓肿形成

见软组织块影,增强时周边强化。

(四)瘘管

可见造影剂沿瘘管溢出肠腔。

十四、回盲部淋巴瘤

CT 表现:可见回盲部单个或多个巨大肿块;肠壁弥漫性结节样改变或肠壁增厚,管腔狭窄;腹膜后淋巴结肿大;患者常伴有脾脏肿大;病灶及增大的淋巴结轻度均匀强化。

十五、结肠直肠癌

结肠直肠癌为常见的消化道肿瘤,其发病率高,绝大多数起源于肠黏膜上皮,常导致局部黏膜毛糙、不规则,甚至破坏中断,极易向浆膜外侵犯及淋巴转移。CT 征象有肠壁的增厚、肿块(图 4-26、图 4-27)、肠腔狭窄和局部肠壁的异常强化。结肠癌手术前进行全面评估对手术治疗方案的制订和预后极为重要。与钡灌肠和结肠镜检查比较,MSCT具有较大的优势,MPR、MIP、CTVC图像的优势是可任意轴向和角度旋转,多方位观察。MPR能直观反映肿块和肿瘤处肠壁及肠周侵犯情况,MIP可显示病变与周围大血管的关系,了解肿瘤的供血动脉,CTVC图像逼真,有类似内镜的效果。MSCT不仅能显示病变段肠管内外情况,而且能显示肠管周围淋巴结及病变肠管的血供情况。

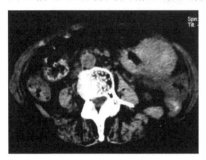 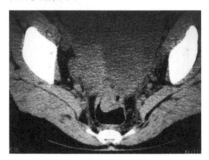

图4-26　结肠癌CT表现　　　　　　　图4-27　直肠癌CT表现
左侧结肠壁增厚,并见团块影　　　　　肿块在直肠前壁

　　CT扫描对结肠直肠癌的诊断意义:①发现结肠直肠内较小而隐蔽的病灶。②癌肿与其周围组织的关系,局部有无肿大淋巴结转移,其他脏器有无浸润破坏或转移。③对结肠癌、直肠癌进行分期。④应用螺旋CT仿真结肠镜技术可观察结肠癌完全性梗阻时阻塞近端肠腔内的情况。

第六节　胃　　镜

　　消化内镜在临床应用已有悠久的历史,但它的迅速发展和广泛应用是近二三十年的事。尤其是微型CCD用于内镜以后,电子内镜使图像更加逼真地显示在电视屏幕上,为开展教学、会诊及内镜下手术创造了条件,使它在消化系管腔中几乎达到"无孔不入,无腔不进"的境界,在临床消化病学领域里发挥着越来越大的作用,消化内镜已成为消化专业的常规诊治工具。上消化道内镜检查包括食管、胃、十二指肠的检查,是应用最早、进展最快的内镜检查,通常亦称胃镜检查。

　　胃镜检查可清晰地观察食管、胃十二指肠球部和降部的黏膜,用以诊断或排除上消化道炎症、溃疡、肿瘤、息肉、憩室、食管胃底静脉曲张、消化道狭窄、畸形或异物等。临床上,对胸骨后疼痛、烧灼感、咽下困难、中上腹胀痛、呕吐和上消化道出血的定性定位诊断、上消化道病变的术后随访都应行胃镜检查。尤其是对于上消化道出血者,有条件的应在出血后 24～48 小时内做紧急胃镜检查,否则急性胃黏膜病变易被漏诊。

一、检查前准备

　　(1)对患者做好解释工作,争取患者配合。

　　(2)检查当天需禁食至少 5 小时,在空腹时进行检查。

　　(3)术前常规使用咽部麻醉,一般采用吞服含有利多卡因的麻醉糊剂,必要时可服用去泡剂如二甲硅油。

　　(4)术前用药:一般均不必使用药物,但对于精神紧张显著者可在检查前 15 分钟肌内注射地西泮10 mg,为减少胃肠蠕动及痉挛,便于观察及利于内镜下手术,可术前使用阿托品 0.5 mg 或山莨菪碱10 mg肌内注射。

二、检查方法

　　(1)插入口咽部及食管:左手握住操纵部,右手扶持插入管的前端,沿舌根对向咽喉部,对准食管入口,轻轻推进入食管,沿食管腔缓慢进镜入胃。

　　(2)胃及十二指肠的观察:内镜通过齿状线即进入胃的贲门部,注气后沿胃小弯循腔进镜即可到达幽门,当幽门张开时,将内镜推入即可进入十二指肠球部,将内镜旋转 90°～180°角,并将镜角向上,使前端对向降部的肠腔推进内镜即可进入十二指肠降部,并可视及乳头。由此退镜观察,逐段扫描,配合注气及抽吸,可逐一检查十二指肠、胃及食管各段病变。注意胃肠腔的大小形态、胃肠壁及皱襞情况、黏膜、黏膜下血管、分泌物性状以及胃蠕动情况。在胃窦时注意观察胃角及其附近;再退镜时注意观察贲门及其附近病变;逐段仔细观察,应无盲区,注意勿遗漏胃角上份、胃体垂直部、后壁及贲门下病变。

　　(3)对有价值部位可摄像、活检、刷取细胞涂片及抽取胃液检查助诊。

　　(4)术毕尽量抽气,防止腹胀。取活检者嘱其勿立即进食热饮及粗糙食物。

三、适应证

　　适应证比较广泛。一般说来,一切食管、胃、十二指肠疾病诊断不清者,均可进行此项检查。主要适应证如下。

(1)上腹不适,疑是上消化道病变,临床又不能确诊者。

(2)不明原因的失血,特别是上消化道出血者,可行急诊胃镜检查。

(3)对 X 线钡餐透视检查不能确诊或疑有病变者。

(4)需要随诊的病变如溃疡、萎缩性胃炎、胃癌前病变等。

(5)需要进行胃镜下治疗者。

四、禁忌证

随着器械的改良,技术的进步,禁忌证较过去减少。虽然多数情况下胃镜检查的禁忌证是相对的,但以下情况为绝对禁忌。

(1)严重心脏病:如严重心律失常、心肌梗死活动期、重度心力衰竭等。

(2)严重肺部疾病:如哮喘、呼吸衰竭不能平卧者。

(3)精神失常不能合作者。

(4)食管、胃、十二指肠穿孔的急性期。

(5)急性重症咽喉部疾患胃镜不能插入者。

(6)腐蚀性食管损伤的急性期。

五、并发症

内镜检查经过多年的临床实践及广泛应用,已证实有很高的安全性,但也会发生一些并发症,严重的甚至死亡。并发症的发生可能是患者不适宜做胃镜检查、患者不配合或是医师操作不当所致。1987 年我国全国内镜协作组总结的结果显示严重并发症的发生率约 0.012%,主要包括以下一些情况。

(一)严重并发症

1.心脏意外

其主要指心绞痛、心肌梗死、心律失常和心脏骤停。主要发生在原有缺血性心脏病、慢性肺疾病及老年患者。

2.低氧血症

低氧血症主要与患者紧张憋气、胃镜对呼吸道的压迫、术前使用肌松药等有关。

3.穿孔

穿孔的原因往往是患者不合作,而检查者盲目插镜、粗暴操作所致,最易发生穿孔的部位是咽喉梨状窝和食管下段,最主要的症状是立即出现的胸、背部疼痛,纵隔气肿和颈部皮下气肿,继而出现胸膜渗出和纵隔炎。一旦确诊需行外科手术。

4.感染

比较严重的是吸入性肺炎。大多发生于应用了较大剂量的镇静药物。

(二)一般并发症

1.下颌关节脱臼

下颌关节脱臼较多见,一般无危险,手法复位即可。

2.喉头痉挛

多由于胃镜误插入气管所致,拔镜后很快即可缓解。

3.癔症

多发生于有癔病史者,检查前或检查时精神紧张不能自控所致,必要时可应用镇静剂。

4.食管贲门黏膜撕裂

常发生于患者在检查过程中剧烈呕吐,反应较大时。

5.咽喉部感染或脓肿

多由于插镜时损伤了咽部组织或梨状窝所致感染。

6.腮腺肿大

由于检查过程中腮腺导管开口阻塞及腮腺分泌增加引起,常可自愈,必要时可给予抗感染治疗。

六、常见病的胃镜所见

(一)食管癌

1.早期食管癌

早期食管癌指癌肿仅侵犯黏膜及黏膜下层者。发生部位以食管中、下段居多。内镜下可分为 3 型:①隆起型(息肉样隆起、轻度隆起型);②平坦型;③凹陷型(糜烂型、溃疡型)。

2.中晚期(进展期)食管癌

中晚期(进展期)食管癌指癌肿已侵及固有肌层或超过固有肌层者。一般直径在 3 cm 以上。内镜下可分为 5 型。

(1)Ⅰ型:肿块型。呈息肉样肿块突入食管腔内,周围黏膜浸润不明显。

(2)Ⅱ型:溃疡型。溃疡基底部污秽、表面不平,有出血,溃疡边缘不整齐,并有小结节状隆起,但范围较小。

(3)Ⅲ型:肿块浸润型。即Ⅰ型食管癌周围黏膜有较广泛的浸润,病灶处往往有出血及坏死,边界不清楚。

(4)Ⅳ型:溃疡浸润型。即Ⅱ型食管癌周围黏膜有广泛的浸润。

(5)Ⅴ型:狭窄型。食管四周由于癌肿浸润引起食管腔严重狭窄,在检查时,内镜无法通过病变处(图 4-28)。

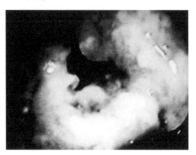

图 4-28　食管癌胃镜所见

无论早期或中晚期食管癌,在可疑病变处做活组织检查,诊断即可明确。食管的其他肿瘤如肉瘤、乳头状瘤等皆需依赖组织学检查确诊。

(二)慢性胃炎(图 4-29)

1990 年 8 月在澳大利亚悉尼召开的国际胃肠病学学术交流会上,制定出了一整套慢性胃炎的分类和诊断方法,称为悉尼系统。该系统强调内镜与病理密切结合,胃炎的诊断包括组织学和内镜两部分。并尽可能找到病因或相关的病原,以及炎症的程度、活动性、萎缩程度、肠化生分级、有无幽门螺杆菌等。内镜要求明确炎症的部位(全胃炎、胃窦胃炎、胃体胃炎);对内镜下所见之异常进行分级,并根据其异常表现将胃炎分成 7 种基本类型,即充血渗出型、平坦糜烂型、隆起糜烂型、萎缩型、出血型、反流型、皱襞增生型。每种类型均要注明程度、部位,还有混合型,加上组织学检查部分,因而全面而客观。

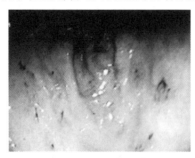

图 4-29　慢性胃炎胃镜所见

(三)胃溃疡

急性胃溃疡即所谓应激性溃疡,常有明显的诱因。内镜下可见多发性、较浅小的溃疡,表面常覆盖白色渗出物,周围黏膜充血。伴出血的急性胃溃疡表面常有血凝块,周围有时可见一圈白色渗出物,用水冲去血凝块后显示溃疡面(图 4-30)。

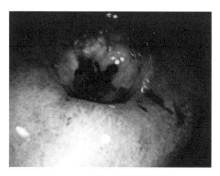

图 4-30　胃溃疡胃镜所见

(四)胃肿瘤

胃肿瘤中胃癌发病率最高,按恶性肿瘤死亡顺序排位,胃癌为我国死亡率最高的恶性肿瘤。自纤维胃镜广泛采用以来,胃癌的诊断水平明显提高,尤其是早期胃癌几乎皆依赖胃镜检查发现。胃的恶性肿瘤还有胃肉瘤、胃类癌、恶性黑色素瘤、卡波西肉瘤及低度恶性的血管内皮细胞瘤等。除内镜下表现各有特异外,诊断仍须依赖组织学检查。胃的良性肿瘤中较多见者为胃息肉、胃平滑肌瘤等,亦多依赖胃镜检查确诊。

(五)十二指肠炎

十二指肠炎的内镜表现可有多种,最常见的有黏膜充血、水肿、粗糙不平,点状出血、点状或斑片状糜烂,黏膜细颗粒状,血管显露或小结节状增生(图 4-31)。

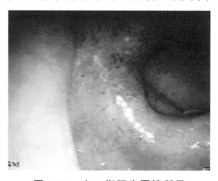

图 4-31　十二指肠炎胃镜所见

(六)十二指肠溃疡

内镜观察十二指肠溃疡需注意其部位、数目、大小、形态及病期等。十二指肠溃疡可为单发或多发,形态大致分为圆(或卵圆)形、不规则形、线形和霜斑样4种。球部恶性溃疡极罕见,因此对球部溃疡无须常规做活检。如溃疡污秽、巨大或周围有浸润疑为恶性时,则应做活检。

第七节 肠 镜

下消化道内镜检查包括结肠镜和小肠镜检查。结肠镜检又可分为乙状结肠镜及全结肠镜检查,前者检查自肛门至乙状结肠 60 cm 范围的病变,而全结肠镜则可到达回盲部甚至末段回肠,从而了解部分小肠及全结肠病变以协助下消化道疾病的诊断。

因小肠长度长且弯曲,小肠镜检查难度大,技术要求高,患者相对痛苦较大,自 1969 年应用于临床以来,进展相对缓慢。长期以来临床上使用的小肠镜有推进型、探条型和肠带诱导型。探条型和肠带诱导型虽然理论上可观察小肠全部,但准备复杂、费时长、患者痛苦大;又不能用于治疗,最近已几乎弃用。最常用为推进型,经口插入可推进观察至屈氏韧带以下 60～120 cm,准备简单、操作时间短并可活检,但无法观察远端病变。

新型双气囊电子全小肠镜的问世为小肠病变的诊断和治疗提供了低侵袭性、简便可靠的手段。该双气囊小肠镜为日本富士公司开发,由内镜和外套管组成,头端各有一个气囊。利用两个气囊交替反复地充气放气、固定小肠管和向近侧收缩折叠肠管,使得有效长度仅 2 m 的内镜和柔软的外套管交替地插入小肠深部,来完成对整个 6 m 长小肠的诊断和治疗。

术中小肠镜可经口、也可根据需要经肛门或肠切口插镜检查。术中小肠镜检查在外科手术者的帮助下常无困难,可有效地检查整个小肠,对小肠肿瘤、血管瘤、大血管病变、Meckel 憩室、节段性肠炎等有重要诊断价值。

一、检查前准备

肠道准备是检查成功的关键之一。

(1)向患者说明诊疗的目的和诊疗过程,消除患者的恐惧心理,争取患者合作。

(2)饮食准备:检查前3天进低脂、细软、少渣饮食。检查当日禁食。

(3)清洁肠道:一般采用泻剂清洁肠道法,最常用的泻剂为复方聚乙二醇电解质散剂,它是一种等渗性泻剂,具有在肠道内不吸收、不分解、不破坏电解质平衡、不损伤肠道黏膜、不产生可燃性气体等优点。其他如番泻叶、硫酸镁、甘露醇也可应用,不适宜上述方法的可采用灌肠清洁肠道。

(4)术前用药:①解痉药。可抑制肠蠕动,解除痉挛,利于观察或进行内镜下手术。②镇静、镇痛剂。③肛管麻醉剂。肛门部1%的利多卡因棉球塞入肛管2～3分钟即可。

二、结肠镜检查

在对患者进行结肠镜检查过程中,检查者用其左手控制角度、送气、送水和吸引,同时用右手插入及旋转内镜,遵照不使肠管过度伸展的原则,通常是一边进行肠管的短缩化,一边进行插入。其主要是通过内镜的操作和肠内气体的调节,使结肠缩短变直,结肠镜即可顺利地通过乙状结肠、降乙移行部、脾曲、肝曲送达盲肠及回肠末端。退镜时,操纵上下左右旋扭,可灵活旋转先端,环视肠壁,适量注气、抽气,逐段仔细观察肠壁及皱褶里面的情况,注意肠腔大小、肠壁及袋囊情况。对转弯部位或未见到结肠全周的肠段,应调整角度钮及进镜深度,甚至适当更换体位,重复观察。对有价值部位可摄像、取活检及行细胞学等检查助诊。

(一)适应证

(1)原因未明的便血或持续便潜血阳性者。

(2)慢性腹泻原因未明者。

(3)钡剂检查疑有回肠末段及结肠病变需明确诊断者。

(4)低位肠梗阻及腹块不能排除肠道疾病者。

(5)为结肠息肉切除、止血,乙状结肠扭转或肠套叠复位者。

(6)结肠癌手术后,息肉切除术后需定期内镜随访者。

(7)肠道疾病手术中需内镜协助探查和治疗者。

(8)大肠肿瘤普查。

(二)禁忌证

(1)严重的心肺功能不全,如近期心肌梗死、心力衰竭、肺梗死等。

(2)休克、腹主动脉瘤、急性腹膜炎,尤其是有可疑肠穿孔时。

(3)相对禁忌证:妊娠期可导致流产和早产;腹腔内粘连、慢性盆腔炎等;不能合作的患者和肠道准备不清洁的患者;高热、衰弱、严重腹痛时应综合评价。

(三)并发症

1.肠穿孔

肠穿孔发生率为 0.17%～0.9%,主要原因是操作时盲目滑行、原有肠道疾病如溃疡时注气过多或行息肉切除时。

2.肠道出血

肠道出血主要见于服抗凝药、有凝血功能障碍时;血管病变活检时;息肉电切除时。

3.肠系膜、浆膜撕裂

其较罕见,常发生于肠袢增大时再用力进镜并过度充气时。

4.感染

当患者抵抗力低下,或行内镜下活检或切除治疗时,可引起菌血症。

5.心脏、脑血管意外

偶可发生。

6.气体爆炸

气体爆炸非常罕见,多在治疗时。

(四)常见结直肠病变的结肠镜所见

1.溃疡性结肠炎

主要侵犯直肠和乙状结肠,也可侵犯左半结肠、右半结肠,甚至全结肠。内镜下特征:大肠黏膜形态改变以糜烂、溃疡和假息肉形成为主。根据黏膜和肠腔的形态改变不同,一般可分为活动期和缓解期。

(1)活动期:受累肠黏膜弥漫性炎症,呈现相同的改变(图 4-32)。①轻度:黏膜充血、水肿、血管纹理紊乱、模糊,有点状出血,肠腔形态不变,常呈痉挛状态;②中度:黏膜充血水肿明显,黏膜面粗糙,呈颗粒状,肠壁质脆易出血,有多个细小、浅表溃疡,黏液分泌增多,呈黏液血性分泌物;③重度:黏膜充血水肿更显著,病变部位几乎无正常黏膜,溃疡明显增多,并融合成片,极易接触出血或糜烂出血,有假膜或黏液脓血性渗出物覆盖,有时可见假息肉样黏膜增生。

(2)缓解期:主要表现为黏膜萎缩和炎症性假息肉形成。单次发作、轻度者,炎症消退后充血、水肿消失,糜烂或浅表溃疡愈合,渗出物吸收,不形成纤维化和瘢痕,黏膜可完全恢复正常。慢性持续性或反复发作者,黏膜出现萎缩改变,色泽苍白,血管纹理不清楚,炎症性假息肉形成,广基,大小与数目不等,分布密度不均。有时可有黏膜桥形成。

（3）溃疡性结肠炎后期可出现肠腔狭窄、肠段缩短,结肠袋消失,黏膜面粗糙呈虫咬样。

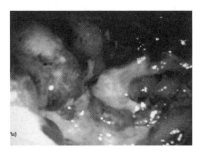

图 4-32 溃疡性结肠炎（结肠镜所见）

2.克罗恩病

同小肠克罗恩病表现（图 4-33）。

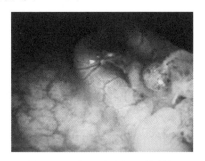

图 4-33 克罗恩病结肠镜所见

3.大肠息肉

（1）腺瘤。①管状腺瘤:最常见,一般有蒂,无蒂、亚蒂少见。球形、梨形,表面光滑或呈分叶状,明显充血发红,部分可见出血斑,使表面形成虎斑样。②绒毛状腺瘤:较少见,好发于直肠、乙状结肠,多为单发,大部分为无蒂型,菜花状,少数呈亚蒂绒球样。表面不光滑,有细绒毛状突起,充血、水肿、糜烂,常附有多量半透明黏液。恶变率达 40%～50%（图 4-34）。③混合型腺瘤:形态上类似于管状腺瘤,有蒂者多见,亚蒂者少见,表面不光滑,分叶状,并有许多较绒毛粗大的乳头状突起,故又称为乳头状腺瘤。④家族性腺瘤病:是一种家族性、遗传性疾病,以大肠多发性腺瘤为特征,数目超过 100 颗。内镜下息肉大量密集分布于全结肠,形态以管状腺瘤为主,个别绒毛状。⑤多发性腺瘤:腺瘤数量不超过 100 颗。以管状腺瘤多见,混合型及绒毛状少见。局限或散在发生,不一定有家族史。

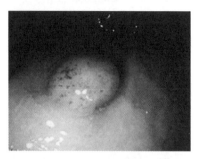

图 4-34　大肠息肉结肠镜所见

（2）炎症性息肉：一般为多发。多数息肉小于 0.5 cm，无蒂，表面色泽苍白，质脆，周围黏膜有炎症改变。

4.大肠腺癌

（1）早期大肠癌：仅侵犯黏膜、黏膜下层者，称为早期大肠腺癌。内镜下分为以下几种。①Ⅰ型（隆起型）：类似于息肉，分为有蒂（Ⅰp）、无蒂（Ⅰs）和亚蒂（Ⅰps）。②Ⅱ型（扁平型）：扁平隆起型（Ⅱa）为无蒂扁平息肉样隆起；扁平隆起凹陷型（Ⅱa＋Ⅱc）为Ⅱa型基础上顶部有溃疡。

（2）进展期大肠癌：癌肿已浸润肠壁肌层。内镜下分为以下几种。①Borrmann Ⅰ型（息肉型）：癌肿呈息肉样隆起，表面高低不平或呈菜花样，有散在性糜烂及小溃疡，易出血。②Borrmann Ⅱ型（溃疡型）：最常见，为无明显浸润的局限性溃疡癌，肿瘤境界清楚，病灶范围常较Ⅰ型为大，病灶中央有较大的溃疡，溃疡周围有结节状环堤，明显隆起形成火山口（图 4-35）。③Borrmann Ⅲ型（溃疡浸润型）：亦有溃疡凹陷病灶，其特点为该溃疡周边隆起性肿瘤的境界因向四周肠壁及黏膜浸润，而无明显界限，肿瘤表面有众多大小不一的糜烂及溃疡，常有明显的高低不平，触之易出血。④Borrmann Ⅳ型（硬化型）：较少见，大多发生在左半结肠，尤其是直肠和乙状结肠。因结缔组织大量增生，使得病变区域纤维化，质地变硬，癌的环形浸润造成肠腔管状狭窄，表面有散在糜烂及小溃疡。⑤Borrmann Ⅴ型（特殊型）：常见的是黏液癌，病灶呈肿块型，伴有绒毛状突起，肿瘤内有大量胶冻样黏液，质地疏松有弹性，边界不清，多见于升结肠和盲肠。

三、小肠镜检查

（一）适应证

原因不明的腹痛和消化道出血经各种其他检查未能确诊而高度怀疑小肠病变者。

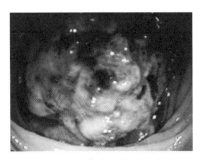

图 4-35　进展期大肠癌结肠镜所见

小肠镜检查可明确小肠良恶性肿瘤、原发性小肠淋巴瘤、小肠结核、克罗恩病、吸收不良综合征等。

(二)常见小肠病变的小肠镜所见

1.克罗恩病

内镜可见黏膜弥漫性糜烂性炎症、充血水肿,可见到溃疡,溃疡间黏膜正常。当溃疡继续发展,则变大变深,圆形或卵圆形,周围黏膜可有炎症,也可有假息肉样结节或卵石状改变。晚期克罗恩病有肠腔狭窄,环形皱襞消失,肠壁伸展不良,肠腔畸形(图 4-36)。病变黏膜与正常黏膜间分界清楚。

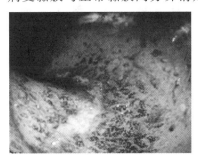

图 4-36　小肠克罗恩病小肠镜所见

2.肠结核

肠结核多见于回肠及回盲部,偶见于空肠。内镜可见溃疡及假息肉形成。溃疡大小不等,深浅不一,边缘不规则,周围黏膜充血水肿轻;假息肉大小不等呈结节状(图 4-37)。

3.小肠肿瘤

(1)平滑肌瘤:平滑肌瘤内镜下呈现为隆起的黏膜下肿块,表面黏膜可正常或炎性充血,较大者表面可有糜烂或溃疡。

(2)腺瘤:多见于空肠,单个或多个,有蒂或无蒂。

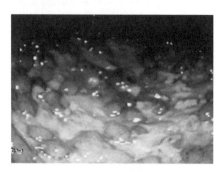

图 4-37　肠结核小肠镜所见

（3）小肠癌：罕见，多在空肠上段，内镜下可见肠腔狭窄，环形皱襞消失，表面有溃疡，易出血，局部黏膜凹凸不平，病变近侧黏膜有不均匀隆起，肠腔不能扩张。活检病理可明确诊断。

（4）小肠恶性淋巴瘤：以回肠末端最多见，内镜可见环形皱襞不明显，黏膜面有多个米粒大小半球形黄色隆起，也可有溃疡，基底较硬，凹凸不平。

第八节　超声内镜

20世纪80年代初期，超声内镜（endoscopic ultrasonography，EUS）开始出现，美国的 Di Magno 首先报道了用线阵式超声胃镜所做的动物实验，而 Olympus 公司生产的 GIF-U-M3 是最先应用于临床的成熟机型（图 4-38）。尽管最初发展 EUS 是为了改善胰腺的超声图像，进一步运用发现，EUS 在胃肠道肿瘤的分期及判断起源于肠壁肿瘤的性质方面具有极大的优势，经过20年的实践和改进，在解决上述方面的问题时，EUS 成为重要的或是首选的检查。超声内镜自1980年首次应用于消化领域的诊断至今，20多年的迅速发展已使之成为胃肠道内镜学中最为精确的影像技术，很大程度地增加了内镜的诊断范畴，提高了内镜的诊断能力。新近开发的经内镜超声小探头可进行胰、胆管内超声检查（IDUS），彩色多普勒超声内镜用于探测血管病变及血流量和血流速度，凸面线阵超声内镜用于引导细针穿刺活检（FNA），三维立体超声内镜也已进入临床应用。

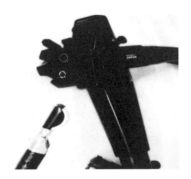

图 4-38　超声内镜

　　超声内镜是指将超声探头安置在内镜前端,即可通过内镜直接观察腔内形态,同时又可以进行实时超声扫描,以获得管道壁层次的组织性特征及周围邻近脏器的超声图像,从而进一步提高了内镜和超声的诊断水平。由于探头可以接近病变,探头频率可大大提高,使图像分辨率明显提高,特别是针对表浅或细小病灶的显示,远优于常规超声检查。近年来,EUS 引导下细针针吸活检(fine needle aspiration,FNA)已成为胃肠道肿瘤分期强有力的手段,甚至已应用到肺癌的分期、后纵隔肿大淋巴结以及胃肠道周围肿块的定性。同时,EUS 又开始被用于治疗,EUS 引导的腹腔神经节阻滞术已渐渐为大家所接受。

一、工作原理

　　EUS 系将微型高频超声探头安置在内镜的顶端或经内镜活检孔道插入,当内镜插入消化道后既可通过内镜直接观察腔内和黏膜表面的情况,又可进行实时超声扫描获得消化道管壁各层次的组织学特征及周围邻近重要脏器的超声影像,从而提高对病变性质和累及深度的判断能力。

二、适应证

　　(1)黏膜下病变:不仅包括黏膜下层,而且包括任何黏膜以下的以及消化道管壁外正常器官导致的外压性隆起的鉴别诊断。

　　(2)胃肠道肿瘤:主要是观察侵犯胃肠道壁的深度、周围淋巴结及脏器侵犯状况。

　　(3)胆囊、胆管:①阻塞性黄疸的鉴别诊断。②胆囊炎与胆囊癌的鉴别。③胆囊癌、胆管癌:癌侵犯深度的判断,淋巴结转移的诊断,周围脏器侵犯的判断。④胆囊隆起性病变性质的判定。

　　(4)胰腺炎:①慢性胰腺炎程度的判断,炎性假瘤和胰腺癌的鉴别。②胰石的诊断。③胰腺囊性病变的诊断及鉴别诊断。④胰腺癌淋巴结转移的诊断,周围脏器侵犯的判断。

(5)纵隔占位、肺癌淋巴结转移情况。

(6)穿刺诊断和治疗:如细针针吸活检、胰腺囊肿的穿刺引流治疗、食管下端括约筋内注射肉毒杆菌毒素、腹腔神经丛阻滞和肿瘤的局部注射等。

(7)食管静脉曲张:程度的判断,硬化疗法的疗效判定。

(8)消化性溃疡:溃疡的愈合情况判定、难治性溃疡的判定。

三、禁忌证

新型超声内镜特别是电子超声内镜具有目前临床使用的最先进的电子内镜的功能,故消化系统超声内镜禁忌证基本上与普通胃镜检查相同。

(一)绝对禁忌证

(1)严重心肺疾患不能耐受内镜检查者。

(2)处于休克等危重状态者。

(3)疑有胃穿孔者。

(4)不合作的精神病患者或严重智力障碍者。

(5)口腔、咽喉、食管及胃部的急性炎症,特别是腐蚀性炎症。

(6)其他如明显的胸主动脉瘤、脑出血等。

(二)相对禁忌证

(1)巨大食管憩室、明显的食管静脉曲张或高位食管癌、高度脊柱弯曲畸形者。

(2)有心脏等重要脏器功能不全者。

(3)高血压病未获得控制者。

四、检查方法

(一)直接接触法

观察胃壁较大的病变或周围脏器的病变。

(二)水囊法

于内镜顶端超声探头的周围置一橡皮囊,经超声内镜的固定通道注入脱气水 3~5 mL,主要适用于食管、十二指肠球部和降部的超声扫描,观察不能积水的管壁效果一般。此法常用。

(三)脱气水充盈法

应用电动水泵经内镜的固定管道向消化道内注入 300~600 mL 的脱气水,使超声内镜的顶端或超声小探头完全浸入水中,主要适用于观察胃壁的各层结构及胃周围邻近脏器的检查,观察管壁结构效果最好,但影响彩色多普勒功能。

五、超声内镜对常见消化道疾病的诊断

(一)消化道肿瘤

消化道肿瘤如食管癌、胃癌、结直肠癌、胰腺癌及胆道系统癌能否进行根治性切除是决定患者预后的主要因素,而手术范围的选择取决于肿瘤分期及其与相邻器官的关系,已有的研究显示,EUS 对食管癌、胃癌、结直肠癌等消化道腔内肿瘤术前分期的敏感性和特异性均优于 CT 和其他影像学检查,甚至较外科手术中的肉眼判断更为准确,是消化道腔内肿瘤术前分期最佳的影像诊断技术。对于 Borrmann Ⅳ 型胃癌(皮革胃),由于癌组织首先在黏膜下层呈浸润性生长,通常黏膜活检很难取得阳性结果,利用 EUS 结合热圈套器深部大块组织切除活检或细针抽吸(FNA)可提高阳性率,将超声探头置于胃、十二指肠的合适部位,即可清晰探测到壶腹部、胰腺、肝外胆道和周围血管情况,超声小探头更可经十二指肠直接插入主胰管和胆总管检查(IDUS)。对于 CT 检查阴性的可疑胰腺癌患者,EUS 及 FNA 仍有其价值,EUS 对胰腺癌的术前分期准确率在 90% 以上,优于其他影像学技术,包括螺旋 CT、MRI 及血管造影,并能较准确判断是否存在周围血管侵犯,由此决定能否进行手术根治。

(二)黏膜下肿瘤(SMT)

EUS 对黏膜下病灶具有较好的鉴别诊断价值。EUS 可鉴别来源于消化道壁内或来源于腔外的实质性、囊性或血管性的压迫性隆起,并可根据病灶所处的层次和内部回声情况推测病灶性质,如囊性病灶为无回声结构,高回声病灶通常提示脂肪瘤或脂肪肉瘤,来源于第 4 层(固有肌层)的低回声病灶通常为平滑肌瘤或平滑肌肉瘤。

(三)慢性胰腺炎 EUS

包括 IUDS 凭借高分辨率的超声探头加之能与胰腺十分贴近的检查,能发现传统影像学技术如 US、CT、MRI、ERCP、外分泌检测等无法检出的早期病变,对慢性胰腺炎做出较为准确的诊断。如 EUS 可显示高回声光点(钙化)、小叶状分隔(纤维化)、小囊性空腔(水肿)、胰腺实质不均质改变、胰管壁的扩张、不规

则、回声增强(纤维化)、强回声影(胰石)等。

(四)食管、胃底静脉曲张 EUS

能根据食管、胃底黏膜或黏膜下层出现低回声血管腔影的影像学特征做出准确的静脉曲张诊断,尤其适用于胃底静脉曲张的诊断。因为胃底贲门下胃壁结构的特征,使得一部分胃底曲张静脉膨隆不明显,黏膜表面色泽改变不显著,常规内镜肉眼下常无法做出确切诊断,甚至难与黏膜下肿瘤相鉴别,此时,EUS对胃底静脉曲张的诊断就有很重要的临床价值。另外,EUS凭借血管腔的影像学特征,尤其是彩色多普勒超声内镜(ECDUS),能进一步评价血流方向、血流速度及流量,为内镜下各种曲张静脉治疗后的疗效提供可靠的判断标准。

(五)淋巴结 EUS

其可用于消化道肿瘤分期中对局部或远处淋巴结转移的诊断。EUS判断恶性转移性淋巴结的影像特征包括大于 1 cm、低回声、圆形、边界清晰,符合上述多项特征提示转移性可能大,EUS 引导下细针穿刺活检(FNA)可提高诊断率。

六、介入性超声内镜

(一)超声内镜引导下细针穿刺活检术

使用凸型线阵扫描超声内镜能在实时超声引导下对消化管壁外的可疑病灶进行细针穿刺活检术,是目前较为成熟的 EUS 介入诊断技术,联合运用彩色多普勒超声可测定距离和选择穿刺方向,并有助于在穿刺途径中避让血管减少并发症。主要应用于:①食管旁淋巴结穿刺活检,协助食管肿瘤 TNM 分期。②纵隔肿瘤穿刺活检,可明确肿瘤的来源和性质。③胰腺占位病灶穿刺活检,用于胰腺肿瘤的鉴别诊断,并获得组织学证据。④结直肠癌根治术后吻合口周围的淋巴结穿刺活检,有助于判断肿瘤有无复发和转移。

(二)超声内镜下注射技术

在细针穿刺活检的同时,可以将药物通过穿刺针插入病灶内进行局部注射,以达到治疗目的。如超声内镜引导下的腹腔神经丛阻滞术,是一种化学切断内脏感觉神经的技术,通过细针将药物注射于腹腔神经节使之慢性坏死,用于胰腺癌的止痛治疗。类似的还有 EUS 引导下肿瘤体内注射坏死技术、静脉曲张硬化剂注射治疗及贲门失弛缓的下食管括约肌肉毒素注射治疗等。

(三)超声内镜下胰腺假性囊肿穿刺引流术

胰腺假性囊肿过去一直以外科手术为主，并发症的发生率较高。EUS引导下穿刺引流是一种新的方法，穿刺成功后放置塑料或金属支架可在囊肿和胃肠道腔内形成内口，进行持续性内引流，具有较好的临床疗效。

(四)超声内镜下肿瘤射频消融术

对于较小的胰腺内分泌肿瘤和无法切除的胰腺癌，可在EUS引导下将带有射频发生器的穿刺针通过胃壁插入胰腺内肿瘤组织，利用射频使目标肿瘤坏死，达到治疗目的。

(五)超声内镜引导下黏膜切除术

超声内镜可精确地显示消化道早期肿瘤浸润的深度和累及的层次，故可用于引导和监视黏膜切除术。与传统外科手术相比，黏膜切除术操作简单、创伤小，具有很高的安全性和有效性。

七、并发症

与普通胃镜相似，介入性超声内镜的并发症发生率要高于普通内镜。

第九节　胶囊内镜

胶囊内镜全称为"智能胶囊消化道内镜系统"，又称"无线内镜"。检查时，受检者通过口服内置摄像与信号传输装置的智能胶囊，借助消化道蠕动使之在消化道内运动并拍摄图像，医师利用体外的图像记录仪和影像工作站，了解受检者的整个消化道情况，可观察到常规内镜不能到达的小肠部位病变，安全无创，耐受性好，尤其适用于不明原因的慢性小肠出血。但有时可遗漏病变，疑有肠道梗阻时不能应用。1999年初，世界上第一个胶囊内镜在以色列问世，名为"M2A"。2001年8月，美国食品和药品管理局(FDA)正式批准胶囊内镜应用于临床，2002年5月在我国应用于临床。胶囊内镜具有检查方便、无创伤、无导线、无痛苦、无交叉感染、不影响患者的正常工作等优点，扩展了消化道检查的视野，克服了传统的插入式内镜所具有的耐受性差、不适用于年老体弱和病情危重者等缺陷，可作为消化道疾病尤其是小肠疾病诊断的首选方法，被医学界称为21世纪内镜发展的革命与方向。

一、检查方法

OMOM 胶囊内镜的工作原理是：患者像服药一样用水将智能胶囊吞下后，它即随着胃肠肌肉的运动节奏沿着胃→十二指肠→空肠与回肠→结肠→直肠的方向运行，同时对经过的腔段连续摄像，并以数字信号传输图像给患者体外携带的图像记录仪进行存储记录，工作时间达 6～8 小时，在智能胶囊吞服 8～72 小时后就会随粪便排出体外。医师通过影像工作站在回放观察过程中，通过拍摄到的图片即可对病情做出准确判断，分析图像记录仪所记录的图像就可以了解患者整个消化道的情况，从而对病情做出诊断。具体方法如下。

（1）检查前 12 小时禁食，并做肠道准备。

（2）吞咽胶囊前将接收天线贴于患者腹部皮肤。

（3）系好带有记录仪的皮带。

（4）吞咽胶囊后 2 小时内禁水，4 小时内禁食。

（5）检查过程中避免强磁场环境（如 MRI），避免身体大幅度运动。

二、适应证

（1）不明原因消化道出血。

（2）其他传统检查提示小肠影像学异常。

（3）慢性腹痛疑似小肠器质性疾病所致。

（4）消化吸收不良和慢性腹泻。

（5）了解克罗恩病及乳糜泻的累及范围。

（6）观察小肠手术吻合口情况。

（7）监控小肠息肉病的发展等。

（8）体检（不列入常规，不倡导、不反对）。

三、禁忌证

（1）胃肠道梗阻、消化道憩室、消化道穿孔、长期严重便秘等。

（2）无手术条件者及拒绝接受任何外科手术者，一旦胶囊内镜滞留无法通过手术取出者。

（3）严重动力障碍者，包括未经治疗的贲门失弛缓症和胃轻瘫患者。

（4）患者体内如有心脏起搏器或已植入其他电子医学仪器者，因可能引起相互间信号干扰而属禁忌吞服胶囊内镜范围。

四、并发症

胶囊内镜检查主要的并发症即为胶囊嵌顿、不全性肠梗阻。一般认为胶囊内镜停留于消化道内 2 周以上定义为胶囊嵌顿。嵌顿多位于狭窄近端处,有时停留于憩室内。胶囊内镜在病变狭窄段翻滚,多数最终还能勉强通过,但有时需外科手术取出,总体来说,胶囊内镜滞留率约 5%,而最终需手术者不足 1%。如果怀疑有消化道狭窄的患者,可以先服用探路者胶囊,其大小和形状和胶囊内镜相同,但外壳由乳糖组成,一旦胶囊发生滞留,经 40~100 小时能自行崩解软化而排出体外。但胶囊滞留处往往是病变所在,大多需要外科手术治疗,故实际上任何怀疑有小肠病变的患者均可以考虑胶囊内镜的检查,除了没有条件行手术治疗或不管任何情况都不愿行手术治疗的患者。其他并发症发生概率较小,如胶囊破裂后电池对胃肠道造成的毒性和腐蚀性等。

第十节 经口胆管镜

一、概述

(一)定义

经口胆管镜检查(peroral cholangioscopy,POCS)是指胆管镜经口途径插入胆管,进行胆管可视化检查或活检,尚可直视下治疗胆管疾病,包括子母胆管镜和直接 POCS。胆管镜经十二指肠镜的工作管道插入胆管,需双人操作,这种方式称为子母胆管镜。SpyGlass 胆管镜单人操作称为单人操作胆管镜(single operator choledochoscope,SOC)。外径细的胆管镜可插入胰管,又称为胆胰管镜。利用超细上消化道内镜经口直接插入胆管称为直接 POCS。

(二)POCS 发展史

POCS 的应用是在 20 世纪 70 年代中期,Nakajima、Rosch 及 Urakami 等先后报道子母胆管镜或胆胰管镜及直接 POCS。Urakami 等报道在 EST 后,使用纤维内镜(外径 8.8 mm)经口途径直接插入胆管。由于设备和技术问题的原因,成功率低,使其应用受到限制,以后被子母胆管镜取代。奥林巴斯公司初期开发的 CHF-B20 纤维子镜,由于其镜身粗(外径 4.5 mm),需要使用大口径工作管道母镜（TJF-M20），此种十二指肠镜（外径 14.8 mm，工作管道 5.5 mm）作为母镜操作难度大。此后，逐渐胆管镜外径变细，奥林巴斯公司 CHF-BP30 和宾得公司 FCP-9 纤维胆管镜外径 3.4 mm 以下，可使用 4.2 mm 工作管道母镜，影像通过视频转换器传送到显示器上。对不明原因胆管狭窄和难以清除的胆管结石，胆管镜是有效的诊疗工具，在临床上很实用。没能广泛应用是因为镜身包括光导纤维容易被母镜抬举器损坏，操作性能不佳和影像清晰度有限。

电子胆管镜是 1995 年 Meenan 等首先在临床上试验，使用奥林巴斯公司 XCHF-B200 电子胆管镜，观察了 4 例胆管疾病患者，并进入左右肝管。这种胆管镜外径粗（4.5 mm），也必须使用 TJF-M20 母镜。随着电子技术的发展，CCD 小型化，2004 年奥林巴斯公司又研制出新型电子胆管镜（PVCS），包括 CHF-BP260 和 CHF-B260 两种型号。前者先端外径（2.6 mm）和工作管道（0.5 mm）均较细，容易操作，但不能活检；后者外径 3.4 mm，工作管道 1.2 mm，可通过活检钳取材及胆管结石 LL 或 EHL 治疗。2006 年 Itoi 等首先在 POCS 时应用 NBI，不仅隆起性病变，亦能发现平坦的浅表病变。PVCS 影像清晰，尚可使用 NBI，能提高诊断率，但仍存在需要双人操作，插镜时胆管镜容易损坏，无专用冲洗管道等不足点。

近年来由于超细上消化道电子内镜（外径 5～6 mm）的开发，内镜医师又开始做直接经口电子胆管镜（D-PVCS），其优点是工作管道口径大（2.0 mm），活检组织充分，吸引效果好。超细内镜沿导丝插入胆管或用气囊导管辅助插镜，Moon 等报道插镜成功率 95.2%，但内镜相对较粗，需要乳头括约肌大切开，许多病例操作有难度，偶有发生心脏和脑气体栓塞（使用 CO_2 气体可避免），D-PVCS 仍面临挑战。

2006 年 11 月波士顿科学公司研发的 SpyGlass 纤维光学胆管镜获得美国食品药品管理局（FDA）批准，SOC 设计上有创新，功能增加，可操作性强。SpyGlass 胆管镜单人操作，操作部有 2 个旋钮，可以调节其前端上下左右（4 个方向）弯曲，便于观察管腔和镜下处置。插入部前端略变细，有良好的插入性能，不用借助导丝亦能插入胆管，而且不容易损坏。有专用冲洗管道，可通过配置的自动注水泵或手动向胆管内注水，特别在活检和碎石时容易保持视野清晰。

（三）国内外概况

纤维光学子母胆管镜我国在 20 世纪 90 年代应用于临床，仅在少数医院开展。新型 SpyGlass 胆管镜美国 2006 年开展，2013 年进入中国，开始应用于临床。奥林巴斯公司电子胆管镜刚获得准入进入中国市场，目前尚未应用。

关于胆管恶性狭窄的诊断,MRCP 与 ERCP 影像学对比,敏感性(70% vs74%)和特异性(72%vs70%)相似。组织学诊断方面,ERCP 刷检作为第一线方法,但是恶性狭窄的敏感性低(27%～56%)。活检比刷检阳性率高,胆管癌检出率为 44%～89%,胰腺癌检出率 33%～71%。胆管恶性狭窄 EUS 引导 FNA敏感性 43%～77%,阴性预测值<30%。POCS 直视观察加活检正确诊断率优于影像学及常规组织学诊断方法,并可改变其诊断结果。

近年来 PVCS 和 SOC 在国外应用于临床后,用于诊断和治疗结石的报道逐年增加,对于不明原因的胆管狭窄或充盈缺损,POCS 作为第二线诊断方法。Chen 等多中心前瞻性研究,胆管镜插入胆管成功率 89%,88%获得组织学标本,85%得到恶性和良性最终诊断结果。根据镜下诊断恶性的敏感性、特异性和正确性分别为 78%、82%和 80%,直视活检分别为 49%、98%和 75%。起源胆管的恶性病变活检敏感性优于胆管外病变(84%vs66%),亦有报道后者仅为 8%。PVCS 影像清晰,根据镜下所见诊断良恶性疾病正确性高(97%),优于 SOC(80%～89%),但子母镜活检取材困难,活检组织学诊断不明原因胆管病变正确性(60%)不及 SOC(75%～90%)。

ERCP 治疗胆总管结石作为第一线方法,结石清除率>90%。有 8%～16%的结石 ERCP 不能清除,POCS 作为第二线治疗方法。20 世纪 80 年代中期,EHL 和 LL 应用于胆管结石。SOC 直视下碎石成功率 90%～100%,结石清除率 73%～91%;子母镜 EHL 结石清除率 85%～98%,LL 为 64%～97%,Mirrizi综合征Ⅱ型结石清除率 96%。D-PVCS 的 EHL 或 LL 成功率 85%～89%。

POCS 加 ERCP 并发症(7%)比仅做 ERCP(2.9%)发生率高。一项多中心、前瞻性队列研究,诊断性 SOC 并发症为 7.5%,治疗结石并发症为 6.1%,其中早期胆管炎 3.1%。其他诊断性并发症包括菌血症(0.9%)、暂时性低血压(0.9%)、腹痛和(或)腹胀(0.9%)、胰腺炎(0.4%)、高淀粉酶血症(0.4%);与治疗相关其他并发症胆管穿孔(1.5%)。子母镜胆管结石 EHL 并发症 2%～9%,包括轻度胆道出血,胆管炎,胰腺炎,胆管穿孔<1%;LL7%并发胆道出血和胆管炎。

二、适应证与禁忌证

(一)适应证

1.诊断适应证

(1)不明原因胆管狭窄或充盈缺损。

(2)判定胆管癌或胆管乳头状瘤病变范围。

(3)评价肝移植术后胆管缺血。

(4)评价残余胆管结石或胆管出血原因。

2.治疗适应证

(1)ERCP 不能清除的胆管结石,如巨大结石、嵌顿结石和 Mirrizi 综合征等。

(2)急性胆囊炎经乳头胆囊引流。

(3)辅助肝内胆管插入导丝引导治疗。

(4)辅助导丝通过重度胆管狭窄。

注:以上诊断和治疗适应证中第一条为主要适应证。

(二)禁忌证

无绝对禁忌证,无治疗 ERCP 禁忌证者均适合 POCS。

三、操作前准备

(一)器械准备

1.胆管镜

SpyGlass 胆管镜或 PVCS(CHF-B260)。使用 SOC 要将光学导线与目镜和光源电缆连接,手动调焦距,至显示图像清晰。预装光学导线,先端放置在距 SpyScope 顶端 2 cm 左右,并将其固定;将无菌生理盐水加入注水泵的瓶内,注水管与冲洗管道接口连接。如果做 LL 或 EHL,准备 LL(U100 Plus 双频激光或钬激光)或 EHL 装置。使用的 LL 或 EHL 导线在胆管镜弯曲状态难以通过工作管道到达其前端,插镜前要预装导线。

2.十二指肠镜

大口径工作管道十二指肠侧视镜,如奥林巴斯公司 TJF180、200、240 及 260V。使用 PVCS 准备 NBI 系统(CV-260SL 和 CVL-260SL 光源),波长 415 nm可清楚显示黏膜表层微血管,波长 540 nm 观察深部组织略粗的血管。

3.其他附属件

(1)胆管镜专用活检钳,例如波士顿科学 SpyBite 活检钳,奥林巴斯活检钳(型号 FB-44U-1)。

(2)乳头切开刀、针状刀和造影导管。

(3)ERCP 用导丝(0.89 mm 等)。

(4)柱状扩张气囊(4～8 mm 直径)。

(5)鼻胆引流管或各种型号胆管塑料支架(猪尾型和直管带侧翼型)。

（6）止血器械（止血铗等）。

（7）造影剂、注射器、色素（亚甲蓝等）、吸痰管及吸引器等。

（8）如果做 LL 或 EHL，准备取石网篮，球囊导管或机械碎石网篮。

（9）非一次性用器械按国家消化内镜清洗消毒标准高水平消毒或灭菌后使用。

（二）患者准备

（1）同 ERCP 前准备。

（2）术前静脉给予预防性抗生素。

四、操作步骤

（一）胆管镜插入前处置

（1）POCS 前阅 MRCP 或 ERCP 片子，了解胆管狭窄、扩张或结石部位等。

（2）十二指肠镜到达十二指肠降部，拉直内镜，调整乳头位置在视野中央，用切开刀或造影导管选择性胆管深插管或导丝插管，成功后行胆管造影。

（3）造影后行 EST 或 EPBD，便于胆管镜插入。IPNB 有乳头口开大者，不必做 EST 等前处置。

（4）胆管有狭窄者行气囊扩张术。

（二）胆管镜插入胆管

使用 SOC 时，将推送导管操作部固定到十二指肠镜镜身上端。

1.胆管镜沿导丝插入

松解母镜的固定旋钮，经其工作管道缓慢插入胆管镜，如果电子胆管镜通过活检管道出口有阻力，前端涂抹甘油等润滑剂后再插入。沿导丝插入胆管镜容易进入胆管，适合诊断性 POCS。

2.胆管镜直接插入胆管

如果做胆管结石碎石治疗，胆管镜通过十二指肠镜工作管道直接经切开的乳头口插入胆管。经乳头直接插入时，调节胆管镜向上旋钮，使其前端弧形向上弯曲，十二指肠镜与乳头拉开距离，并轻微使用抬举器，利用其 Up 旋钮将胆管镜推入胆管，进入胆管有瞬间落空感觉。

（三）胆管内观察及活检

（1）胆管镜进入胆管后，使用 SOC 要缓慢推出光学导线达到管道前端并固定。调整角度，寻找管腔，用注水泵或手动注入生理盐水，抽吸胆汁，使视野清晰。视野不清需要反复灌注、吸引冲洗胆管,直至视野清晰。先向肝门部胆管方向插入,退镜观察。不能进入肝内目标胆管时,可辅助导丝插入。胆管镜在狭窄部位要反复进镜和退镜观察。胆管病变处可用NBI或染色,经胆管镜工作管道注入15~20 mL 0.1%或0.05%亚甲蓝,注入量可根据病变范围而定。2~3分钟后,吸引出亚甲蓝,在持续缓注生理盐水下进行观察。

(2)病变活检:在胆管镜检查结束后进行,否则活检出血使视野模糊。直视下在病变不同部位活检,如无隆起性病变,在狭窄部位活检。SOC活检时,注水功能使其保持良好的视野,完成直视下活检。

五、胆管镜所见

(一)正常胆管像

正常胆管黏膜呈浅橘黄色,光滑,血管呈树枝状,肝内胆管亦可呈现青色调。NBI下胆管黏膜表面结构和微血管(50~200 nm)影像清晰,消化管放大内镜能观察到<20 nm微血管,胆管镜无放大功能,不能观察到。胆汁在NBI下呈红色,亚甲蓝染色正常和无异型黏膜增生呈光滑均匀浅蓝色。

(二)异常胆管像

胆管肿瘤病变包括起源于胆管(胆管癌、IPNB、腺瘤等)和周围病变侵犯胆管(胰腺、胆囊癌等)。良性疾病包括胆管炎症、PSC、缺血、损伤、外压、结石及寄生虫等。

1.恶性病变

(1)恶性所见:隆起性病变形态不规整、不光滑,容易渗血,狭窄常为环周性,可伴有溃疡。病变表面可见不规则、扩张的血管像,这是由于肿瘤生长形成的新生血管。肿瘤血管诊断恶性的敏感性为100%,良性胆管疾病无此所见。NBI可显示病变表面形态不整和不规则、扩张的异常黏膜血管像。亚甲蓝染色病变表面不整,不均匀深蓝色染色型。胆管外恶性病变有时不典型诊断困难,活检阳性率也低。

(2)胆管癌胆管镜所见分型:①结节型,肿块形态不整、质脆、容易渗血,常有新生血管形成。②乳头型,胆管腔内密集乳头状或鱼卵状隆起,常有黏液、血液,形态上与IPNB鉴别困难。③浸润型,缺乏胆管癌特征,诊断困难。表面黏膜变化不明显,发白,缺少新生血管。可有胆管壁增厚、质硬、正常黏膜血管像消失。

2.疑诊恶性

乳头状、绒毛状隆起,形态不规则结节状隆起。

(三)良性疾病

黏膜光滑,无新生血管像,小且均匀的颗粒状隆起、光滑的环状狭窄或结节、瘢痕,充血发红,糜烂,无肿瘤形成。

胆管结石主要包括胆色素钙结石、黑色石和胆固醇结石等,其他结石成分少见。胆管腔内结石大小不等,呈圆形、椭圆形、不整形、接面形,亦可呈胆泥和胆沙状,色泽呈棕色、黄色、黑色和乳黄色等。

(四)胆管镜下碎石

胆管镜下碎石:插入胆管镜观察到结石后,推出 LL 或 EHL 导线 1 cm 左右,调节子镜(旋钮)和母镜(转镜轴、调旋钮等),使结石位于视野中央。导线与结石接触并固定,十二指肠镜要保持稳定状态,开始碎石。踩脚踏开关间断通电,每次持续 2~3 秒,反复碎石。碎石时结石周围要有充分的液体,达到良好的碎石效果。碎石过程中,视野不清要注水冲洗胆管。胆管注入适量造影剂,透视观察碎石效果。碎石结束,导线退回到工作管道内,松开母镜固定旋钮,缓慢退出胆管镜。用取石网篮和球囊导管清除结石,必要时配合机械性碎石。

POCS 结束后,留置鼻胆引流管或 ERBD,特别是有胆管狭窄者要充分引流。

(五)注意事项

(1)胆管镜检查或治疗时,要控制注入液体量,特别是有胆管狭窄者。电动注水泵水流速快(0~375 mL/min),要调整合适的流量,间断踩踏板注水。防止压力过高发生胆管静脉逆流,引起菌血症,术后出现寒战、高热。

(2)操作中胆管内液体注入过多,容易反流入胃内,麻醉患者误吸入气管,发生意外。要计算注入的液体量,随时抽吸出过量的液体。

(3)乳头切开要充分,液体从乳头口流出不畅会增加胆道感染和胰腺炎风险。

(4)对产生黏液的肿瘤,插入胆管镜前需要用球囊导管清理胆管内黏液,以利于观察病变。

(5)非肿瘤病变表面有黏液或渗出物时,影响亚甲蓝染色诊断结果。

(6)LL 或 EHL 时,保持视野清晰以免损伤胆管(出血或穿孔)。短脉冲、双频激光(波长 532 nm 和 1 064 nm)对组织损伤小。

(7)胆管狭窄者术后必须充分引流,以免发生胆管炎。

(六)操作后处理

(1)术后卧床休息,禁食水 24 小时。

(2)静脉补充液体,电解质和葡萄糖等,给予广谱抗生素 2～3 天。

(3)观察腹痛、腹胀、呕吐、发热及黑便等症状和腹部体征。有异常者进行相关检查和处理。

(4)术后 3 小时和次日检血淀粉酶,血淀粉酶升高,但无腹部症状及体征属高淀粉血症,不需特殊处置。发生胰腺炎及时应用抑制胰腺分泌药物。

(5)留置鼻胆管引流者,注意引流量,必要时冲洗、导丝通管处置。

(七)操作后并发症及处理

1.胆管炎

胆管炎是最常见的并发症,有时伴肝脓肿,发生率 0～14%,重症胆管炎可导致死亡。推荐检查术前给予抗生素预防胆管炎,但近来研究未见到有降低其发生风险的作用。有胆管近端狭窄、多发狭窄者胆管炎发生率高,可能与不断向胆管内注生理盐水有关,尤其已经有胆管炎存在,注意要控制注水量,及时抽吸,避免增加胆管内压力。检查结束后行胆管引流常可避免发生胆管炎,发生胆管炎者静脉给广谱抗生素处置。

2.胆管出血或穿孔

发生率分别为 0～3% 和 1%,主要与治疗有关。胆管结石 EHL 导致出血通常可自然停止,不需处置,发生穿孔行鼻胆管或支架引流,无效者手术治疗。操作时要注意避免损伤胆管。有出血倾向、凝血功能障碍治疗前要给予纠正。

3.胰腺炎

乳头切开或气囊扩张应充分,保证注入胆管内液体沿乳头流出通畅,并防止因乳头切开小,插入胆管镜机械性刺激引起乳头水肿。

第十一节　经口胰管镜

一、概述

胰腺在腹腔内所处的位置较深,加上其解剖学和组织学方面的特点,使胰腺疾病的诊断历来都是消化系统疾病诊断的难点之一,常导致胰腺疾病的漏诊和误诊。为此,各国在临床上逐步采用内镜来诊断胰腺疾病,经口胰管镜检查术是其中重要的突破之一。

经口胰管镜(peroral pancreatoscopy,PPS)就是利用超细内镜通过十二指肠镜的操作孔插入胰管,直接观察胰管内的病变。它是一种直接和非侵入性的检查方法,对确定胰管病变的性质、慢性胰腺炎和胰腺癌的鉴别诊断特别是小胰癌早期诊断具有极大的参考价值。

1974 年 Katagi 和 Takekoshi 首先将经口胰管镜(peroral pancreatoscope,PPS)应用于临床,可直接观察到胰管内的情况。随后 Rosch 及 Nakamura 等相继应用胰管镜观察胰管。当时的胰管镜实质上就是胆道镜,口径较粗,术前必须行乳头括约肌切开术或仅应用于胰管扩张的特殊病例。而且由于设备及技术均较落后,胰管镜难以获得清晰的图像,且易损坏,缺乏活检及细胞刷检的操作孔,因此限制了它的临床应用。20 世纪 90 年代以后,随着技术和设备的不断改善,胰管镜口径越来越细,并能够进行活检、细胞刷检、甚至能进行镜下治疗。1994 年 Mizuno 等报道了带有形状记忆合金套管的胰管镜的临床应用。这种胰管镜由 Olympus Opatical 公司生产,将形状记忆合金装在胰管镜末端,增加了胰管镜的可操作性。最近日本的 Matsushita Electronics 公司和 Olympus Opatical 公司研制成功电子胰管镜。电子胰管镜的出现使胰管镜的分辨率更高、成像更加清晰,可早期发现细微的病变。镜身也更加耐用,不易损坏。2005 年波士顿科学公司的 Spyglass 胆道子镜光纤直视系统年获得 FDA 批准,2013 年在中国上市,诊疗操作相对较为简便,除可观察胰管内病变,还可以取活检进一步明确诊断。经口胰管镜的出现将为内镜检查开拓新的领域。我国目前尚未见有关胰管镜的报道。

二、适应证与禁忌证

(一)适应证

凡临床怀疑胰管疾病,X 线、超声、MRI 不能明确诊断者皆为适应证。

(1)不明原因的胰管扩张。

(2)胰管狭窄,主要用于胰管良恶性狭窄的鉴别诊断。

(3)临床怀疑胰腺癌,特别对早期的、仅局限于胰管的小胰腺癌诊断价值极大。

(4)慢性胰腺炎。

(5)胰腺囊肿性病变。

(6)可疑结石导致的梗阻性胰腺炎。

(7)胰管内占位性病变。

(8)胰管内病变取活检。

(9)胰管结石碎石效果的判定。

(二)禁忌证

(1)有上消化道内镜检查禁忌证者,如上消化道梗阻、大的主动脉瘤、严重的心肺功能不全者、急性心肌梗死以及精神失常对检查不能合作者等。

(2)急性胰腺炎或慢性胰腺炎急性发作期时(除结石阻塞胰管引起的急性胰腺炎)。

(3)胆管急性炎症或化脓性感染者。

(4)严重的十二指肠乳头开口狭窄或畸形。

三、操作前准备

(一)器械准备

十二指肠镜(母镜)一般选用侧视型的纤维及电子十二指肠镜,如 Olympus 的 JF 及 TJF 系列,这种类型的十二指肠镜便于观察乳头和胰管插管。

1.超细纤维胰管镜

镜身不带有成角系统及活检钳通道。外径为 0.75~0.8 mm,含 3 000~6 000 根石英纤维束。常用的有 PF-8P 型,AS-001 型,MS-75L 型。其中 PF-8P 型是目前胰管镜的常用机型。本机型由 3 000 根石英纤维组成。这种类型的胰管镜管径细,可通过常规的 ERCP 导管进入乳头,无须行 EST,适用于一般胰管病变的检查。还有一类带导管的超细胰管镜,常用的有 FS-B20SL 型,带有一个外径1.67 mm套管。套管内有 0.55 mm 的操作通道,末端装有一个可充气气囊。该镜含6 000 根石英纤维束,视角 70°,观察距离 2~30 mm,工作长度 2 100 mm。这种胰管镜亦可直接插入乳头。其操作通道可注入造影剂、生理盐水,通过导丝。还可通过套管进行活检、细胞刷检等操作。但这些操作不能在直视下进行。末端气囊充气后,使物镜居于胰管中央,便于观察。如进行镜下操作选用细胰管镜,常用的有 XCPF-3.3 型,直径 3.3 mm,本身带有成角系统和活检钳通道。

2.电子胰管镜(Peroral electronic pancreatoscope,PEPS)

PEPS 是 Olympus 公司新研制的一类胰管镜,也是目前世界上最细的电子内镜。PEPS 比纤维胰管镜分辨率更高、成像更加清晰,可早期发现细微的病变。其尖端部分可双向调节(向上 120°,向下 120°),CCD 仅 1 mm²,分辨率达

5 万像素。

3.Spyglass 胆道子镜直视系统

SpyGlass 镜身的直径为 3.3 mm，可以通过具备 3.7 mm 以上活检管道的内镜。镜身内置四个通道，包括两个专用冲洗通道、一个导光纤维光学观察镜通道和直径 1.2 mm 的活检管道，实现了光纤与导管的分离从而使其可以重复利用。

光纤视场角为 70°±5°；在距离目标 5 mm 处，分辨率应不小于 3.56 Lp/mm；光纤插入部外径不超过 0.81 mm；工作长度为 231 cm，误差为 ±1 cm；输出光照度不小于 15 000 Lux。

SpyGlass 镜身可实现四方向头端偏移，便于在狭小管腔内精确操控治疗。术中通过冲洗管道注水保持手术视野的清晰完整。通过工活检管道可以使用专用活检钳（直径 1 mm）对病灶组织进行精确取样和诊断，还支持液电碎石术（EHL）或双频激光碎石术。截至 2012 年 1 月，SpyGlassTM 系统在全球范围内完成的胆管镜治疗病例已超过 30 000 例。采用 SpyGlassTM 系统实施的胆管疾病和胆结石治疗的手术总体成功率可达到 89%。

除了上述胰管镜设备外，还应备有 X 线透视、摄片装置，准确判断子镜的位置。

（二）患者准备

上午检查者，前一日晚餐后禁食（空腹 6 小时以上）。咽部麻醉与普通胃镜相同。术前注射抑制肠蠕动的药物，使十二指肠处于低张状态，便于操作。常用药物有 654-2、丁溴东莨菪碱及盐酸哌替啶等，肌内或静脉注射。如患者过分紧张也可应用镇静剂。术中可静脉注射促胰泌素（1 U/kg），刺激胰腺外分泌，防止气泡侵入胰管，便于观察。也有学者检查前不注射促胰泌素并未影响观察效果。情况许可，可行静脉镇静或麻醉。患者穿着要符合 X 线检查的要求。去除带有的金属物品或其他影响检查的衣着织物等。

第十二节　内镜逆行胆胰管造影

一、概述

（一）定义

内镜逆行胆胰管造影术（endoscopic retrograde cholangiopancreato graphy，

ERCP)是指将内镜经口插入十二指肠,经十二指肠乳头导入专用器械进入胆管或胰管内,在 X 线透视或摄片下注射显影剂造影、导入子内镜/超声探头观察、进行脱落细胞/组织收集等操作,完成对胆、胰疾病的诊断,并在诊断的基础上实施相应介入治疗的技术的总称。

(二)ERCP 发展史

1968 年,美国 McCune 医师首次报道了经内镜十二指肠乳头插管完成胰管造影,标志着诊断性 ERCP 技术的诞生。随后,新型的侧视型带有抬钳器的十二指肠镜被研制出来,多国学者开始尝试这一技术用于胆道及胰腺疾病的诊断。1974 年,日本学者 Kawai 及德国的 Classen 教授等相继报道了内镜下乳头括约肌切开术(endoscopic sphincterotomy,EST)用于治疗胆总管结石,标志着治疗性 ERCP 的开端。从此 ERCP 技术开始风靡世界各地,随着内镜的不断改进和各种新器械的推出,越来越多的胆、胰治疗技术开始应用于临床。

胆管结石是接受 ERCP 治疗最多的病种,起初只能选择小结石的患者,行括约肌切开后等待结石自行排出,1977 年 Witzel 报道了采用 Dormia 网篮取石,与此同时取石球囊亦得已开发,取石变得更为方便可靠;1980 年,各种机械碎石技术相继问世,使得大结石可以粉碎后取出,结石清除率大为提高;ERCP 逐渐成为胆总管结石第一线的治疗方法。1982 年 Staritz M 报道了内镜下乳头气囊扩张术(endoscopic papillary balloon dilation,EPBD)作为 EST 的替代方法,以其减少出血、穿孔等并发症,但这一方法随后被发现有极高的胰腺炎的风险;近年来大气囊扩张(EPLBD)结合 EST 技术逐渐得以广泛应用,对于结石较大和困难的病例该方法更为便捷,而且并不增加并发症的发生。

良恶性胆道梗阻是临床常见病症,以往只能采用手术或经皮穿刺引流(PTCD),创伤性较大,1975 年日本内镜专家川井等成功完成首例经内镜鼻胆管引流术(endoscopic nasobiliary drainage,ENBD),1980 年,德国 Soehendra 教授设计了塑料胆管支架,并首次报告用于治疗胆管梗阻;随后各种不同设计的胆道支架相继问世,1980 年末自膨式金属支架(self-expandable metal stent,SEMS)亦得以在临床应用,内镜胆道引流的方法更加丰富,逐步取代了 PTCD 及姑息性胆道引流手术,成为临床姑息性治疗恶性胆管梗阻的首选方法。近年来一些良性肝外胆管狭窄也成为 ERCP 的适应证,通过充分扩张及多根塑料支架支撑或应用覆膜 SEMS,能有效解除狭窄,减少了对于外科手术的依赖。

胰腺疾病的治疗也取得了长足进步,1983 年 Seigel 等首先利用 ERCP 技术放置塑料支架治疗慢性胰腺炎胰管狭窄获得成功,随后胰管括约肌切开、胰管结石清除、体外震波碎石技术(ESWL)的应用、经副乳头治疗、胰腺假性囊肿的透壁引流、胰腺坏死/脓肿的治疗相继开展,多项临床研究显示与传统的外科手术相比,内镜治疗急慢性胰腺炎创伤小、并发症少、疗效可靠,其在临床处理胰腺疾病上正发挥着越来越大的作用。

近年来,随着内镜设备及器械的不断发展,ERCP技术也得到了不断发展。例如经口胆道镜检查与治疗、胰管镜诊疗、胆胰管腔内超声检查(IDUS)、Oddi括约肌功能测定、共聚焦激光微探头检查(p-CLE)、胆管内射频消融技术(RFA)、光动力治疗(PDT)等,这些操作极大提高了胆胰疾病的诊断水平及治疗效果,推动了消化病学和介入内镜学科的发展。

(三)国内 ERCP 应用现状

ERCP技术由20世纪70年代引入我国,许多老一辈消化病专家成为这一领域的开拓者,1978年陈敏章教授最早报道了应用ERCP技术对国人胰管解剖情况的观察;周岱云和安戎教授分别于1980年、1981年报道了开展EST取石;1983年,于中麟、鲁焕章教授率先应用ENBD技术;ERCP技术逐步在各大内镜中心开展并引起内外科临床医师的重视。20世纪90年代是我国ERCP快速发展的阶段,许多年轻的内外科医师踊跃加入队伍,他们纷纷到境内外著名的内镜中心接受正规化培训,国内内镜中心不断扩大规模,提高技术设备,ERCP的数量大幅度提高,基本已在大中城市的三级以上医院普及。进入21世纪,国内ERCP发展逐步与国际接轨,内镜专家们在常规操作的基础上,加以不断探索创新,开展了一些具有特色的新技术,部分ERCP中心已达到国际水平。2008年中华医学会消化内镜学分会成立了ERCP学组,以推动ERCP技术在中国的推广普及,并于2010年推出国内首部《ERCP诊治指南》,为我国ERCP操作规范化发展打下了良好基础。

虽然国内ERCP技术已经得到快速的发展,目前国内已有近千家医院开展ERCP工作,年完成ERCP操作逾10万例,但仍然存在较多不足,如地域发展尚不均衡,总体完成的数量与临床患者的巨大需求仍有较大的差距,围操作期的管理尚不够规范,医师的培训尚有很大的缺口,ERCP相关并发症尤其是严重并发症仍时有发生、缺乏高质量的临床研究等。因此仍然需要不断努力和提高。

二、适应证与禁忌证

(一)适应证

ERCP对胆、胰疾病的诊断具有较高的敏感性和特异性,但由于其有侵入性和创伤性,因而临床上建议首先采用无创的检查手段,如实验室检查、腹部超声、CT、MRI、MRCP 等,通常不提倡实施单纯诊断性 ERCP,ERCP 应主要用于已明确胆/胰疾病的介入治疗。

(1)梗阻性黄疸,考虑为有肝外胆道梗阻者。

(2)肝外胆管结石、胆道蛔虫症、肝吸虫感染、残端综合征等适合括约肌切开/气囊扩张并予以清除者。

(3)恶性胆管梗阻,包括胆管癌或转移癌、壶腹癌、胆囊癌侵犯胆管、胰腺癌侵犯胆管,需要行支架引流者。

(4)胆管良性狭窄,包括肝移植后、手术损伤、硬化性胆管炎、慢性胰腺炎所致胆总管狭窄、Mirizzi 综合征等。

(5)胆漏,包括手术后或外伤性胆漏/瘘。

(6)奥狄括约肌功能障碍,最好是有影像学和(或)生化检验证据。

(7)急性胆源性胰腺炎。

(8)复发性胰腺炎伴胰腺分裂症,或原因不明存在潜在病因者。

(9)慢性胰腺炎,存在主胰管狭窄、结石或巨大假性囊肿者。

(10)胰管断裂和胰漏患者。

(11)胰腺囊性肿瘤,如导管内乳头状黏液肿瘤等。

(12)急、慢性胰腺炎遗留的各类液体聚积或脓肿坏死灶,需要行透壁引流者。

(二)禁忌证

(1)有消化内镜禁忌的患者,如严重心、肺、脑功能障碍,生命体征不稳定;消化道梗阻未解除者;可疑或已知内脏穿孔者;不能充分理解配合,或患者/家属拒绝诊疗。

(2)不明原因腹痛患者,如果尚未行其他影像学检查,或其他影像检查无客观发现时,胆/胰疾病可能性较低,不主张草率行 ERCP 检查。

(3)非梗阻性黄疸患者,或没有证据显示系大胆管梗阻的病例。

(4)单纯胆囊疾病,没有证据显示胆管受累者一般不主张行 ERCP。

(5)患者凝血功能不佳或长期应用抗凝药物,而需要行高危操作(如括约肌切开、狭窄扩张等)时。

(6)明确为造影剂过敏者。

(7)内镜医师未接受过严格培训,或设备、器械缺乏时。

三、操作前准备

(一)患者准备

(1)应完善相关化验及影像检查,包括肝肾功能、血常规、凝血功能等,建议行腹部 CT 或 MRI,最好是 MRCP 检查。

(2)老年患者术前应行心、肺功能检查。

(3)内镜操作者应全面了解病情及既往病史,评估患者的收益与风险,制定切实可行的治疗预案,避免不必要的诊断性 ERCP 和难以达到目的的治疗。

(4)操作前与家属/患者沟通,讲解当前病情、治疗方案、存在的风险以及其他可供选择的其他治疗方法,应签署操作知情同意书。

(5)操作前纠正患者凝血功能异常,长期服用阿司匹林等抗血小板药的患者,操作前应停药 1 周以上;服用华法林者,可改用低分子肝素或普通肝素。

(6)可疑碘过敏者应行敏感试验。

(7)操作前禁食水 6～8 小时以上,但不禁必需的口服药(如降压、抗心律失常或抗免疫排斥药物等)。

(8)对于胆道感染/脓毒血症患者、肝门部胆管肿瘤患者、器官移植/免疫抑制患者、胰腺假性囊肿的介入治疗、原发性硬化性胆管炎、有中高度风险的心脏疾病患者,建议操作前应用广谱抗生素,抗菌谱需涵盖革兰阴性菌、肠球菌及厌氧菌。

(9)操作前建立静脉通路(以右前臂为宜),常规予以镇静镇痛药物(哌替啶、654-2、地西泮等);对于估计操作时间较长或经口插镜耐受性较差者进行静脉全身麻醉,需由麻醉医师进行风险评估。

(二)器械准备

(1)电子十二指肠镜、工作钳道 3.2～4.2 mm,应根据预定的治疗方案选择,有条件的单位还需准备母子镜、腔内超声探头等,使用前均应严格消毒。

(2)常用诊疗附件,包括造影导管、导丝、乳头切开刀、塑料/金属扩张管、扩张气囊、胆胰活检钳、鼻胆/胰引流管、胆/胰支架、碎石/取石网篮、止血夹及注射针等,均应严格灭菌消毒或采用一次性产品。

(3)造影剂为无菌水溶性碘溶液,常用的是 60% 泛影葡胺、碘普罗胺等,通常需要 1∶1～2 稀释。

(4)内镜专用高频电发生装置。

(5)具备清晰实时透视影像和摄片功能的 X 线设备。

（6）生命体征监护设备，包括心电监护、无创血压及氧饱和度。

四、操作步骤

（1）进镜前拍摄 1 张包含肝、胆、胰区域的腹部平片，作为基础片与操作后进行对比。

（2）患者常规取俯卧位，右侧身体可略抬高。内镜进入食管，当见到食管下段的栅栏状黏膜下血管及齿状线时，提示到达贲门，此时可将内镜逆时针或向左侧旋镜，边充气边进入胃腔，可见大弯侧黏膜；然后顺时针旋转镜身，沿胃大弯行走，一边大角钮"UP"一边送镜，可见胃角正面像，直至幽门口处，调整幽门口至内镜视野正下方中央，使幽门口仅能被看到 1/3 时（落日征）方能通过幽门，进入十二指肠球部以后，右旋镜身并推镜，进入十二指肠降部，看见十二指肠乳头后，将小角钮向右旋转、大角钮向上、向外拉直镜身同时向右旋转，调整乳头至视野最佳位置后，锁定角钮。

（3）选择性插管：胆管插管一般从乳头开口的左上角向 11 点方向插入，胰管一般从乳头开口右下角朝 2～3 点方向插入；目前多数学者不盲目主张注射造影剂，以免反复胰管显影引起胰腺炎，而是采用导丝进行选择性插管，建议采用头端柔软超滑的导丝。

（4）反复插管失败后可考虑行乳头预切开，采用针状刀或短鼻切开刀等器械，应该由有丰富经验的医师实施，注意防治出血、穿孔等严重并发症。

（5）确认导管已插入胆管或胰管内，注入已稀释的造影剂，推注速度 0.2～0.6 mL/s，压力不宜过大；有严重梗阻的病例，应在导管抵达梗阻以上胆管后，先尽量抽出淤滞的胆汁再酌情注射适量造影剂。

（6）在 X 线透视下显示胆管或胰管系统，当病变清晰显示时应及时摄片，有时需变换患者体位使其显示清楚。

（7）当狭窄病变性质尚不明确时还可进行特殊检查，可在导丝引导下，将子内镜/超声探头导入胆/胰管，进一步观察局部情况，也可插入细胞刷进行脱落细胞检查。

（8）对于胆/胰管结石患者，有取石可能时，可行乳头括约肌切开和（或）柱状气囊扩张，然后应用取石篮/球囊逐一取出结石，结石较大时可先行机械碎石/液电碎石，然后再逐步清除结石碎片。

（9）胆管恶性狭窄的患者通常需要行姑息性引流，首选支架引流，可先沿导丝插入扩张导管或气囊进行狭窄段扩张，然后留置塑料/金属支架，短期引流或不适合支架引流的病例也可进行鼻胆管引流。

（10）明确为胆管良性狭窄的病例应争取行"根治性引流"，一般需先行柱状气囊充分扩张，然后置入多根塑料支架，或留置全覆膜 SEMS。

（11）检查及治疗结束后，边吸引边退镜，应将胃内残留气体及口咽部分泌物尽量抽吸干净，退出内镜。

五、注意事项

（1）造影前导管内注意排气，以免将气泡注入胆/胰管内误认为病变。

（2）对于梗阻性黄疸患者，建议造影前先抽空胆管内淤积的胆汁，一方面可以清楚显示病变，另外可以避免胆管内压力过高，引起胆汁进入肝血窦，导致菌血症。

（3）对于胆管内小结石患者，建议从肝外胆管近端向远端逐步注入造影剂，避免注射造影剂时过快及压力过大，否则易导致结石进入肝内胆管。

（4）胰管造影采用的造影剂不得过于稀释，否则影响胰腺病变的显示；注射造影剂时切忌速度过快或压力过高，否则容易造成胰腺腺泡显影，增加操作后胰腺炎风险；胰管被内镜遮挡时，可采用屈镜法完整显示胰管系统。

六、操作后处理

（1）操作后禁食、水，操作后 3 小时复查血淀粉酶、操作后 24 小时血淀粉酶及血常规。

（2）必要时操作后可应用广谱抗生素，预防胆管及胰管的感染。

（3）必要时 ERCP 操作后可预防性给予 NSAIDS 栓剂、抑酸药或抑制胰腺分泌的药物。

（4）禁食期间注意补充生理所需水电解质，预防水电解质紊乱；肾功能异常患者注意监测尿量。

（5）注意监测患者生命特征、腹部体征及鼻胆/胰管引流情况，黄疸患者操作后定期复查肝功能，明确胆红素变化情况。

（6）预防性放置胰管支架者，可于操作后 2 周内拔除。

七、操作后并发症及处理

ERCP 操作后常见的并发症包括 ERCP 操作后胰腺炎、胆管炎/脓毒血症、消化道出血和肠穿孔等。

（一）ERCP 操作后胰腺炎（post-ERCP pancreatitis，PEP）

1.PEP 诊断标准

ERCP 操作后出现持续性的胰腺炎相关的临床症状，如新出现的或加重的腹部疼痛、腹胀，伴有血清淀粉酶升高超过正常上限的 3 倍，腹部 CT 可见胰腺水肿、渗出或坏死等影像表现。

2.PEP 预防

（1）多项 RCT 研究及荟萃分析证实操作前预防性应用非甾体抗炎药，如吲哚美辛纳肛，可以有效降低操作后 PEP 发生率及其严重程度；但对于蛋白酶抑制剂、硝酸甘油及类固醇皮质激素类等药物，目前研究显示不能有效预防 PEP 的发生。

（2）荟萃分析显示，采用导丝辅助插管较造影剂辅助插管有助于减少 PEP 的风险。

（3）荟萃分析显示，ERCP 操作中置入胰管支架可以有效预防性降低 PEP 的发生率及其严重程度。

3.PEP 治疗

对于轻/中度胰腺炎，主要以禁食、胃肠减压、液体复苏、防治并发症及对症等治疗为主，早期可予以大剂量乳酸林氏液水化治疗，定期复查胰腺 CT 了解胰腺病变情况；对于重度胰腺炎，当合并胰腺组织感染性坏死时，应适时进行内镜下清创引流或外科干预治疗。

（二）出血

常见于乳头括约肌切开处出血，包括操作中即时出血和操作后迟发性出血。内镜下可采用黏膜下注射止血（去甲肾上腺素冰盐水、硬化剂）、球囊压迫、金属止血夹、热探头、氩气烧灼等方法，对于较深在的出血，采用可回收覆膜金属支架压迫止血具有较高的成功率；对于内镜下无法控制的严重出血可采用血管介入栓塞止血，必要时行外科手术治疗。

（三）肠穿孔

对于微小穿孔，可先考虑行保守治疗，包括内镜下金属夹夹闭穿孔部位、鼻胆管引流、胃肠减压、禁食、抑酸、抑酶及抗炎补液等处理；对于症状逐渐加重，保守治疗效果不佳者，需及时行外科手术治疗。对于较大穿孔，估计保守治疗无效者，需及早行外科手术治疗。

(四)胆管炎

1.胆管炎预防

美国消化内镜协会及英国胃肠病协会指南均不建议 ERCP 操作前预防性应用抗生素来降低胆管炎发生率；但对于部分特殊情况，如胆道感染/脓毒血症患者、肝门部胆管肿瘤患者、器官移植/免疫抑制患者、胰腺假性囊肿的介入治疗、原发性硬化性胆管炎患者，建议操作前预防性应用广谱抗生素。

2.胆管炎治疗

ERCP 操作后并发胆道感染通常以革兰阴性菌、肠道细菌为主，可根据血培养及药敏结果选择敏感抗生素。对于反复发热者，注意复查肝/胆彩超，排除胆囊炎及肝脓肿等；胆道支架引流效果差合并严重胆管炎者，及早更换为鼻胆管引流或 PTCD 引流。

第十三节 小 肠 镜

一、概述

(一)小肠镜的定义

小肠是消化道空腔脏器中的重要一环，长 3~5 米，包括空肠和回肠，担负机体绝大部分的消化和吸收功能。既往对小肠疾病的认识不够，因为缺少可以直接抵达的内镜，气囊辅助式小肠镜的问世解决了这一难题。尽管以前有探条式小肠镜，但因其不能完成全小肠检查而不能称为真正意义上的"小肠镜"；胶囊内镜尽管也能完成全小肠检查，但因其无法人工操控也不能称为小肠镜。

目前临床常用的气囊辅助式小肠镜包括双气囊小肠镜（double-balloon enteroscopy，DBE）和单气囊小肠镜（single-balloon enteroscopy，SBE）两种，简称为小肠镜。

(二)小肠镜的发展史

DBE 是 2001 年由日本学者山本博德发明，在世界上率先报道了使用 DBE 对小肠进行全面的检查并完成诊断。DBE 的发明充分体现了"临床需求推动技术革新"的转化医学特点，相较于胃和结肠有固定的韧带便于软式内镜插入，小肠的解剖特点决定了其无法依赖单纯的内镜插入完成检查。小肠的黏膜平薄，在腹腔中处于游离状态，依靠小肠系膜固定，必须依赖辅助措施加以控制。气囊和套管的研发很好地解决了这一问题，也是"以退为进"理念的充分体现。气囊的充气和放气可以人工控制，压力可以固定小肠黏膜又不引起损伤。DBE 于2003 年全球上市，我国当年引进，至 2009 年全国已有 120 台 DBE 设备，并以每年 30～50 台的速度增长。2006 年于东京召开了第一届国际双气囊内镜会议，我国于当年召开了全国第二届小肠疾病学术会议，并于 2008 年修订了我国的《双气囊内镜诊治规范》，出版了国内第一部小肠镜专著《双气囊内镜学》，有力推动了我国小肠镜检查技术的普及。

SBE 也是由日本学者 Tsujikawa 等于 2007 年发明，并于 2008 年在国际上首次报道，该型小肠镜对操作方法进行了改进，去除了内镜前端的气囊，使操作更为简便，检查时间大大缩短，展示了良好的应用前景。目前我国 SBE 的应用不如 DBE 广泛，也缺乏 SBE 的诊治规范。

(三)小肠镜的检查原理

1.DBE 的检查原理

DBE 系统利用两个气囊交替固定肠管，利用有效长度仅 2 米的内镜和柔软的外套管交替插入，来完成对 3～5 米长的小肠的诊疗工作，并且需要采用经口及经肛两种途径来完成对接。总体来说，内镜前端抵达某一肠段，然后内镜前端气囊充气固定小肠，外套管气囊放气后沿内镜滑至同一部位；然后充气外套管气囊，与内镜前端气囊一起固定肠管后向近侧回拉收叠肠管；内镜的气囊放气，内镜继续沿被外套管固定的肠管滑插到远端小肠，打开气囊固定肠管；外套管的气囊放气，外套管再次沿着内镜插入后，打开气囊固定相应部位的小肠管。如此交替反复，将内镜插入小肠深处，从而完成全小肠的检查，整个过程类似于"折叠窗帘布"的情况，将充分皱褶的小肠固定于外套管上。经口进镜和经肛进镜的原理基本类似，但略有不同。

(1)经口进镜原理：操作前需先将外套管套在小肠镜身上，当内镜头部进入至十二指肠水平段后，先将小肠镜头部气囊充气，使内镜头部不易滑动，然后将未充气的外套管沿镜身滑插至内镜前部，随后将外套管气囊充气。此时，两个气囊均已充气，内镜、外套管与肠壁已相对固定，然后缓慢拉直内镜和外套管；接着将内镜头端气囊放气，操作者将内镜缓慢向深部插入直至无法继续进镜。重复上述充气、放气、滑行外套管和钩拉等动作，即可使镜身缓慢、匀速地推进到深部小肠。

(2)经肛进镜原理:先将镜身插入乙状结肠,将外套管前端推至内镜末端气囊处,将外套管气囊充气后回拉,使乙状结肠伸直;然后内镜到达横结肠与降结肠交界处,重复上述过程;到达横结肠肝曲处固定肠管,降横结肠拉直;抵达回盲瓣处,先将内镜前端进入回肠末端,然后充气内镜气囊固定住回盲瓣,外套管前进后充气回拉,可以完成回肠的检查,并形成同心圆结构。

2.SBE 的检查原理

SBE 的检查原理和 DBE 稍有不同,每一个回合可分解为 6 个步骤:内镜在外套管的支持下进至最大深度;调节内镜弯角钮至前端弯曲最大,保持内镜下视野固定,用内镜前端钩住小肠,此时才能将外套管气囊放气,本步骤是 SBE 的关键步骤;外套管气囊失压后,推送、滑行外套管至内镜前端(外套管近端应处于镜身标志线 155 cm 处,此时外套管前端与内镜前端保持 5 cm 距离,注意不能将外套管置入过深,否则会影响内镜前端的固定作用;外套管进至适当部位后气囊充气;放松内镜弯角钮使内镜前端恢复正常状态;回撤内镜及外套管后,继续进镜。重复上述过程,即可使镜身缓慢、匀速地推进到深部小肠。

(四)小肠镜的临床应用现状

小肠镜已越来越多地应用于临床,并显现出其在小肠疾病中的诊断价值。目前认为 DBE 或 SBE 对不明原因消化道出血的确诊率达到 80%～90%,对小肠疾病的总诊断率达到 70% 以上,对克罗恩病的诊断价值明显优于其他检查,小肠镜已成为小肠疾病诊断的"金标准",DBE 尽管敏感性不如胶囊内镜,但是可以活检、视野清晰的优点,使其成为胶囊内镜检查的必要补充。传统的检查方法,小肠出血的确诊率仅为 40% 左右,而在应用双气囊小肠镜后,小肠出血的确诊率提高至 70%～80%,与传统方法的确诊率有显著性差异。国内一项对比 DBE 和胶囊内镜的荟萃分析结果显示,共计 277 例不明原因消化道出血患者中 DBE 的诊断阳性率为 56.3%,胶囊内镜的诊断阳性率为 61.3%,两者差异无显著意义,但是进一步分析表明如果 DBE 不采用经口和经肛联合,则阳性率低于胶囊内镜。

小肠镜作为消化内镜的一种常规技术,同样具有对相关疾病进行治疗的功能。包括小肠息肉内镜下摘除术、内镜下止血术、狭窄扩张术、支架置入术、胶囊内镜等异物取出术等。

二、适应证与禁忌证

(一)适应证

根据中华医学会消化内镜学分会小肠病学组于 2008 年公布的《双气囊内镜临床应用规范草案》,目前认为 DBE 是小肠疾病诊断的重要手段,鉴于 DBE 操作较费时、对操作者技术要求高、有一定的操作风险、费用较昂贵、需要麻醉或镇静以及检查途径不确定等诸多因素,因此对怀疑小肠疾病的患者而言,DBE 并不一定是首选的检查方法。有相当部分的小肠疾病可以通过影像学、胶囊内镜等非侵入的方法明确诊断,而 DBE 则是进一步的确认性检查。对小肠疾病的患者,认真全面的病史分析、合理的检查流程选择,对及时明确诊断、减少不必要的检查、降低医疗费用、减轻患者痛苦均大有裨益。小肠镜检查有以下适应证。

(1)不明原因消化道(小肠)出血及缺铁性贫血。

(2)疑似小肠肿瘤或增殖性病变。

(3)疑似小肠克罗恩病。

(4)不明原因小肠梗阻。

(5)不明原因腹泻或蛋白丢失。

(6)小肠异物(如胶囊内镜等)。

(7)外科肠道手术后异常情况(如出血、梗阻等)。

(8)已确诊的小肠病变治疗后复查。

(9)相关检查提示小肠存在器质性病变可能(血管造影、胶囊内镜、小肠 CT 等)。

(二)禁忌证

(1)严重心肺功能异常。

(2)高度麻醉风险者。

(3)无法耐受或配合内镜检查者。

(4)相关实验室检查明显异常,在指标纠正前(如重度贫血、血浆白蛋白严重低下等)。

(5)完全性小肠梗阻无法肠道准备者。

(6)有多次腹部手术史者。

(7)低龄儿童。

(8)其他高风险状态或病变者(如中度以上食管-胃静脉曲张者、大量腹水等)。

(9)孕妇。

三、操作前准备

(一)确定进镜途径

小肠镜检查术前需详细了解患者的病史、相关的实验室检查和影像学检查结果,从而确定进镜途径(经口或经肛)。一般来说,对于怀疑空肠出血或可疑病变的病例(以黑便为主要表现,或胶囊内镜、小肠 CT 提示病变位于空肠),选择经口进镜途径;对于怀疑回肠出血(以便血为主要表现)或可疑病变经影像学检查可能位于回肠的病例,选择经肛进镜途径。同时可根据疾病的好发部位来选择,例如怀疑克罗恩病(好发于回肠)时,首选的进镜途径是经肛,而 P-J 综合征(息肉好发于空肠)检查时可选择经口。初次小肠镜检查进镜途径的选择非常重要,如果单次检查可以发现病变并确诊,可以避免不必要的再次经对侧检查,减轻患者的痛苦并降低医疗费用,但途径的选择也需要临床经验的积累。

(二)麻醉或镇静

小肠镜的检查时间较长,通常在 30 分钟至 2 小时左右,因此除非在患者有麻醉禁忌而又必须行小肠镜检查时,无论采用经口或经肛途径,都需要采用静脉麻醉或镇静药物减轻患者痛苦,有利于患者配合检查。麻醉通常采用静脉麻醉方式,予以静脉缓慢推注异丙酚等药物,镇静可采用咪达唑仑等药物,但均需在心电监护仪的密切监护下进行。采用经口途径时,在有条件的情况下建议采用气管插管方式麻醉,可有效保护呼吸道以免检查过程中发生误吸。在经肛途径时,如果患者有肠梗阻存在或胃内有大量液体潴留,也应气管插管避免出现意外。因此,在小肠镜检查前,要充分做好患者的心电图、胸片等检查,必要时做心脏彩超、肺功能等评估患者的心肺功能和麻醉风险。

(三)肠道准备

经口检查者可采用禁食 12 小时或服用轻泻药物方法清肠。经肛检查者肠道准备同全结肠镜检查,因经肛检查时内镜要先通过结肠,因此结肠的清洁度对于顺利进镜尤为重要。清洁肠道药物可选用复方聚乙二醇、硫酸镁、磷酸钠等。对于不完全性肠梗阻者,应尽可能在肠道梗阻解除后,并完成相应肠道准备后行 DBE 检查。为避免麻醉误吸,肠道准备清洁液和水的口服时间距离检查开始最好距离 6 小时以上。

(四)X 线设备

对于初次开展小肠镜检查的单位,操作尽可能安排在有 X 线设备的操作室进行,有利于在直视下观察内镜的进镜深度和部位,及时解除成襻。对于怀疑小肠局部有瘘管或梗阻的病例,还可进行术中造影,但术前应完成相应的过敏试验。

(五)二氧化碳气泵

目前有研究表明,在小肠镜的检查过程中,采用二氧化碳注气代替空气,可有利于减少操作过程中的小肠气体滞留,使更多长度的小肠套叠于外套管上,从而有利于深度进镜,提高全小肠检查成功率。同时有利于减少小肠镜的并发症,减轻患者术后的腹痛、腹胀症状,建议在有条件的单位开展。

(六)检查设备完好性

术前操作者必须仔细检查机器设备、外套管、气囊、气泵等器材设备完好性。尤其需要注意外套管或内镜前端的气囊,是否有漏气或无法完成注气或放气的现象,否则一旦小肠镜进入体内,很难判断气囊的工作状态,气囊工作状态的异常会导致检查无法完成,甚至导致并发症发生。气囊工作状态的异常通常是由于内镜或外套管的注气管路堵塞或安装方法不当,需要重新检查更换。

(七)知情同意告知

完成术前谈话并签写知情同意书,充分告知患者小肠镜检查的益处和风险,可能存在不能发现病灶的情况及后续处理措施。

第十四节 结 肠 镜

一、概述

电子结肠镜检查是目前诊断大肠疾病特别是大肠癌及癌前病变的首选方法。它可以清楚观察大肠黏膜的细微变化,如炎症、糜烂、溃疡、出血、色素沉着、息肉、癌症、血管瘤、憩室等病变,其图像清晰、逼真。此外,随着内镜技术的进步和相关配件的研发,既可以通过肠镜的器械通道送入活检钳,取标本组织进行病理检查,也可进行镜下息肉切除、止血、病灶标志物定位和特殊染色处理等。

由于结肠是弯曲的管道,乙状结肠-降结肠移行部、脾曲、肝曲弯度陡急,乙状结肠以及横结肠系膜较长,富于弯曲又有很大的伸展性,因此,结肠镜检查的

难点在于插镜。目前,结肠镜插入技术分为两种,一种是在我国广泛采用的双人
操作法;另一种为单人操作法,由美国学者 Waye、Shinya 于 20 世纪 70 年代后期
先后创立的方法,也是近年来在国外被广泛采用的结肠镜检查技术。单人操作
法在对患者进行结肠镜检查过程中,检查者为一个人,左手控制角度、送气/水和
吸引,同时右手插入及旋转内镜,遵照不使肠管过度伸展的原则,通常是一边进
行肠管的短缩化,一边插镜。单人操作法历经 20 余年的实践,不断改进并逐步
完善了操作理论及技巧,操作方法已臻成熟。目前在欧美国家早已全面推广;在
日本,20 世纪 80 年代初在几位单人操作法先驱者的推广下,克服各种阻力,目
前近 95% 的内镜医师采用此法;在我国,随着近年来国际及国内内镜会议上越
来越多的单人操作法演示推广,广大内镜医师尤其是青年医师已认识到该法的
优越性,在普及率较高的广东地区,2013 年调查表明采用单人操作法的医师人
数占 86%。目前该法在全国范围已得到了广泛采用。本节主要介绍结肠镜单
人操作法。

二、适应证与禁忌证

(一)适应证

(1)原因不明的腹泻、腹痛、便血、黑便、大便检查潜血阳性、大便习惯改变、
腹部包块、消瘦、贫血,怀疑有结肠、直肠、末段回肠病变者。

(2)钡灌肠发现有肠腔有狭窄、溃疡、息肉、癌肿、憩室等病变,须取活检进一
步明确病变性质者。

(3)原因不明低位肠梗阻。

(4)转移性腺癌,寻找原发病灶者。

(5)溃疡性结肠炎、克罗恩等病的诊断与随访。

(6)需要行内镜下治疗者。

(7)大肠癌高危人群普查。

(8)大肠癌及大肠息肉术后复查等。

(二)禁忌证

结肠镜检查禁忌证很少,多属相对禁忌证。患者如有以下禁忌证,但如有临
床需求,在充分评估病情,与患者及家属沟通并做好知情同意后,在做好严密监
护和急救准备预防措施情况下,仍可进行检查。

(1)肛门、直肠严重狭窄、肛周脓肿、肛裂。

(2)急性重度结肠炎,重度放射性肠炎。

(3)腹腔内广泛粘连者。

(4)癌症晚期伴有腹腔内广泛转移者。

(5)急性弥漫性腹膜炎怀疑消化道穿孔者。

(6)严重腹水、妊娠妇女。

(7)严重心肺功能衰竭、严重高血压、脑血管病病变、精神异常及昏迷患者。

三、操作前准备

(一)肠道准备

肠道准备的好坏,在很大程度上决定了结肠镜检查的成败。良好的肠道准备,应从饮食以及清洁肠道两个环节进行。

1.饮食准备

检查前嘱患者进食低脂、细软、少渣的半流质以及流质饮食,避免进食青菜、水果等富含纤维素不易消化食物。检查当日早餐应禁食,如不耐饥饿者可饮糖水或静脉注射50%葡萄糖。

2.清洁肠道

目前国内肠道准备方法和药物众多,存在地区差异,根据中华医学会消化内镜学分会大肠学组制定的《中国消化内镜诊疗相关肠道准备共识意见》,建议采取如下方式进行肠道准备。

(1)聚乙二醇电解质散(PEG):国内外目前最推荐的肠道清洁剂。用法:在内镜检查前4~6小时,服用2~3 L PEG等渗溶液,每10分钟服用250 mL,2小时内服完,直至排出清水样便,可以不再继续服用。如排便性状达不到上述要求,可加服PEG溶液。对于无法耐受一次性大剂量PEG清肠的患者,可考虑分次服用方法。

(2)硫酸镁:国内常用制剂,由医院配制。具有饮用水量少、依从性好、价格便宜的优点,在国内应用较普遍。用法:在内镜检查前4~6小时,硫酸镁50 g稀释后1次性服用,同时饮水量约2000 mL,大多数患者可以完成充分的肠道准备。建议患者在清水样便时,可以不再继续饮水。注意硫酸镁浓度过高有导致脱水、高镁血症的等风险。

(3)磷酸钠盐口服液:具有饮水量少、患者依从性好等特点。方法:分2次服用,每次间隔12小时,可在内镜检查前一天晚上6点和内镜检查当天早上6点各服一次,每次标准剂量为45 mL,用750 mL水稀释。建议患者在可耐受的情况下多饮水,直至出现清洁水样大便。但应注意患者可能出现的不良反应:低血容量、电解质紊乱、磷酸盐相关肾病等。

(4)中草药:国内常用制剂为番泻叶或蓖麻油,在某些单位尚作为肠镜前的肠道清洁药物。番泻叶引起腹痛、腹胀等不良反应较常见,而且有时会导致肠黏膜的炎症改变。方法:检查前晚用番泻叶 20 g+400 mL 开水浸泡 30 分钟饮服,也可以加番泻叶 20 倍水量,80 ℃水温浸泡 1 小时;蓖麻油一般于检查前 6~8 小时服用,一般在服药后 0.5~1 小时开始腹泻,持续 2~3 小时。

(5)其他肠道清洁剂:复方匹可硫酸钠(吡苯氧磺钠)属刺激性泻药,直接作用于肠黏膜而促进肠道平滑肌的收缩,并增加肠腔内液体分泌,产生温和的缓泻效果,与镁盐组成复方制剂可用于肠道准备,国内即将上市。既往甘露醇溶液也用于结肠镜前的肠道准备,属高渗性泻剂,可于 30 分钟内口服 10%甘露醇溶液 1 000 mL,但因肠镜下电凝或电切会引起气体爆炸风险,目前已不建议用于结肠镜治疗。

(二)操作者准备

(1)操作者应详细了解病史,认真阅读既往相关检查报告。

(2)向患者说明诊疗目的以及整个诊疗过程,消除患者恐惧心理,取得患者配合。

(3)了解肠道准备过程中患者饮食状况,了解肠道准备后的排便状况,以患者排除淡黄色透明水样便为准,方可进行结肠镜诊疗。

(4)严格掌握适应证和禁忌证,对有相对禁忌证的患者必须做结肠镜诊疗的情况下,应请心血管专科以及麻醉科医师会诊,协助做好临床监护。

(三)器械准备

在结肠镜诊疗前,调试好内镜设备图像,注气注水是否通畅,内镜弯脚钮是否可到达正常位置,检查相关诊疗配件如活检钳、圈套器、染料是否配齐、高频电设备是否运转正常等。

四、操作技巧及步骤

(一)结肠镜检查基本技术

结肠镜单人操作法要求术者在操作过程中使手部动作能够准确无误地传递到内镜的前端,随心所欲地进行操作并观察到肠腔内每一个部位。另外,只有能够随意地控制病变处与内镜之间的距离,并保持适当的间距,才能够进行充分并仔细地观察病变,并能对准病变拍摄清晰的照片。在腺管开口类型放大观察时,如果无法保持适当的距离则对不准焦点,得不到准确信息。另外,在内镜治疗过程中,如果不能随意地控制内镜的前端,让其毫无阻碍地接近病变,那么这种内镜的治疗本身就存在着危险性。因此,熟练的技巧极为重要,技巧总结如下。

1.缩短肠管与取直镜身

在内镜插入过程中,保持内镜镜身呈相对直线状态,避免使肠管伸展,在缩短肠管的同时推进内镜,这是结肠镜得以顺利插入的基本要领。如果能够保持内镜镜身的直线状态,就可以直接将手部动作传递到内镜的前端而无须任何多余动作。一般来说,这种边保持直线镜身和缩短肠管,边插入镜身软管的"镜身取直缩短肠管法",是可能完全控制内镜的大肠插入法的基础。将内镜插入弯曲的肠道,内镜镜身会出现一些暂时的偏离现象,必须不断地将偏离的镜身纠正到直线状态。尽可能避免在镜身偏离状态下继续插入。

为了让肠道缩短后再插入内镜,最重要的一点在于随时随地拉回内镜。在弯曲处,如果用力推入内镜,可以使肠管伸展成襻,如果继续向前推进,患者势必疼痛明显,而且在下一个弯曲处会比上一次更疼。而镜身不断地在偏离状态下推进会使插入越来越困难。在弯曲处适当地调节肠腔内气体量(气体要少)和退镜操作,易使角度直线化(锐角转钝角)。在结肠镜插入时,弯曲的消除方法是操作成功的重要因素之一。在弯曲处,按照镜身取直缩短法的原则,将伸展的肠管缩短到最短程度,并保持镜身的直线状态,尤其是在肠道容易弯曲、伸展的乙状结肠和横结肠处更应如此。

2.内镜的自由感

内镜操作的自由感是指在肠镜操作过程中,当右手的动作准确地传递到内镜前端时的一种内镜操作时的感觉,通过内镜的自由感可以确认镜身是否保持了直线状态。具体地说,如果右手将内镜推进 1 cm 则前端向前 1 cm,如果退出 1 cm 则内镜的前端就倒退 1 cm,如果旋转 10°角则前端就旋转 10°,这是一种完全没有阻碍感觉的状态。如果形成襻曲,则自由感就会消失。另外,即使没有襻,如果有扭曲的现象,也会导致同样的后果。

3.Jiggling 技术(快速往返进退内镜)

通过轻微地前后移动来确认内镜的自由感,同时还可以调整一些轻度弯曲和扭曲。而运用 Jiggling 技术可以使冗长的肠管缩短和直线化。其操作要领是:将内镜退回数厘米,消除肠管的过度伸展,在这种状态下,前后迅速移动内镜,通过反复操作使肠管得以收缩套叠在取直的镜身上。此方法适用于任何将肠管缩短、直线化的情况,但必须抽出肠内过多的气体,使肠管恢复柔软和收缩功能。

4.回转复位

无论需要多大角度,如果将镜身向右方旋转180°,再向左方旋转180°,按道理应该是能够覆盖360°的范围。而实际上也很少需要如此大的角度,由于旋转度与角度操作相配合,即使再大的弯儿也能越过。旋转操作就好像操作汽车方向盘一样,需要注意的是旋转后要立刻转回一些。

5.右手握持内镜距离适当

握持镜身的位置距肛门不宜过近。应保持在距肛门 20～30 cm 左右的地方,这样便于保持镜身的直线状态。另外,还有一个好处就是可以以肛门为支点利用杠杆原理,这样不需要用很大的力,就可以轻松地移动内镜的前端。如果握持内镜的位置距离肛门过近,内镜则难以旋转。

(二)单人操作法的插入技巧

1.保持适当距离

适当保持肠管壁与内镜前端之间的距离极为重要。如果距离太近,则眼前一片模糊,不知是身在何处,但如果过度退镜又会把内镜拔出来。遇到这种情况,应保持一定的距离,应缓慢退镜至前端不退出的位置,保持足够的距离,再慢慢地一点一点地推进内镜。当穿过肠壁的皱褶后,向管腔走行的方向稍稍旋转内镜,即可插入前方的肠管。由此可以看出保持适当的距离是内镜插入的先决条件。

2.旋转镜身与角度的协调操作

内镜向左右方向的转动,主要由右手转动内镜镜身软管来完成。调角度钮使内镜前端向上或向下,如果再加上旋转镜身,前端便可以左右转动。当插入到乙状结肠,肠管处于弯曲状态,看不见前方肠腔时,应向上打角度并向右旋转镜身,再稍稍向后拉便可看见肠腔。当然除此以外,还存在着其他的组合方式,但是,尽可能采取这种基本方式。从脾曲部向横结肠插入时,因肠腔位于左侧,其基本方式与此正相反,即向上调角度并向左旋转镜身,再稍稍后拉。

旋转度与角度的关系:让患者朝左侧卧,插入内镜后,如果不旋转内镜镜身只是向上打角度,则前端会转向患者的右侧。如果向右侧旋转内镜,则前端会经过腹壁侧转向患者的左侧。相反,如果向左旋转则前端就会从背部转向左侧。例如直肠-乙状结肠交界部(直乙交界部),肠道的走势一旦从直肠转到背部然后通向患者的左侧,则此处的插入手法是从中间状态向上打角度并向左旋转90°,便进入直乙交界部,如果再向左转90°,则丝毫不使直乙交界部伸展,内镜就能够插入乙状结肠。通常在检查中要求医师们按照大肠的走势来协调转度与角度的操作。

3.吸引

当插入内镜时通过吸引来减少肠腔的气体量,常使肠管向肛侧收缩,形成相对地插入是重要的操作之一。抽出肠内气体,伸长的肠管便会自然收缩,像手风琴风箱样套叠在镜身上,视野中可见内镜向肠腔深处推进;从而不仅使内镜的相对插入成为可能,而且是贯穿观察、处理、检查等方方面面都有着重要意义的操作。通过吸气收缩肠管使内镜前端接近要通过的皱褶处,并穿越急峻的弯曲部位,是镜身取直缩短法重要的操作之一。当内镜前进到脾曲、肝曲已看见内腔却难以前进时,通常通过吸气使肠管缩短,过锐的弯角变为钝角,可以较容易地推进内镜。

在操作过程中应尽可能避免过多充气,过多的空气将会使肠管伸展,而出现了锐角弯曲。所以首先应在弯曲处的肛侧充分地吸气。由于吸气而使内腔彼此靠拢。与此同时肠管短缩并相对变直,从而取得了与推进内镜相同的效果。

4.变换体位与手法推压

多数情况下,患者始终以左侧卧位姿势将内镜插到盲肠。但是,如果乙状结肠-降结肠交界部(乙降交界部)、脾曲、肝曲等部位的弯曲程度很锐时,更换患者的卧姿常会十分奏效。它可以利用重力作用改变肠管的走行方向,使内镜的插入操作顺利进行。哪个方向的卧姿能使肠管弯曲部的角度增大(锐角变为钝角),就取哪个方向。内镜到达各部位时患者应采取的体位一般是:到达脾曲之前保持左侧卧位;脾曲至横结肠中央部改为右侧卧位;自横结肠中央部至升结肠末段取左侧卧位;从升结肠末段到盲肠之间选择左侧卧位或仰卧姿势是最合理的体位。但基本上保持左侧卧位的姿势就足够了,更换卧姿的方法对肠管较长且弯曲过度的患者是极为有效的方法之一。

少数肠管过于迂曲、冗长,或有肠粘连时,变更体位也很难使锐角弯曲转为钝角,此时由助手在受检者腹部相应部位进行推顶按压手法常能立竿见影,顺利通过。然而,这种防襻、解襻的手法是凭经验、手感操作的,常要花费很大力气、很长时间才可能成功;这种手法如在荧光透视下进行,可在较短时间内轻松地完成;但有受曝 X 线的危害。

2004 年,奥林巴斯公司在中国市场推出了可显示内镜位置和形态的 3D 实时图像内镜插入形态观察装置——UPD 系统,配备可变硬度插入部的专用内镜 CF-240DL/I 电子结肠镜,利用磁场的原理,使用相配套的体外识别器(MAJ-

964)可以通过 ScopeGuide™监视器观察到内镜插入部的相对位置,可以清楚地看到内镜在通过乙状结肠通过的襻曲的形成状态,从而有针对性地根据襻曲的形态进行旋镜和拉镜,能够使初学者较快地体会、领会并掌握解襻技巧。

(三)大肠不同部位的通过方法

1.直肠-乙状结肠交界部(直乙)的通过方法

于直乙部调角度向上,再向左旋转镜身多可越过皱褶,随即于右侧发现第二个皱褶,此时向右旋转进镜便可进入乙状结肠。

于直乙部位推进结肠镜将其前端送入乙状结肠后,会使乙状结肠伸长,导致插入困难。通常是在内镜进入乙状结肠前的直乙部位就开始进行缩短肠管,充分抽出空气,退拉结肠镜,并进行镜身取直缩短的操作。

如因肠粘连等原因难以通过直乙部位时,可变换成仰卧位以改变肠管的走行和肠内积气的位置,使结肠镜容易插入。一旦遇到充分退拉内镜并在抽出肠内气体后仍不能越过直乙部位时,可以在确认肠管走行方向,看清黏膜的前提下弯曲的内镜前端在肠壁黏膜上滑进。此种滑进技术有一定危险性,应谨慎操作。

2.乙状结肠、乙降交界的通过方法及要领

(1)回转穿行术:采用角度操作、旋镜和抽吸空气法通过弯曲明显的部位后,下一皱褶通常位于相反的方向。因此,在越过一个弯曲部后立即采取调角度和旋镜操作,并有节奏地对准其反方向,就能高效率地越过皱褶部分。这种方法是在管腔中接近直线地曲线推进,走最短距离,将皱褶一一推开前进,也称之为回转穿行技术(或蛇行通过技术)。同时注意肠道气体量的调节,并保持内镜与黏膜间的最佳距离,即内镜前端不要碰到弯曲部正面的肠壁,且同时能越过时,要抽出肠内气体,使弯曲的肠管缩短变直,退镜时内镜又呈直线状态。然后在下一段管腔出现之前开始调角度、转动镜身,反复回转穿行技术操作,便可通过乙状结肠。角度操作及旋镜操作都应小心轻柔,勿用力过大过猛。

(2)右旋短缩技术:右旋短缩技术是指一边有意识地退拉内镜一边右旋内镜,使乙状结肠缩短直线化过程中插入结肠镜。在不断地右旋内镜的同时不断退镜,可以在乙状结肠几乎不伸展的状态下到达乙降交界部,顺利插入降结肠,尤其是在部分医师在刚开始进行肠镜单人操作时,如不注意右旋短缩技术,将会在乙状结肠形成襻曲,而此时则应采用右旋镜身,并同时向后退镜,可将绝大部分的乙状结肠襻曲解除并形成镜身相对直线状态。

在稍微用力把内镜的前端推至乙降交界尽头的状态下,向右旋转内镜,缩短乙状结肠并使之直线化。这种方法总称为右旋技术(right turn shortening technique)。这种方法在多数情况下采用字面所表示的右旋方式实现结肠缩短和直线化,但有时也在内镜镜身形成襻曲的状态下利用左旋方式将肠管变直,有时还可根据具体情况采用右旋、左旋交相使用的方式。

在肠镜插入过程中,尤其在乙状结肠通过后或脾曲通过后,约有60%的插入结襻,而右旋缩短技术在此时的应用极为重要,通过右旋镜身及向后退镜,可使绝大部分结襻消除并取直镜身。

(3)脾曲通过方法:内镜达脾曲时的直线长度一般为40 cm。这时,可从内镜镜身的自由感,实行肠缩短操作时内镜插入的长度确认是否已深入到脾曲。然后,尽量抽吸肠管内的空气吸住右侧的内腔,并立即左旋内镜。横结肠的内腔呈三角形,如能确定那是一个无皱褶交叠的年轮状直线状清晰的内腔,就可以认定是横结肠。

如果横结肠的内腔清晰可见,但无论怎样推进内镜也不能使其接近横结肠,或退回很远的时候,可以试行以下各种方法:①充分向后拉内镜以免乙状结肠打弯或形成襻曲,使肠管伸直,缩短;②让患者变换体位,仰卧较之左侧卧,右侧卧较之仰卧更易插入;③请助手协助按压患者腹部,这是为了防止乙状结肠打弯,通常从患者右下腹部向脐下部按压;④有条件选用可变镜身软管硬度的电子结肠镜,防止过脾曲时乙状结肠段镜身弯曲。

(4)横结肠通过方法:横结肠的内腔呈三角形。在这个部位上,大多数情况下只要推进内镜其前端便不断前进,或采用相对插入法,即一边抽吸肠内气体内镜便可自动前进。如果过长,常因横结肠下垂在中央部形成锐角的弯曲。可采取左旋内镜同时向后退镜的操作。

(5)肝曲通过方法:肝曲部可以通过肝脏透过肠管壁显现出来的所谓的"蓝斑"来确认。内镜头端到达肝曲后,最重要的就是抽气和充分地退镜操作。通过抽气使肠管充分缩短并退镜,在肠管发生缩短后,调整角度和旋转操作。多数情况下,调角度向上并右旋镜身,或者调角度钮向下,勾住升结肠回拉内镜,即可以插入升结肠。如因乙状结肠或横结肠弯曲结襻,致内镜的前端无法前进时,请助手按压患者腹壁是比较奏效的方法。通常按压的部位是脐部,或从脐部向剑突、肋弓方向推顶。以抵御结肠的下垂,减轻下垂角和肝曲的锐角。

(6)升结肠至盲肠:通过肝曲之后,多数情况是内镜的前端刚一出现在升结肠,很快就会到达盲肠。如果在升结肠的途中只差一步就到达盲肠而不能前进时,尽量抽出升结肠内的气体,常常会逐渐靠近盲肠。另外,和通过肝曲一样,按压患者腹壁也是非常奏效的。如果在通过肝曲时,患者是仰卧位的话,让患者改成左侧卧位,内镜多半会顺利到达盲肠。

确认内镜是否到达盲肠,必须看到回盲瓣和阑尾的开口。内镜前端到达盲肠后,让患者换成仰卧位。可以使积存在盲肠部分的液体流向升结肠,使之容易确认回盲瓣和阑尾开口,从而能够清楚地观察盲肠的整体形态,也利于进入回肠。

(7)通过回盲瓣口进入回肠:为了观察回肠末段必须通过回盲瓣口。主要要领包括:拉直镜身(距肛门 70 cm 左右);看清瓣口(口朝侧壁或微朝肛侧),对准进镜,若反复不进,助手推挡于盲肠部;看不见瓣口(多口朝盲端),调头端≥90°,从阑尾口贴着肠壁退向回盲瓣中部,往往可以跻进瓣口,在逐渐放松头端角度的同时,推进镜身便可进入回肠,但常需反复多次。

五、注意事项

(一)送气和吸引

在插入过程中应始终记住送气不要过量,送气过量会使肠过度扩张,导致肠管弯曲的部位形成锐角,并且送气过多会引起肠管扩张给患者带来痛苦,致使肠管缩短操作困难。当肠管急峻弯曲插入困难时,为了寻找肠腔而不断送气,常常会导致深部的肠管发生更为强烈的弯曲和扭曲。送气过量会使患者的肠管像一只吹足了气又被扭曲的气球。最后使操作医师陷入难以操作进镜的地步。送气量只要能达到使医师从黏膜皱襞方向判断出肠管的走向的程度即可。在操作不顺利时,反倒应该多使用空气抽吸法和向后退镜法,或者用手按压腹部和变换患者体位的方法为好。但送气量过少,对整个肠管的弯曲程度和正确的走向是难以判断的。

(二)旋转和角度的协调操作

右手旋转(旋转操作)、进退内镜与左手的角度操作之间的协调非常重要,犹如驾驶汽车进行右转弯时,向右转方向盘后随即向左转回是非常重要的。例如,通过直乙和乙降交界部之间的肠管时,就应该将内镜镜身与肛门至左前方乙降交界部之间的肠管轴保持一致,并且在右旋内镜的同时缩短肠管。但不可过分右旋内镜,以免造成偏离肠管轴。必须有这样的概念,应在不知不觉中旋回中间状态。

(三)肠缩短操作

就旋镜与角度操作的协调过程而言,与上消化道内镜的操作有相同之外,但与以推进内镜为主的上消化道内镜插入法不同的是,退镜操作十分重要。对初学者来说这一概念必须牢记心头。正确的做法是,向后退镜的同时缩短肠管。如果在容易伸长的肠管内只是一味向前插入的话,就很容易形成弯曲或襻曲,内镜将难以插入。

(四)推进操作的位置确认

对于初级者来说,推进内镜时机的掌握和对肠管内阻力程度的正确判断是比较困难的。但是,如果强行插入的话,不仅给患者带来痛苦,而且有造成黏膜损伤或穿孔的危险。特别是在使用质地较硬且较粗的放大型电子内镜时,更要注意这一点。为了避免内镜插入体内过长,应事先拟定插入的极限长度。例如:内镜在通过乙降交界部时的插入长度不要超过 50 cm。这样,可预先避免肠管形成襻曲。

(五)请高级医师接替操作的时机

在患者向医师表示疼痛较强烈时,或当医师感到内镜操作难以顺利进行之际,应立即请高水平的医师接替操作,并向其学习正确的处理方法。特别是在推进过程中感到有很强的阻力时,或者越是插入,皱襞越远离视野,出现矛盾动作时,或者向后退镜想重新恢复镜身的方向而不能取得自由感时,可以认为此时内镜镜身发生了偏离。也就是说,形成了襻曲或者视野中的肠管处于伸展状态。一旦意识到自己的水平不能准确保持镜身的正确方向,无法胜任以下操作时,请上级医师接替操作是迅速提高自身技术水平的捷径。如检查时间超过 10 分钟,应请教高水平医师判断其原因,并让其接替操作。

六、操作后处理

(一)操作后观察

一般诊断性检查,肠内气体不多不需观察,检查后即可离院或返回病房。如操作中痛苦较重者,除取出肠镜前吸出肠内气体外,操作后应留观 1～2 小时,确认无意外后方可允许离院。操作中腹胀、腹痛较剧,腹部膨隆,抽气后不见明显缩小而不能排除穿孔时,应立即做立位腹部 X 线透视;如仍不能排除穿孔或可能发生浆膜撕裂者应留院观察。操作中活检出血,曾经局部止血处理,仍有再出血可能者应留院观察;操作中发生心血管意外及肺部并发症者必须留院观察。

(二)交代事项

1.检查结果及建议

良性病变可直接告诉患者,恶性病变应告知陪同人员。但对于操作后预后良好的恶性疾病也可向本人说明。如需等待病理结果方能确诊者,只做估计性介绍以及发放临时报告,带病理结果出来后在进一步补充介绍并发最终报告。对于无内镜下切除适应证的病变或不适于内科保守治疗的良性疾病,如肠梗阻、克罗恩病等应建议手术。发现病变不能确诊又有手术探查指征可建议剖腹探查,不属于以上情况可建议其他方式及实验室明确诊断。

2.复查时间

需要复查者,应告知复查时间。

3.操作后注意事项

(1)如肠道内积气较多一时不能排出者,2～3小时内少活动,暂勿进食以避免加重腹胀。活检以及切肉切除术后肠内积气过多易致迟发性穿孔,应注意观察。

(2)操作后如无不适,亦未做活检者可进普通饮食。如操作中疼痛较重或取活检组织者应少活动,进流质或半流质少渣不产气食物1～2天。

(3)活检时渗血较多者,为防止出血,应服用止血药物1～2天。

(4)如腹胀、腹痛加剧或便血等应速来院急诊,并和内镜室联系。应主动告诉急诊医师,患者曾做结肠镜检查并告知有无活检和行内镜下治疗等。

七、并发症及处理

结肠镜是诊断大肠疾病和大肠息肉治疗的简单、安全、有效的方法,但是如果使用不当,也会有一定并发症,并可造成死亡。并发症的发生原因在于适应证选择不当、操作前准备不充分、操作者对器械的使用原理了解不够、经验不足、操作粗暴等。

(一)肠壁穿孔

肠壁穿孔是常见的并发症之一,发生率为 $0.17\%～0.9\%$,在诊断性结肠镜以及治疗性结肠镜检查时均可发生,最常见发生部位为乙状结肠。肠壁穿孔一旦确诊,原则上应立即手术。如穿孔较小边缘整齐,肠道清洁并无肠液外漏,可立刻在内镜下金属夹闭合。如果确认闭合成功,可采取保守治疗,进食、静脉补液,应用抗生素。但以上措施须慎重考虑并取得患者及家属知情同意,仅限在内镜治疗水平较高的医院开展,不宜作为常规治疗方法推广。

(二)肠道出血

肠道出血也是结肠镜诊治常见的并发症之一,发生率为 $0.55\%～2\%$,较肠壁穿孔常见,多发生在内镜治疗术后,大部分患者能保守治疗成功,危害性较穿孔小。出血量少可无须治疗,出血量大即需处理。即刻出血可行肠镜下止血术。如检查内镜下治疗术后发生早期或迟发性出血可再次插入肠镜行止血术。如内镜下止血失败,出血量大,则应行手术止血。如手术时出血部位不易找到,可当即插入结肠镜帮助寻找。

(三)肠系膜、浆膜撕裂及脾破裂

肠系膜、浆膜撕裂系插镜过程中肠袢不断扩大,肠管过度伸展,使浆膜和系膜紧张,加之注入太多空气使肠腔内压力升高超过系膜以及浆膜的承受限度所致。脾破裂则发生在结肠镜插过脾曲或手法解除乙状结肠袢时发生,因手法牵引力过强,超过脾结肠韧带承受负荷使附着处脾包膜撕裂所致。发生以上并发症,如果有腹腔内出血者,一旦确诊,应立即手术。如无腹腔内出血者行保守治疗,观察数天即可。

(四)肠绞痛

可能原因为插镜过程中注入太多空气或行内镜下治疗引起浆膜炎或透壁性炎症引起局限性腹膜炎所致。轻者可对症处理,严重者禁食、胃肠减压、静脉补液以及应用抗生素即可。

(五)心血管系统

结肠镜检查对心血管系统功能影响是很轻微的,一般无临床意义,发生原因均由于检查前用药过度或由于插镜时疼痛、肠系膜过度紧张牵拉产生血管迷走神经反应所致。一般情况下,患者出现心搏加快或减慢、低血压等,立即停止检查即可恢复。如原有心血管基础疾病者,在诊疗时一旦出现心搏骤停和呼吸抑制,应立即实施心肺复苏,纠正电解质紊乱和心电监护等。

(六)浆膜炎

多发生在内镜下治疗如息肉切除、EMR、ESD 术后,虽无穿孔,但因其局部浆膜炎症反应。轻者一般 3～5 天能自愈。如果出现发热、白细胞及分类增高,则需使用抗生素 3～5 天即可痊愈。

第五章

消化系统疾病常用技术

第一节　洗　胃

将一定成分的液体灌入胃腔内,混合胃内容物后再抽出,反复多次,旨在清除胃内未被吸收的毒物或清洁胃腔。对于急性中毒如短时间内吞服有机磷、无机磷、生物碱、巴比妥类药物等,洗胃是一项重要的抢救措施;胃部手术前、胃潴留患者胃镜检查前及部分胃内内镜治疗前需洗胃。

一、适应证

(1)催吐无效或有意识障碍、不合作者。

(2)需留取标本送毒物分析者。

(3)口服毒物;6小时以内者,或服用吸收缓慢的毒物、胃蠕动功能减弱或消失者,6小时后仍可洗胃。

(4)幽门梗阻或胃扩张。

(5)手术或检查需要。

二、禁忌证

(1)吞食强酸、强碱或其他腐蚀性毒物者。

(2)咽部、食管或贲门狭窄或梗阻者。

(3)严重食管静脉曲张、主动脉瘤、上消化道出血者。

(4)中毒诱发惊厥未控制者。

(5)严重心脏疾病、呼吸困难及重度高血压患者。

三、术前准备

(1)与患方沟通行洗胃术的目的及配合方法。如在插胃管过程中,可能会引起恶心、呕吐、流泪等不适反应,嘱患者配合吞咽动作,并在有不适感时尝试做深呼吸。并告知相关风险性,取得理解后签署同意书。

(2)了解患者病情及生命体征情况,洗手,戴好口罩帽子。

(3)检查所需物品治疗盘、内盛温开水的治疗碗、一次性胃管(或漏斗胃管)、手套、棉签、纱布、别针、治疗巾、50 mL注射器、液状石蜡(或液状石蜡棉球)、胶带、弯盘、手电筒、压舌板、听诊器、标本容器、污水桶及洗胃液。根据不同毒物,可配制不同的洗胃液。

四、操作方法

(一)洗胃

(1)手工洗胃:确认胃管在胃内后,用L型胶布自鼻翼固定至胃管,必要时于一侧脸颊耳前再次固定胃管,接50 mL注射器抽出全部胃内容物,留取适量标本送检,然后每次向胃内注入200～300 mL温开水(一次注入量过多易促使毒物进入肠腔内吸收),再迅速抽出全部胃内容物;漏斗胃管则抬高漏斗距口腔30～50 cm,缓缓倒入洗胃液,当漏斗内尚有少量溶液时,速将漏斗倒转并低于胃的水平以下,利用虹吸作用引出胃内液体,使其流入污水桶中,待胃内溶液流完后再抬高漏斗,重复以上步骤,如此反复灌洗,直至洗出液澄清无味为止,洗胃液总量2～5 L,甚至可用到6～8 L或更多。

(2)洗胃机洗胃。①准备物品:全自动洗胃机、无菌包(内盛接胃管、接水管和排水管各一根)、水桶2只(分别盛洗胃液和排出液),余用物同前。②检查洗胃机:打开电源开关,再打开洗胃机开关,检查洗胃机性能,检查后关闭上述开关,分别将接胃管、接水管和排水管与洗胃机的接胃口、接水口及排水口连接,将接水管的另一端放入洗胃液桶内(管口必须没入液面以下),排水管的另一端放入排出液桶内,检查各管道连接是否牢固,试机后再次关闭开关。

(3)将接胃管的另一端与胃管连接,打开电源及洗胃机开关,按"手吸"键,吸出全部胃内容物,留取标本送检;调整洗胃进液量为250～300 mL,按"开始"键,洗胃机自动进行洗胃,若发现进液量大于出液量,可按"液量平衡"键以调节液体出入量。

(4)洗胃过程中应注意观察患者生命体征及病情变化,还应关注洗胃机各项参数,及时调整及处理,反复灌洗至洗出液澄清无味为止,关闭洗胃机工作开关。

(二)洗胃结束

(1)先去除两处固定胶带,将胃管尾部反折或塞上尾塞,轻柔快速地将胃管拔出,注意避免拔管过程中胃管内液体反流入气管内;若需继续保留胃管者,则将胃管末端反折或塞上尾塞,以纱布包裹后用别针固定于枕旁或患者衣领处。

(2)擦拭干净患者口鼻周围的污物,帮助患者漱口,协助患者取舒适卧位,询问患者感受。

(3)整理用物,脱去手套后洗手,做好相关术后记录。

(三)注意事项

(1)洗胃多是在危急情况下的急救措施,需做到迅速、准确、轻柔、稳重,整个操作过程中应注意观察患者病情变化及监测生命体征。

(2)术前认真评估病情,术中严格遵守操作规范,以尽量避免胃穿孔、出血、吸入性肺炎或窒息等严重并发症的发生,整个洗胃过程中应观察患者病情变化及生命体征变化。

(3)插胃管时动作要轻稳,特别是在通过咽喉食管的 3 个生理狭窄处时,以免造成损伤,尤其强调患者吞咽动作的配合。

(4)在插胃管过程中,若患者出现恶心、呕吐、流泪等不适反应时,应暂停操作,嘱患者深呼吸,以分散患者注意力,缓解紧张,减轻胃肌收缩;若出现呛咳、呼吸困难,则提示胃管误入气道,应立即停止操作,拔管重插;若洗胃过程中出现阻碍、疼痛、流出较多血性液体,应立即停止洗胃并作进一步处理。

(5)应注意每次灌入量与吸出量的基本平衡,尽可能避免胃内毒物的潴留、减少毒物的吸收。

(6)有严重心肺疾病患者行此操作时,需备好急救设备,以防万一。

五、术后处理

(一)患者

术后可平卧休息,若仍恶心、呕吐,应将头偏向一侧,避免呛咳、误吸甚至窒息。

(二)护士

(1)继续监测患者生命体征,密切观察患者病情变化。

(2)清洁器械及操作场所,将标本送检。

(三)医师

(1)书写操作记录,常用写作模板:于××××年×月×日×时行洗胃术,患者取半卧位,铺治疗巾,将弯盘置于患者口角处,检查并清洁患者鼻孔,戴手套后取出并检查胃管,测量胃管插入长度,用液状石蜡棉球润滑胃管前端,沿右侧鼻孔缓慢插入胃管至预定长度,初步固定,确认胃管进入胃内后再次固定,接50 mL注射器抽尽胃内容物,留取标本送检,用温开水每次约250 mL反复灌洗,直至洗出液澄清无味,洗胃液总共用量约3.5 L,排出液量约3.5 L,反折胃管尾端后拔出胃管,擦净患者口鼻,整理患者及用物,操作结束,操作过程顺利,整个操作过程中及完毕后患者无异常不适。

(2)追踪送检结果,并据此分析病情及做进一步处理。

第二节 鼻胃管置入

一、适应证

(1)由于多种病因导致的无法经口进食而需鼻饲。

(2)胃肠减压。

(3)上消化道出血;出血情况的观察及治疗。

(4)胃液检查,清除胃内有毒物质。

二、禁忌证

(1)严重颌面部外伤和(或)颅底骨折的患者。

(2)近期有食管腐蚀性损伤。

(3)食管梗阻及憩室。

(4)精神异常,极度不合作的患者。

三、操作前准备

(1)熟悉患者病情、生命体征,询问病史,体格检查,查看有无操作禁忌证。

(2)与患者和(或)家属充分沟通,详尽说明置管目的及操作过程,消除顾虑,签署知情同意书。

(3)指导并告知患者操作过程需要配合的细节(操作过程中如出现剧烈恶心感,可做吞咽或深呼吸动作;如有呛咳或呼吸困难等不适立即向医师示意)。

(4)检查所需物品50 mL注射器1个、治疗弯盘1个、鼻胃管1根、治疗巾1块、纱布2块、镊子1把、压舌板1块、止血钳1把、灭菌液状石蜡等;听诊器

1个、无菌手套1副、棉签1包、胶布1卷。洗胃时需准备洗胃管、量杯、盛水桶、电动吸引器等;胃肠减压及上消化道出血时需准备负压引流袋。

四、操作方法

(一)体位

患者可取半卧位或坐位,颈部稍弯曲,颌下铺治疗巾。此体位既利于术者操作也利于患者吞咽配合。昏迷或中毒患者可采取左侧卧位,避免发生误吸。

(二)置管部位选择

检查双侧鼻腔通畅情况,如存在鼻腔疾病,选取健侧鼻腔置管,操作前予棉签清洁鼻腔。经口插管洗胃时,有活动义齿应取下,盛水桶放于患者头部床下,弯盘放于患者的口角处。

(三)估算胃管留置长度

胃管置入胃内的长度,约相当于从鼻尖至耳垂再到剑突的距离,成人为55~60 cm,置管前应先行测量并注意管壁上的刻度标识。

(四)置管

(1)封闭胃管远端,将胃管前端用灭菌液状石蜡润滑,左手持纱布托住胃管,右手持镊子夹持胃管前端,经一侧鼻孔缓缓插入。当胃管插入至咽喉部时(进管长度为14~16 cm),嘱患者做吞咽动作,逐步将胃管插入胃腔,并达到置管前所估算的置入长度。

(2)对于昏迷或意识障碍患者,由于其吞咽和咳嗽反射消失,会增加置管操作难度,为提高置管成功率,置管前应将患者头部后仰,当胃管插入达咽喉部时(进管长度为14~16 cm),将患者头部托起前屈,使下颌靠近胸骨,以增大咽喉部通道的弧度,便于胃管成功通过咽喉进入食管。

(五)判断胃管是否置入胃腔

(1)将无菌注射器接于胃管末端进行回抽,若见胃液则表明胃管位于胃腔内。

(2)将胃管末端放入盛有生理盐水的弯盘中,如无气泡逸出,则表明胃管位于胃腔内;如有气泡逸出,则提示胃管误入气道内,需将胃管拔出后重新置管。

(3)将无菌注射器接于胃管末端,并注入10~20 mL的空气,将听诊器置于患者上腹部,如果听到气过水声,则表明胃管已成功置于胃腔内。

(六)固定

置管成功后,用胶布将胃管固定于鼻翼两侧。需长期留置胃管时,可将胃管末端夹闭、纱布包好,固定于患者枕旁。

(七)拔管

将弯盘置于患者颌下,轻柔去除固定胶布,夹闭胃管末端,用纱布包裹近鼻孔处的胃管后拔出胃管,拔管后清洁患者口鼻面部。

五、并发症及处理

(一)鼻腔出血

胃管留置时间过长或插管动作粗暴会导致鼻黏膜损伤出血,可局部使用缩血管药物或鼻腔填塞吸收性明胶海绵止血。置管操作过程应注意动作轻柔,置管前胃管应充分润滑,发现鼻黏膜糜烂应及时处理。

(二)食管糜烂

胃管长期留置时,由于局部黏膜压迫、机械摩擦或胃食管反流等原因,可导致食管黏膜损伤、糜烂甚至出血。如出现食管溃疡出血时应立即拔除胃管,并给予质子泵抑制剂抑酸治疗。

(三)误入气道

对于意识清醒患者,如胃管误入气道多可因导致剧烈咳嗽而及时发现。对于昏迷或意识障碍患者,由于咳嗽反射减弱或消失,更要高度警惕误入气道的可能,置管后应通过注射器回抽胃液、观察有无气泡逸出以及听诊气过水音等多种方法验证胃管位置。

(四)胃食管反流及误吸

长期胃管留置可导致食管下段括约肌松弛,导致胃酸及胃液反流。同时,昏迷或意识障碍患者容易发生误吸,从而引起严重肺部感染。对胃食管反流者可以抬高床头,加用促动力药及抑酸剂,昏迷及意识障碍患者加强翻身护理,注意预防肺部感染,发生吸入性肺炎时应使用抗生素。

(五)恶心、呕吐等

鼻腔及咽喉部神经分支对刺激较敏感,置入胃管时患者常可出现流泪、恶心、呕吐及咳嗽等症状。可给予1%丁卡因喷雾麻醉3～5分钟置管;同时,在胃管拔除过程中速度过快、动作过猛也可引起反射性呕吐。

六、术后处理

(1)注意保持管腔通畅,记录每天液体引流量和引流液的颜色性质。

(2)用于鼻饲营养时,先用 50 mL 注射器连接胃管注入 30 mL 温水,再缓慢注入营养液或药物,鼻饲营养结束后再次予 30 mL 温水冲管。长期鼻饲者应每天进行口腔护理,定期更换胃管。

(3)洗胃时应反复灌洗,直至洗出液澄清无味为止。在洗胃过程中,如患者出现腹痛,流出血性灌洗液或出现休克症状时,应立即停止灌洗,及时进行止血及抗休克处理。

(4)注意观察胃管上胶布固定的位置,避免胃管滑脱。

(5)书写操作记录,常用写作模板于××××年×月×日×时行鼻胃管置入术。患者取半卧位(或坐位),检查双侧鼻腔通畅情况,清洁鼻腔,估算胃管留置长度。封闭胃管远端,将胃管前端润滑后经一侧鼻孔缓缓插入,当胃管插入至咽喉部时,嘱患者做吞咽动作,逐步将胃管插入胃腔,将无菌注射器接于胃管末端进行回抽见胃液。用胶布将胃管固定于鼻翼两侧,置管结束,操作顺利,术中患者无异常不适。

第三节　肝脏穿刺、引流

一、适应证

(1)确定肝病的原因。

(2)明确肝脏占位性病变的性质。

(3)确定肝病的严重程度,包括肝细胞变性坏死的程度和肝纤维化的程度。

(4)治疗前后的两次或多次肝穿有助于了解、判断治疗效果。

(5)有针对性的穿刺某些特殊部位,如肿瘤、囊肿、肝脓肿等,进行相应诊断或治疗。

二、禁忌证

(1)出凝血时间显著异常,或有明显出血倾向者。

(2)大量腹水,尤其肝前腹水者。

(3)病灶位于穿刺针不易到达区或有可能损伤邻近重要脏器者。

(4)肝棘球蚴病患者。

(5)肝海绵状血管瘤患者。

(6)肝周围化脓性感染、化脓性胆管炎患者。

(7)咳喘症状较重的患者应视为相对禁忌或症状治愈后再行肝穿刺。

(8)位于肝脏表面或边缘处的肿块宜慎重,如必须做穿刺,应尽量使用穿刺针能通过一段正常组织后再进入病变部位。

(9)不能配合的患者。

三、术前准备

(一)与患方沟通

说明穿刺(或引流)目的,可能的并发症;如可能会出现感染、局麻药过敏,穿刺失败,出血,严重者甚至出血失血性休克、死亡,未能穿及并获取足够的肝脏组织,术后诊断仍不能明确等。消除顾虑,在充分理解后,签署同意书。

(二)患者准备

(1)熟悉患者病情、生命体征及腹部体征。

(2)术前停用抗凝药。

(3)查血常规、血型、凝血功能。

(4)禁食 8～12 小时。

(5)训练患者做屏气动作,使之能更好配合。

(6)对精神紧张者,必要时给予镇静剂。

(三)操作环境

多数医院选择超声引导下肝脏穿刺,如需超声医师协助,于超声科(室)进行穿刺,应事先联系确定;超声室内穿刺时,应在诊查床旁设置可移动屏风,操作现场应只有患者及医护人员。

(四)检查所需物品

1.诊断性肝脏穿刺包

无菌手套、无菌切开包[孔巾,切开刀、缝线、缝针、持针器、镊子、无菌棉签(球)、无菌纱布敷料、治疗盘、弯盘]。

2.活检枪及穿刺针

活检枪可重复使用,活检针则为一次性使用,准备时应注意型号及管径、与穿刺装置匹配。

3.其他必备物品

局麻药物、2％利多卡因、消毒剂、0.5％碘伏、5 mL 注射器、50 mL 注射器、胶布等。

4.标本容器

根据检查目的选择标本容器：①肝组织病理检查，准备标本瓶，10％甲醛（福尔马林）溶液；②病原体检测，需氧菌培养瓶、厌氧菌培养瓶、真菌培养瓶、抗酸杆菌培养瓶、液基细胞收集瓶，用于细菌涂片检查的载玻片等。

5.肝脓肿置管引流穿刺包

需增加引流管及无菌引流袋（瓶）。

（五）理论准备

应有操作理论、实践准备及出现不顺利时的预案。

四、操作方法

（一）肝穿刺活检

（1）体位：根据病灶所在部位，可选取仰卧位或左侧卧位，可在患者右侧背部垫一枕头，以利操作。

（2）穿刺点选择：先用常规探头探测并核对病变部位，穿刺点的选择除应选取最短途径外，应使穿刺针经过一小段正常肝组织，在确定肋间穿刺点进针时，还应避免穿过肺组织、胸膜腔或胆囊，在肋缘下进针时，应避开胆囊和消化道，如病变所在较深时，应注意避开大血管。

（3）常规消毒、戴好口罩、帽子、戴无菌手套、铺巾。

（4）检查穿刺针是否通畅，与穿刺枪是否匹配。

（5）把已消毒的肝穿探头连接上超声仪，在探测区涂以消毒耦合剂，再用穿刺探头确定穿刺目标，使显示器上引导线通过穿刺目标的取样部位，确定穿刺进路，在最后确定的穿刺部位进行局麻，在皮肤穿刺点切开皮肤 3 mm。

（6）在探头上装上与穿刺针相适应的引导器，按照显示器上所显示的最佳导向角度，调整穿刺探头导向角度。

（7）固定穿刺探头，位置合适时，嘱患者深呼气后屏气，迅速将穿刺针沿穿刺探头上的引导器插入肝脏，应特别注意观察针尖在肝脏内的位置，在显示器监视下达到肝脏预定的穿刺部位，释放穿刺机关，退出穿刺针。退出穿刺针后，嘱患者恢复正常呼吸。

(8)用 5 mL 干燥注射器将穿刺针内肝组织缓慢推至生理盐水浸湿的滤纸上,观察标本质量,必要时重复穿刺,将活检标本立即放入 10％甲醛溶液(福尔马林)中固定。

(9)结束穿刺:消毒穿刺部位,覆盖无菌纱布,升压覆盖,胶布固定。沙袋压迫穿刺部位。

(二)肝脓肿置管引流

(1)体位、穿刺点选择、常规消毒、戴无菌手套、铺巾、局麻同前。穿刺前检查穿刺针、导丝、引流管。超声引导下用穿刺针沿预定穿刺点及穿刺路径至肝脓腔内,拔出针芯,用注射器吸出少量脓液留取常规、细胞病理学检查、培养及药敏,将导丝沿穿刺针送入脓腔内,观察导丝前进方向,确定导丝置入脓腔内 3 cm 后固定导丝,退出穿刺针,将引流管沿导丝置入脓腔内,退出导丝,固定引流管,无菌敷料覆盖固定,连接引流袋。注意置入引流管过程中超声引导下放置,导管不宜置入过深,以免导管在脓肿内扭曲、打弯。

(2)引流期间的处理:①脓肿引流不畅时,可将穿刺针或引流管稍做移动或稍变换体位。②如脓液黏稠,造成引流不畅,可予生理盐水冲洗,必要时可给予少量糜蛋白酶注入。

(三)标本收集方法

1.肝组织常规病理

活检标本置入 10％甲醛溶液(福尔马林)中固定。合适的标本至少 1.5 cm 长,弥漫性肝病活检标本至少包含 6 个汇管区。

2.脓液病原学检查

脓液涂片,立即送检,染色观察,了解病原体大致种类,如革兰氏阳性杆菌或革兰氏阴性杆菌,杆菌或球菌,有否阿米巴滋养体,以对抗生素的选择提供帮助。

3.脓液培养

疑为感染时,可行穿刺液培养,如需氧细菌培养、厌氧细菌培养、真菌培养和抗酸杆菌培养等。

(四)注意事项

(1)如患者出现头晕、心悸、恶心、气短、脉搏增快及面色苍白等,应立即停止操作,并作适当处理。

(2)注意无菌操作,以防止腹腔感染。

(3)针吸次数以 1~2 针为宜,力求有代表性。

(4)一定在患者屏气情况下进行穿刺或拔针,切忌针头在肝内转换方向,以免撕裂肝组织导致大出血,穿刺深度一般不超过 8 cm。

(5)穿刺所获标本应详细注明并开具检查单送检。

五、术后处理

(一)患者

术后观察 4 小时,取右侧卧位,或沙袋压迫穿刺部位;术后 72 小时内避免剧烈活动。

(二)护士

监测患者血压、脉搏,观察有无腹痛或内出血征象。

(三)医师

(1)清洁器械及操作场所,将标本送检。

(2)书写操作记录,常用写作模板:于××××年×月×日×时行肝脏穿刺术。患者取仰卧位(左侧卧位),超声引导下选取穿刺点(部位描述)进行穿刺,常规局部消毒、戴无菌手套、铺消毒洞巾,以 2%利多卡因局部浸润麻醉。检查穿刺装置,超声引导下释放穿刺机关,退出穿刺针,取得肝脏组织 2 条,放置标本瓶中送检,局部消毒,无菌纱布覆盖。结束穿刺,穿刺过程顺利,术中患者无异常不适。

(3)追踪送检肝脏病理(病原学)报告,并据此分析病情及做相应处理。

六、并发症

并发症包括大出血、胆漏、气胸、感染、癌细胞针道转移。出现并发症应给予积极处理。

第四节　灌　　肠

将一定量的溶液由肛门经直肠灌入结肠,以帮助患者清洁肠道、排便排气或由肠道供给药物或营养,达到明确诊断或实施治疗之目的。根据灌肠的不同目的,可将其分为保留灌肠和不保留灌肠两大类,后者又根据灌入的液体量分为大量不保留灌肠和小量不保留灌肠,而以清洁肠道为目的的反复大量不保留灌肠则称为清洁灌肠。

一、适应证

(一)不保留灌肠

(1)手术、检查或分娩前清洁肠道,行相关肠道准备。

(2)高热或中暑患者的降温退热。

(3)肠道内毒物的稀释和清除。

(4)解除便秘,排出肠道胀气,缓解患者腹胀。

(5)肠套叠患者的复位。

(二)保留灌肠

需经肠道给药或供给营养者。

二、禁忌证

(1)急腹症患者。

(2)消化道出血。

(3)妊娠早期、先兆流产孕妇。

(4)严重心血管疾病、颅内压升高患者。

(5)肛门、直肠、结肠等手术后及排便失禁患者,不宜行保留灌肠。

三、术前准备

(一)与患方沟通

说明灌肠术的目的、意义及注意事项,如告知患者灌肠过程中可能出现的不适(如腹部隐痛、恶心、明显的便意感)和应对方法(放松、深呼吸、张口呼气等),消除顾虑和紧张情绪,取得患者的配合。嘱患者排空膀胱。

(二)熟悉患者病情

了解病史、体征及有关检查,灌肠的目的,可能的风险等。

(三)检查所需物品

1.治疗盘及内备物品

灌肠筒(袋)、肛管(根据患者体型选择合适型号)、弯盘、液状石蜡、橡胶管、卫生纸、水温计、治疗单、手套。

2.灌肠液

0.1%～0.2%肥皂水、生理盐水或其他特殊配制灌肠液;液体温度宜在38～41 ℃,降温时用28～32 ℃,中暑时用4 ℃生理盐水;液体配制总量如下。

(1)大量不保留灌肠:成人每次 500～1 000 mL,儿童每次 200～500 mL; 1 岁以下婴儿每次 50～100 mL。

(2)小量不保留灌肠:"1∶2∶3"灌肠液(50％硫酸镁 30 mL、甘油 60 mL、水 90 mL);甘油或液状石蜡 50 mL 加等量温开水;各种植物油 120～180 mL。

(3)保留灌肠:按医嘱配制药物或营养液,一般不超过 200 mL。

3.其他

便盆、屏风、输液架等。

四、操作方法

(一)体位

协助患者取左侧卧位,双膝屈曲,臀部移至床沿,将裤子脱至膝下,暴露其臀部,将治疗单垫于患者臀下,弯盘置于一旁,屏风遮挡。另外,清洁灌肠及阿米巴痢疾患者取右侧卧位;保留灌肠时可适当抬高臀部;高压灌肠时取胸膝位;肛门括约肌失去控制者可取仰卧位,臀下放置便盆。

(二)不保留灌肠

(1)核对腕带,戴手套,将灌肠筒(袋)挂在输液架上,液面高于床沿 40～60 cm,装入灌肠液,用液状石蜡润滑肛管前端,连接肛管,放出少量液体排气,并以腕部试温,随即关闭调节器。

(2)左手分开患者臀部,显露肛门,嘱患者深呼吸,右手持肛管在肛门口作短暂适应性刺激后,将肛管轻轻旋转插入肛门 7～10 cm,若插入时有抵抗感,可改变插入方向或将肛管稍退出,再慢慢螺旋插入至预定深度。

(3)固定肛管,松开调节器,让液体缓缓流入,同时观察液体灌入情况,若灌入受阻,可稍摇动肛管,必要时检查有无粪块阻塞;若患者感觉腹胀或有便意时,适当放低灌肠筒(袋)高度或暂停放液,并嘱患者张口深呼吸以减轻腹压。

(4)待液体将要灌完时夹闭肛管,取下灌肠筒(袋),用卫生纸包住肛管并缓慢拔出放入弯盘,擦净肛门,嘱患者平卧,尽可能保留 5～10 分钟后排便,不能下床者应予以便盆及卫生纸。

(5)待患者便毕,取走便盆、弯盘、治疗单,帮助患者取舒适卧位休息,整理床铺,开窗通风,观察大便性状,必要时留取大便标本送检。

(6)收拾物品,询问患者有无不适,洗手后行相关记录。

(三)保留灌肠

(1)保留灌肠前需嘱患者排便或予以排便性灌肠 1 次。

(2)体位如上述,根据病情选取,可适当抬高臀部约 10 cm,使液体易于保留,灌肠液液面距肛门不得超过 30 cm,选取较小号肛管,插入深度应达到 10~15 cm。

(3)液体量在 200 mL 以内则可用漏斗或注射器缓慢注入;液体量在 200 mL 以上者可用输液吊瓶或输液袋缓慢滴入,采用滴入法患者须将臀部抬高约 20 cm,滴入速度一般 60~70 滴/分,且滴液时应注意保温。

(4)拔管方法同前述,拔管后嘱患者平卧,尽量忍耐,不要解出,保留 1 小时以上,以便灌入液吸收。

(5)整理床铺及物品,询问患者感受,洗手后行相关记录。

(四)全自动洗肠机清洁灌肠

(1)术前评估患者病情并沟通,准备全自动洗肠机,其余物品同前。

(2)嘱患者排尽大小便后,取右侧卧位,插入肛管方法及深度同不保留灌肠法。

(3)连接洗肠机及肛管开始洗肠(具体洗肠机操作方法见各型号洗肠机使用说明),反复灌洗,直至灌洗出大量无粪渣的清洁液体为止。

(4)关闭洗肠机,拔管操作同前,协助患者整理衣物。

(5)收拾物品,清洗并消毒灌肠机,并做相关记录。

(五)注意事项

(1)插肛管时动作要轻柔,对有肛门疾病患者更应小心,以免造成损伤。

(2)对某些颅脑、心脏疾病患者及老年人、儿童、孕妇,选择灌肠应更加慎重,且灌肠时压力要低,速度要慢,液体总量不宜过大,并注意病情变化,以免发生意外。

(3)灌肠过程中应随时注意观察患者情况,发现脉速、心悸、出冷汗、面色苍白、剧烈胀气。呼吸困难者,应立即停止灌肠,并予以必要的处理。

(4)反复大量不保留灌肠时,注意观察和记录每次灌入量与排出量应大致相符,防止水中毒。

(5)肝性脑病患者禁用肥皂水灌肠,宜用弱酸性溶液;伤寒患者灌肠液面不得高于肛门 30 cm,液体总量不得超过 500 mL。

(6)对患者进行降温灌肠,灌肠后应保留 30 分钟后排便,排便后 30 分钟测量体温。

五、术后处理

(一)患者

术后平卧或取舒适卧位休息。

(二)护士

观察患者病情变化,监测患者生命体征,降温患者应注意复测体温;清洁器械及操作场所,若留取标本,则及时送检。

(三)医师

(1)书写操作记录,常用写作模板:于××××年×月×日×时行大量不保留灌肠术,患者取左侧卧位并屈膝,暴露臀部,垫治疗单于臀下,弯盘置于一旁,戴手套,将灌肠筒(内盛 800 mL 39 ℃的生理盐水)挂于输液架上,液面高于床沿约 50 cm,润滑肛管前端,连接后排气并将其夹闭,左手分开臀部,右手持肛管旋转缓慢插入肛门约 8 cm,固定肛管后放液,于灌肠液将要放完时夹闭肛管,取下灌肠筒,缓慢拔出肛管并放入弯盘,擦净肛门,嘱患者平卧 10 分钟后排便,患者解出约 500 g 褐色干结大便,留取标本送检,收拾整理物品,操作完毕,操作过程顺利,术中患者无异常不适。

(2)追踪送检大便标本报告,并据结果结合病情分析及做相应处理。

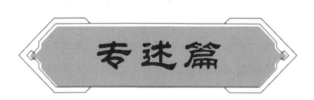

专述篇

第六章

慢性萎缩性胃炎传统医学认识

　　慢性萎缩性胃炎属中医学"胃脘痛""痞证""痞满""虚痞""腹胀"等范畴,中华中医药学会脾胃病分会将其称作"胃痞"。对于慢性萎缩性胃炎伴肠化或为典型增生,多数学者归之于"胃脘痛"范畴。本病以胃脘部痞闷胀满不舒、触之无形、按之柔软为主要临床表现,同时,可兼有"嘈杂""呕吐""噫气""纳呆"等症状。历代医家著述及近年来期刊文献对本病的病因病机均有阐述,现分述如下。

第一节　中医古籍论述摘要

　　早在《黄帝内经》中就有"否满""否塞""否膈"等病名,如《素问·异法方宜论》曰:"脏寒生满病",《素问·五常政大论》曰:"备化之纪……其病否",《素问·六元正纪大论》曰:"木郁之发……民病胃脘当心而痛,上支两胁……食饮不下",《灵枢·胀论》曰:"胃胀者,腹满,胃脘痛,鼻闻焦臭,妨于食,大便难",其中"否"通"痞";东汉张仲景《伤寒杂病论》也指出"满而不痛者,此为痞"。此后,历代医家各种著述对此多有述涉。《东垣十书》曰:"痞者,心下满而不痛是也。太阴者,湿土也,主壅塞,乃土来心下,为痞满也";《脾胃论》曰:"饮食自倍,则脾胃之气既伤,元气亦不能充,则诸病之所由生也";《丹溪心法》曰:"痞者与否同,不通泰也,脾气不和,中央痞塞,皆土邪之所为也",强调本病病位在脾胃;《医学正传》曰:"胃脘当心而痛,……未有不由清痰食积郁于中,七情九气触于内之所致焉""初致病之由,多因纵恣口腹,喜好辛酸,恣饮热酒煎爆,复餐寒凉生冷,朝伤暮损,日积月深……故致胃脘疼痛";《张氏医通》曰:"肥人心下痞闷,内有湿痰也""瘦人心下痞闷,郁热在中焦""老人、虚人,则多为脾胃虚弱、运转不及";明代张景岳以"痞满"为名设专篇论述,其所著的《景岳全书》曰:"痞者,痞塞不开之谓;满者,胀满不行之谓。盖满则近胀,而痞则不必胀也。所以痞满一证,大有疑辨,则在虚实二字。凡有邪有滞而痞者,实痞也;无邪无滞而痞者,虚痞也。有胀有痛而满者,实满也;无胀无滞而满者,虚满也",同时又指出:"实痞实满者,可散可消,虚痞虚满者,非大加温补不可"。《杂病源流犀烛》亦曰:"虚则补其气,实则消食、豁痰、燥湿、清热、消导,但不可峻剂"。可见,古代医家对此病已不拘于虚、实一端,而主以辨证施治。由于时代的局限性,古代医家对本病的认识和现代医学发展虽明显滞后,但其中诸多良言,对现今临床诊治慢性萎缩性胃炎仍有一定的裨益。

第二节　病　因

　　中医学认为人体脏腑组织之间以及人体与外界环境之间,既是对立的,又是统一的,它们在不断地产生矛盾又解决矛盾的过程中,维持着相对的动态平衡,从而保持人体正常的生理活动。当这种动态平衡因某种原因遭到破坏而又不能自行调节恢复时,人体就会发生疾病。破坏人体相对平衡状态而引起疾病的原因就是病因。中医学认为病因是多样性的,主要有气候的异常、疫疠的传染、情志刺激、饮食劳倦、持重努伤、跌仆金刃外伤以及虫兽所伤等。此外,在疾病过程中,某一病理阶段的一些病理产物,也可能是另一阶段的致病因素,如痰饮、瘀血、内湿、内火等,既是脏腑气血功能失调造成的病理产物,反过来,又可能是造成某些病变的因素。在《内经》中致病因素分为两类,《素问·调经论》曰:"夫邪之所生,或生于阳,或生于阴,其生于阳者,得之风雨寒暑;其生于阴者,得之饮食居处,阴阳喜怒"。至汉代张仲景在《金匮要略》一书中指出疾病发生有三个途径:"一者,经络受邪,入脏腑,为内所因也;二者,四肢九窍,血脉相传,壅塞不通,为外皮肤所中也;三者,房室金刃、虫兽所伤"。此外,宋代陈无择又引申《金匮要略》"千般疢难,不越三条"之意提出"三因学说",即六淫邪气所触为外因,五脏情志所伤为内因,饮食劳倦、跌仆金刃、虫兽所伤为不内外因,"三因学说"把致病因素与发病途径合起来考虑,对临床辨证,应该说有着积极的意义。

　　在认识病因的同时,中医学还认为,疾病的发生关系着两个方面:一是人体本身功能紊乱,正气(人体的功能活动及抗病能力)相对虚弱;二是邪气(各种致病因素)对人体的影响。《素问遗篇·刺法论》曰:"正气存内,邪不可干",《素问·评热病论》曰:"邪之所凑,其气必虚",可见,中医发病学很重视人体正气。人体的正气强弱,一般认为与人体质因素、精神状态、生活环境及营养锻炼等有关。重视正气在发病学中地位的同时,中医学也不排除邪气对疾病发生的重要作用。综上可见,中医学的发病学认为疾病是致病因素作用下,引起机体阴阳的偏盛偏衰、脏腑气血功能紊乱所致,它既重视外因条件,更重视机体内在因素。

慢性萎缩性胃炎作为消化系统疾病,其病因一般认为与饮食因素(饥饱失宜、饮食不洁、饮食偏嗜等)、情志所伤、劳逸失调、脾胃虚弱、痰瘀内阻以及外邪侵袭有关。

一、饮食因素

(一)饥饱失宜

饮食以适量为宜,长期过饥则气血化源不足,津液气血阴精亏虚,久则胃失濡养而致萎;长期过饱,摄入过量,食纳不化,积于胃腑,壅滞气机,久则胃络瘀阻,胃失濡养亦可致萎。

(二)饮食不洁

食用不洁食物、饮用水,邪气浊毒之邪(幽门螺杆菌)入胃,伤胃损络,久则胃失濡养而致萎。

(三)饮食偏嗜

饮食要适当调节,才能起到全面营养人体的作用。若任其偏嗜,则易致人体阴阳偏盛偏衰而致病。长期服用辛辣煎炸、粗糙生硬、浓茶烈酒、肥甘油腻之品,灼伤胃之黏膜络脉,耗伤胃气、胃津,久则均可致使胃体失于荣养而致萎。

二、药物伤胃

长期、过量服用一些刺激性强的药物(如非甾体抗炎药、铁剂等);或因疾服药,不遵医嘱,恣意滥用;或过于温补、香燥,或过于苦寒攻伐,均可损伤脾胃,气机升降失常,胃络运行瘀阻,胃体失于荣养而致萎。

三、情志所伤

喜、怒、忧、思、悲、恐、惊,七种情志变化,一般情况下,并不致病,只有在突然强烈或长期持久的情志刺激,才能影响人体生理,使脏腑气血功能紊乱,导致疾病发生。中医学认为,肝藏血而主疏泄,脾主运化,为气血生化之源,肝脾两脏生理上密切相关,病理上互相影响。脾胃升降运化有赖于肝气的疏泄,肝的功能正常,疏泄调畅,则脾胃升降适度,运化健全。若长期郁滞,多虑善疑,所欲不遂,肝失疏泄,或肝气亢奋,肝失条达,急躁愤怒,均可使肝气横逆,乘脾犯胃,脾胃升降失常,清气不升,浊气不降,清浊相干,中焦痞塞,胃络受阻,胃体失养而致萎;肝郁化火,灼伤胃体,胃阴不足,胃失濡养,也是致萎之因由。正如《临证指南医案》曰:"肝为起病之源,胃为传病之所"。

四、劳逸失调

正常的劳动,有助于流通气血,增加体力,只有在过劳过逸情况下,才能致病。劳作过度,外损肌肉筋骨,内伤脏腑气血。脾为后天之本,气血生化之源,劳倦太过,损伤中气,纳运失职,气血化生不足;思虑太过,劳伤心脾,心脾两亏,营血暗耗,胃阴不足;放纵嗜欲,或滥用温补,耗损肾精,精亏阴虚,肾损及脾,脾失健运,胃失润降,久则均可致使胃失濡养而致萎。

过度安逸,少动嗜卧,怠惰懒言,致使气血运行不畅,脾胃功能呆滞,纳谷减少,运化无力,久则中焦气机壅滞,胃络运行不畅,胃失濡养而致萎。

五、脾胃虚弱

脾主运化,胃主纳谷,脾胃合称"后天之本",脾胃之气健运,则饮食水谷精微之消化吸收和运输功能才能旺盛,若脾胃之气失于健运,消化吸收运输水谷精微之功能失职,升降失常,清浊相混,中州气机壅滞失畅,水谷不化精微,气血化生乏源,胃腑失于濡养而致萎。引起脾胃虚弱之原因,主要有:先天禀赋不足;或久病不愈;或年老体衰;或久罹胃疾,中气亏耗;或吐泻太过;或热病伤阴;或久服温燥之品;或素体阴虚,肝肾不足,肾损及胃,久则胃失濡养而致萎。

六、痰浊瘀血

痰浊和瘀血都是脏腑功能失调的病理产物,但同时又能直接或间接地作用于机体某些脏腑组织引起各种疾病,因此,也属致病因素之一。在慢性萎缩性胃炎中,痰浊瘀血的致病作用尤其不容忽视。形体肥丰、痰湿壅盛或久病大病、损伤中气,或年老体衰、脾肾虚损致脾失健运,肾失煦化,水湿留聚成痰,中焦气机壅滞;素有胃疾,久病入络,或气郁日久,血运不畅,或阴亏津虚,化热伤络,胃络不畅,血行瘀阻,二者均可致使胃失濡养而致萎。在慢性萎缩性胃炎后期,痰瘀为患,尤属多见。

七、外邪侵袭

慢性萎缩性胃炎，虽以饮食情志为主要病因，但六淫外邪侵袭，在一定程度上也起着或多或少的作用，冬春时节，乍热乍寒，风寒之邪侵袭胃腑，寒凝气滞，胃络痹阻，胃体失养；夏热时令或居处潮湿，热蒸湿动，易致气阴两虚，或湿浊、湿热困遏脾胃；寒湿之邪，困遏脾阳，阴寒内生，纳运失职，水湿内停；温热病邪、燥气火毒，耗津伤气，损伤脾胃，胃阴不足；均可使脾胃升降失度，气血不畅，胃体失养，久则而致萎。

第三节 病 机

病机是疾病发生、发展与变化的机制，疾病的发生、发展、变化与患病机体的体质强弱、致病因素的性质极为相关。病邪作用于人体，正气奋起抗邪引起邪正斗争而使人体阴阳失衡，或使脏腑气机升降失常，气血功能紊乱，从而产生一系列病理变化，故疾病虽然千变万化，但其总的病机不外乎邪正斗争、阴阳失调、升降失常等几个主要方面。

一、邪正斗争

邪正斗争决定着慢性萎缩性胃炎的发病及虚实病势和疾病转归。一般来说，人体正气旺盛，各种致病因素作用于机体、影响胃腑后不一定发病，即或发病，大多亦表现为实证，且易于治疗，易于好转；只有当人体正气虚衰之时，各种致病因素作用于机体，影响胃腑后，易于发病，且多表现为虚证或虚实夹杂，病情较长，治疗相对困难，预后相对较差。

二、阴阳失调

阴阳失调决定着慢性萎缩性胃炎的证候性质和病机转化。素体阳盛、胃火偏亢，则病情多表现为阴虚、阴虚火旺或郁火内盛；素体阳衰、阴寒内生，则病情多表现为阳虚（气虚）、阳虚阴盛或寒湿中生。脾胃功能燥湿相济，升降相因，中州纳运才能顺和畅然。脾气、脾阳、胃气、胃阴才能和平协调。

三、升降失调

升降失调是脾胃病最直接、最基本的病机。升降出入，无器不有，升降出入是气化功能的基本形式,尤其是脾胃的升降出入对整体气机升降出入至关重要,这是因为脾为后天之本,居于中焦,通连上下,是升降运动之枢纽。《吴医汇讲》曰:"论脾胃之法,莫精于升降……俾升降失宜,则脾胃伤,脾胃伤则出纳之机失其常度,而后天之生气已息,鲜不夭札生民者已"。由此足见脾胃升降失常对整体功能活动的影响。

四、脾胃虚损

慢性萎缩性胃炎发病缓慢,病情较长,迁延反复,缠绵难愈,其病位在脾胃,但与五脏关系密切,其中尤以肝胆为主,本病初起属实,久则必虚。临床多本虚标实、虚实夹杂。虚为脾气、胃阴亏虚;实为气滞、血瘀、痰浊、食积、湿阻、热毒,其最主要、最基本的病机为脾胃虚损。

五、寒热错杂

脾为阴脏,喜燥恶湿;胃为阳土,喜润恶燥。痞满之初,邪实为患,中焦气机升降失常,清气不升,浊气不降,清浊相干,中焦壅滞,纳运失职;渐至脾阳(气)、胃阴损伤。胃阴不足则胃失濡养或在失于濡养基础上,虚火内炽,易致口干口苦、便秘、脘部灼热、舌红苔光或苔黄、脉细数或滑数等阴虚火郁或阴虚湿热之证;脾阳(气)亏虚,脾失健运,则易致口干渴或渴不思饮、便溏、脘部冷痛、舌淡、脉沉细或沉迟等阳虚失于温养之证。若脾阳(气)、胃阴两伤,则病证往往寒热错杂。本病病程较长,羁延之际,往往气滞血瘀,胃络瘀阻,胃体失养,甚则产生"症结"(肠化、异型增生),终致成为痼顽重症。

第四节　中医辨证

临床上慢性萎缩性胃炎以胃脘部胀满痞闷为主要表现,故中医常把其诊断为"胃痞"。胃痞是指上腹部近心窝处痞满、堵闷、食后加重、或兼胀痛等症状为主的病证。胃痞有虚实之分,早期以实痞为主,随着萎缩性胃炎的进展,病情延长,反复发作,每由实痞转化为虚痞,同时兼有实邪,形成本虚标实,虚实夹杂之证。亦有相当部分的患者以胃脘疼痛为突出表现,中医此时应诊断为"胃痛"。有时以吐酸、嘈杂为主要症状,中医则应按"吐酸""嘈杂"诊断。总之,中医诊断慢性萎缩性胃炎是根据患者的主要症状而确定的。

一、慢性萎缩性胃炎的一般辨证规律

(一)辨病位

胃痞基本病位在胃,初病以胃为主,久病常波及脾,并与肝密切相关,乃胃、脾、肝三脏相关之病。初病在气,以气滞、气虚为主;久病入血,以血瘀、血虚为多。

(二)辨邪之有无

胃痞有虚实之异。有邪者为实,无邪者为虚。实者邪气实,虚者正气虚。辨证首当辨别邪之有无。如伤寒表邪未解,误下成痞;或脾胃湿热,壅滞中焦;或饮食无度,食积难消;或情志刺激,气机郁滞;或肝胃不和,肝胃郁热,或胃痞日久,气滞血瘀等。中焦壅塞,不得宣通,气机升降失常,则成痞满,皆属有邪,此为以邪气实为主要矛盾。若非因气滞、外感、食积、湿阻、蕴热、痰凝、血瘀,而因脾胃虚弱、或脾胃虚寒、或胃阴不足、或气阴两虚等,导致胃痞,表现为胀满不适,胃纳呆滞,则属于虚证痞满,以正气虚为主要矛盾。

(三)辨虚实寒热

胃痞不能食或食少不化、大便利、痞满喜按,舌质淡、苔白腻、脉弦细或沉弦或涩或虚大无力,此为日久脾胃受伤,或过服克伐药物所致;或胃痞有灼热感、口干舌燥、舌红少苔、脉细数、此为胃阴不足,皆为虚证。能食而大便秘、痞满拒按、脉弦急而滑、骤然胸中痞闷,乃肝气郁滞与食滞而成;胸膈痞闷而脉沉滑或迟滑者,为有停滞,皆为实证。舌苔黄腻、黄燥、舌质红、脉滑数,恶心、口苦、口渴喜饮而痞满者为热证;舌苔白腻或薄白、舌质淡、脉沉迟、或沉涩、口不渴或渴不思饮而痞满者为寒证。

(四)辨脏腑气血

本证病位在胃,但据脾胃相表里,肝脾相制约,"胆随胃降",本病不同程度地涉及脾、肝、胆等脏腑。"五脏六腑皆禀气于胃""五脏相通,移皆有次,五脏有病,则各传所胜",故本病与五脏六腑皆有关系。胃痞主要病机为清气不升,浊阴不降,胃气壅塞,气滞日久必致血瘀,故胃痞患者常见胃脘疼痛,舌黯有紫斑等血瘀之征象。因此,临证辨脏腑病位偏重、气血郁滞主次很有必要。

(五)辨证候

辨证候是辨证的基础,首先要从其主要症状上辨别证候的气、血、虚、实、寒、热。本病主要症状有胀满和胃痛。

1.痞胀痞满

胀满不舒,胀重则痛,或痞满不适,嗳气频频,纳谷不香,食则胀满更甚,或嗳腐吞酸,得矢气则舒,则为实证;痞满隐痛,喜温喜按,面色少华,肢懒乏力,或肢末欠温,或大便不实,舌质淡,苔薄,则为脾虚;症状以痞闷为主,痞塞不舒,胀痛不重,食后痞塞尤甚,舌质红苔少或光剥有裂纹,脉细数,则为阴虚。

2.胃痛

痛在气分,多为既胀且痛,时作时止,痛无定处,脉弦,嗳气或矢气可缓,揉按气散则痛可减;痛在血分,多为刺痛,痛有定处,按之痛甚,或有呕血黑便,舌质紫黯,脉涩。痛属寒者,多为隐隐作痛,喜温怕寒,四肢不温、舌质淡苔白;痛属热者,多为胃脘灼痛,口苦而干,口渴喜冷饮、烦躁易怒、便秘溲赤,舌质红苔黄,脉多弦数;实痛者,多为疼痛拒按,痛而有形,痛势不减,得食痛甚;虚痛者,多为隐痛绵绵,喜揉喜按,时痛时止,痛而无形,饥而痛增。

(六)辨病势演变

本病大多起病缓慢,病程长,时轻时重,反复发作,少数可在慢性基础上急性发作或加重。早期或较轻的萎缩性胃炎,多表现为肝郁气滞、肝胃不和、脾胃湿热、肝胃郁热、饮食停滞、寒热错杂证。晚期或较重的萎缩性胃炎,则表现为脾胃虚弱、脾胃虚寒、或气滞血瘀、胃阴不足证。

二、慢性萎缩性胃炎的辨证分型

根据慢性萎缩性胃炎的临床证候特点,把慢性萎缩性胃炎分为实证、虚证和虚实兼夹证三类。

(一)实证

1.肝胃不和证

证候:胃脘胀满闷痛,痛引两肋,时轻时重,脘胀嗳气,食欲缺乏,大便不畅,烦躁易怒,发病多与情志因素有关,舌质淡红,苔薄白或薄黄,脉弦或弦数。

证候分析:肝主疏泄而喜条达,若情志不遂,则肝气郁结不得疏泄,横逆犯胃,胃失和降,故胃脘胀满疼痛;胁乃肝之分野,而气多走窜游移,故痛连两肋;气机不利,肝胃气逆,故脘胀嗳气;气滞肠道,传导失常,故大便不畅;舌质淡红、苔薄白、脉弦乃肝气郁结之象。辨证以胃脘胀满闷痛、攻撑连胁为特点。

2.饮食停滞证

证候:胃脘痞胀疼痛,嗳腐吞酸,厌食,或呕吐不消化食物,吐后痛减,肠鸣矢气,大便秽臭不爽,舌质淡红,舌苔厚腻,脉滑或沉实。

证候分析:暴食多饮,饮食停滞,致胃中气机阻塞,故胃脘痞胀疼痛;健运失司,腐熟无权,浊气不得下行而上逆,故嗳腐吞酸,吐不消化食物;胃中饮食停滞,宿食不化而下注,则大便秽臭不爽;苔厚腻、脉滑或沉实乃宿食停滞之象。辨证以胃脘痞胀疼痛、嗳腐吞酸或吐食为要点。

3.脾胃湿热证

证候:胃脘痞满,灼热疼痛,嘈杂嗳气,口黏口苦,恶心纳差,腹胀溏垢,小便黄少,舌质红,舌苔黄腻,脉滑数。

证候分析:湿热之邪蕴结脾胃,运化失职,升降失调,清阳不升,浊阴不降,壅滞胃脘,故胃脘痞满、灼热疼痛;湿热中阻,胃失和降,故嘈杂嗳气、口黏口苦、恶心纳差;湿热下注,肠道传导不畅,故腹胀溏垢、小便黄少;舌质红、苔黄腻、脉滑数乃脾胃湿热内滞之象。辨证以胃脘痞胀、灼热疼痛为要点。

4.肝胃郁热证

证候:胃脘痞胀,灼痛势急,烦躁易怒,泛酸嘈杂,口干口苦,舌红苔黄,脉弦数。

证候分析:肝气郁结,日久化热,邪热犯胃,故胃脘痞胀,灼热势急;肝胃郁热,逆而上冲,故烦躁易怒、泛酸嘈杂;肝胆互为表里,肝热夹胆火上乘,故口干口苦;舌红苔黄、脉弦数乃肝胃郁热之象。辨证以胃脘痞胀、灼痛势急、烦怒、口苦为特点。

5.胃络瘀滞证

证候:胃脘痞闷刺痛,痛有定处而拒按,食后痛甚,或黑便吐血,纳食减少,饱胀不舒,面色晦暗,舌质紫黯或有瘀斑,脉涩。

证候分析:气为血帅,血随气行,气滞日久,则导致瘀血内停,胃络受阻,壅塞不通,故胃脘痞闷刺痛;瘀血有形固定,故痛有定处而拒按;进食则触动其瘀,故食后痛甚;瘀停肠胃,故多见黑便吐血;气滞瘀血阻滞肠胃,故纳食减少、饱胀不舒;面色晦暗、舌质紫黯或有瘀斑、脉涩乃瘀血内停之象。辨证以胃脘痞闷刺痛、痛有定处为特点。

(二)虚证

1.脾胃虚弱证

证候:胃脘痞闷,隐隐作痛,喜温喜按,食后胀满,纳呆食少,倦怠乏力,面色萎黄,肠鸣便溏,舌质淡,舌苔白,脉细弱。

证候分析:脾胃虚弱,运化无权,水谷不化,清浊不分,壅滞中焦,故胃脘痞闷,隐隐作痛,食后胀满;脾胃气虚,胃失所养,故喜温喜按;脾胃运化无力,故纳呆食少、肠鸣便溏;脾胃虚弱,气血生化无源,肌肉肌肤失养,故倦怠乏力、面色萎黄;舌质淡苔白、脉细弱乃脾胃气虚之象,辨证以胃脘痞闷、隐隐作痛、食后加重、倦怠无力为特点。

2.脾胃虚寒证

证候:胃脘隐痛,喜温喜按,空腹痛甚,得食痛减,脘腹痞满,泛吐清水,食欲缺乏,神疲乏力,手足不温,大便溏薄,舌质淡苔白,脉虚弱或迟。

证候分析:脾胃虚寒,胃失温养,故胃痛隐隐;寒得温而散,气得按而行,故喜温喜按;脾虚中寒,水谷不化,胃气上逆,故脘腹痞满泛吐清水;脾胃虚寒,受纳运化失常,故食欲缺乏;胃虚得食,则产热助正以抗邪,故进食痛减;脾主肌肉而健运四旁,中阳不振,则健运无权,肌肉筋脉失于温养,故手足不温、神疲乏力;脾虚生湿下渗肠间,故大便溏薄;舌质淡苔白、脉虚弱或迟乃脾胃虚寒、中气不足之象。辨证以胃痛隐隐、喜温喜按、空腹痛甚、食后痛减为特点。

3.胃阴不足证

证候:胃脘痞胀,隐隐灼痛,嘈杂似饥,口干舌燥,形体消瘦,大便干结,面色潮红,舌红少津或有裂纹,少苔或无苔,脉细数。

证候分析:胃阴亏虚,胃失濡养,气失和降,故见胃脘痞胀,隐隐灼痛;阴虚生内热,胃火上炎,故嘈杂似饥、面色潮红;阴虚津亏,无以上承,故口干舌燥;阴津亏少,无以充养肌肉,故形体消瘦;阴虚液耗,无以下溉,肠道失润,故大便干结;舌红少津或有裂纹、少苔或无苔、脉细数乃阴虚液耗之象。辨证以胃脘痞胀、隐隐灼痛、舌红少苔为特点。

(三)虚实夹杂证

1.肝郁脾虚证

证候:胃脘胀满闷痛,食后加重,嗳气频作,食欲缺乏,疲倦乏力,面色萎黄,舌质淡,苔薄白或薄黄,脉弦细。

证候分析:肝气郁结,横逆犯脾,脾失健运,故胃脘胀满闷痛;脾气亏虚,运化无力,故食后加重、食欲缺乏;脾主肌肉,为气血生化之源,脾气亏虚,运化无力,气血生化无源,肌肉肌肤失养,故疲倦乏力、面色萎黄;舌质淡、苔薄白、脉弦细乃肝郁脾虚之象。辨证以胃脘胀满闷痛、食后加重、疲倦乏力为特点。

2.寒热错杂证

证候:胃脘痞满胀闷,恶心欲吐,嗳气心烦,口干口苦,腹中畏寒,肠鸣下利,舌质淡胖,苔黄腻或白腻,脉弦细数。

证候分析:脾胃气虚,邪热乘机内陷,寒热错杂,痞塞中焦,升降失调,故胃脘痞满胀闷,恶心欲吐;脾胃不和,气机痞塞,邪热上扰,故嗳气心烦、口干口苦;脾气不升,寒注于下,故肠鸣下利、腹中畏寒;舌质淡胖、苔黄腻或白腻,脉弦细数乃脾胃气虚、寒热错杂之象。辨证以胃脘痞满胀闷、上热下寒为特点。

3.脾虚湿滞证

证候:胃脘胀满隐痛,食少纳差,口淡无味,疲倦乏力,大便溏软,面色苍白,形体肥胖,舌质淡胖,边有齿痕,舌苔白腻,脉滑细。

证候分析:脾气亏虚,脾失健运,内生水湿,阻滞中脘,故胃脘胀满隐痛,食少纳差,口淡无味;脾主肌肉,脾虚生化无力,肌肉经脉失养,故疲倦乏力、面色苍白;脾胃气虚,水湿内生,故大便溏软、形体肥胖;舌质淡胖、边有齿痕,舌苔白腻、脉滑细乃脾虚湿阻之象。辨证以胃脘胀满隐痛、食少纳差、舌淡胖、脉滑细为特点。

第五节 鉴别诊断

慢性萎缩性胃炎属中医学"痞满""胃痛""虚痞""腹胀"等范畴,在此主要论述"痞满""胃痛"与其他疾病的鉴别诊断。

一、痞满的鉴别诊断

(一)痞满与胸痹心痛

胸痹心痛可有脘腹满闷不舒,痞满常伴有胸膈满闷,但两者有病在心胸和病在胃脘之不同,应予区别。胸痹心痛属胸阳痹阻,心脉瘀阻,心脉失养为患,以胸痛,胸闷,短气为主症,伴有心悸、脉结代等症状,如《金匮要略·胸痹心痛短气病脉证治》云:"胸痹气急胀满,胸背痛,短气。"痞满系脾胃功能失调,升降失司,胃气壅塞所致,以胃脘痞塞满闷不舒为主症,多伴饮食减少,得食则胀,嗳气则舒等症状。

(二)痞满与结胸

两者病位皆在脘部,然结胸以心下至小腹硬满而痛、拒按为特征;痞满则在心下胃脘,以满而不痛、手可按压、触之无形为特点。

(三)痞满与鼓胀

鼓胀与胃痞同为腹部病证,且均有胀满之苦,鼓胀早期易与胃痞混淆。鼓胀腹部胀大膨隆,胀大之形外现;胃痞则自觉满闷痞塞,外无胀大之形。鼓胀按之腹皮急;胃痞胃脘部按之柔软。如《证治汇补·痞满》曰:"痞与胀满不同,胀满则内胀而外亦有形,痞满则内觉满塞而外无形迹。"

二、胃痛的鉴别诊断

(一)胃痛与真心痛

真心痛是心经病变所引起的心痛证,相当于西医学的急性冠脉综合征。真心痛多见于中老年人,有时可出现上腹痛,但多有高血压、糖尿病等病史,主要表现起病较急,当胸而痛,且多刺痛,有压榨感,动辄加重,痛引肩背,常伴心悸气短、汗出肢冷,病情危急。正如《灵枢·厥论》曰:"真心痛,手足青至节,心痛甚,旦发夕死,夕发旦死。"其病变部位、疼痛程度与特征、伴随症状及其预后等方面与胃痛有明显区别。

(二)胃痛与胁痛

胁痛是以胁部疼痛为主证,可伴发热恶寒或目黄肤黄,或胸闷太息,极少伴嘈杂泛酸,嗳气吐腐。多相当于西医学的急慢性胆囊炎、胆管炎等胆道系统感染疾病。肝气犯胃之胃痛可有攻痛连胁,但以胃脘部疼痛为主症。

(三)胃痛与腹痛

腹痛是以胃脘以下,耻骨毛际以上部位疼痛为主症,多相当于西医学的急、慢性胰腺炎以及外科急腹症(包括肠梗阻、腹膜炎、肠穿孔、宫外孕等),胃痛以上腹胃脘处疼痛为主症。胃处腹中,与肠相连因而在个别特殊病证中,胃痛可以影响及腹,而腹痛亦可牵连于胃,这就要从其疼痛的主要部位和如何起病来加以辨别。

(四)胃痛与肠痈

肠痈(急性阑尾炎)病变初起,多表现为突发性胃脘部疼痛,随着病情的变化,很快由胃脘部转移至右下腹部疼痛为主,且痛处拒按,腹皮拘急,右腿屈曲不伸,转侧牵引则疼痛加剧,多可伴有恶寒、发热等症。胃痛患者始终局限于胃脘,一般无发热。

(五)胃痛与胃癌

胃癌多以胃痛为主要症状,可伴呕血、黑便、消瘦等。如胃痛日久,反复发作,伴消瘦、呕血、黑便等症者,更需详细询问病史,注意体格检查(包括左锁骨上淋巴结的触诊),同时及时行上消化道钡餐造影和电子胃镜等检查以明确诊断。

第六节 治 疗

辨证论治是中医治疗疾病的关键。慢性萎缩性胃炎临床上辨证分型很多，治疗繁杂，近年来有关临床文献报道最常见的慢性萎缩性胃炎治法有十一种。

一、辛开苦降，和中消痞法

(一)主治

寒热错杂型胃痞。

(二)方剂

半夏泻心汤加减。

(三)药物组成

姜半夏、黄芩、黄连、甘草各 10 g，干姜 5 g，党参 15 g，大枣 5 枚。水煎服，每天 1 剂，1 剂两汁分两次服。

(四)方解

本方为治疗寒热错杂、心下痞满之代表方。本证为寒热夹杂、痞塞中焦、脾胃升降失调所致。治宜辛开苦降，和中消痞。方中黄连、黄芩苦寒降泄除其热；姜半夏、干姜辛温开结散其寒；佐以党参、甘草、大枣甘温以补脾胃之虚，而复其升降之职。诸药配合，苦降辛开，寒热并用，阴阳并调，补气和中，从而达到邪去正复，气得升降，痞满悉平之疗效。

(五)加减

热偏重者，加栀子、竹茹各 10 g，蒲公英 15 g；寒偏重者，加高良姜、乌药各 10 g，细辛 3 g；胃痛泛酸者，加吴茱萸 3 g，海螵蛸 30 g；嗳气恶心明显者，加旋覆花 10 g(包煎)，代赭石 30 g；脾虚甚者，加白术 10 g，淮山药 15 g；纳食不香者，加鸡内金 10 g，焦三仙 15 g；伴中湿不化者，加茯苓 15 g，薏苡仁 30 g，陈皮、厚朴各 10 g；腹泻明显者，加淮山药 20 g，白术 10 g，葛根 30 g；兼瘀重者，加丹参 30 g，桃仁 10 g；阴虚者，去干姜，加沙参 10 g，麦冬 12 g，石斛 15 g；伴异型增生或肠化者，加莪术、三棱各 10 g。

二、健脾益气，祛湿和中法

(一)主治

脾虚湿阻之胃痞、胃痛。

(二)方剂

参苓白术散加减。

(三)药物组成

党参、白扁豆、薏苡仁各 30 g，陈皮、茯苓、白术各 10 g，淮山药 15 g，桔梗、炙甘草各 6 g，砂仁 5 g(后入)。水煎服，每天 1 剂，1 剂两汁分两次服。

(四)方解

本方为治疗脾胃气虚、水湿内生之常用方。本证因脾胃气虚、运化失职、水湿内停所致。治宜健脾益气、除湿和胃。方中党参、茯苓、白术、甘草组成四君子补益脾胃之气，配以扁豆、山药甘淡健脾化湿；陈皮理气燥湿；加砂仁之辛温芳香醒脾；佐四君子更能促中州运化，使上下气机贯通；薏苡仁甘淡利水渗湿健脾，增加消除水湿之功；桔梗为引经药。诸药合用，脾气得复，水湿得除，诸证皆愈。

(五)加减

湿重者，加苍术、藿香、佩兰各 10 g；内生湿热者，加黄连 6 g，龙胆草 5 g；呕吐频作者，加姜竹茹、姜半夏各 10 g；腹胀便溏甚者，加葛根 15 g，厚朴 10 g；食欲缺乏明显者，加神曲 10 g，麦芽 30 g；兼有气滞者，加柴胡、佛手各 10 g；胃痛明显者，加延胡索、香橼各 10 g；胃中冷痛者，加干姜 5 g，肉桂 6 g。

三、疏肝和胃，行气消胀法

(一)主治

肝胃不和或肝胃气滞之胃痞、胃痛。

(二)方剂

柴胡疏肝散加减。

(三)药物组成

柴胡、枳壳、香附、陈皮、延胡索、川芎、白术、佛手各 10 g，白芍、郁金各 15 g，炙甘草 6 g。水煎服，每天 1 剂，1 剂两汁分两次服。

(四)方解

柴胡疏肝散乃疏肝解郁之代表方。方中柴胡疏肝解郁；白芍、香附、枳壳疏肝和胃;陈皮用以防脾气之壅滞而运中州;川芎活血以防气滞之血瘀;炙甘草调和诸药;加佛手、郁金以增强疏肝解郁之力;延胡索以增加止痛之效。诸药合用,疏肝理气而解其郁,和胃畅中而消其胀。

(五)加减

嗳气频者,加旋覆花 30 g(包煎),苏梗 10 g;胃脘灼热、泛酸者,原方去陈皮,加生龙骨、牡蛎各 30 g,黄连 6 g,吴茱萸 3 g;胃胀甚者,加枳实、厚朴、鸡内金各 10 g,虎杖 15 g;伴胁胀者,加青皮 10 g;肝郁化热者,加栀子、丹皮各 10 g,黄连 5 g,吴茱萸 3 g;痛甚者,加川楝子 10 g;恶心呕吐者,加姜半夏、姜竹茹各 10 g;胃纳明显不振者,加神曲 10 g,山楂、炒谷麦芽各 30 g;失眠多梦者,加白蒺藜 12 g,首乌藤 15 g;胆汁反流者,加金钱草 30 g,茵陈 15 g;胃脘冷痛者,加乌药 10 g,吴茱萸3 g;肝郁夹瘀者,加炒五灵脂 10 g,丹参 30 g。

四、消食导滞,和胃消胀法

(一)主治

饮食停滞,胃中气机阻塞之胃痞、胃痛。

(二)方剂

保和丸加减。

(三)药物组成

炒山楂 30 g,神曲、莱菔子、茯苓、虎杖各 15 g,姜半夏、陈皮、连翘、枳实、鸡内金各 10 g。水煎服,每天 1 剂,1 剂两汁分两次服。

(四)方解

本方为治疗食积不化的通用方。本病患者常因脾胃功能虚弱,每因饮食不慎而致食积停滞,食不消化,阻碍胃气所致。治宜消食导滞,理气和胃。方中用山楂为君药,以消一切饮食积滞,尤善消肉食油腻之积,以神曲消食健脾,更化酒食陈腐之积;莱菔子下气消食,长于消谷面之积,共为臣药;三药同用,消各种食物积滞。佐以半夏、陈皮行气化滞和胃;茯苓健脾利湿和中;食积易于化热,故又佐以连翘散结清热;加鸡内金以加强消食之功;加枳实、虎杖以加强导滞之力。诸药合用,食积得化,胃气得和,脾胃自健,诸症可消。

(五)加减

脘腹气多胀甚者,可加槟榔 12 g,厚朴 10 g,砂仁 3 g(后入);脘腹痛而大便不通者,去虎杖加大黄 6 g,木香 10 g,元明粉 3 g 冲服;呕吐者,加竹茹15 g;气滞明显者,加香附、佛手各 10 g;食滞久郁化热便秘者,加大黄、黄芩各10 g,黄连5 g。

五、清热化湿,理气和中法

(一)主治

脾胃湿热,蕴滞胃脘,升降失调而致胃痞。

(二)方药

连朴饮加减。

(三)药物组成

黄连 6 g,厚朴、半夏、陈皮、焦山栀、香豉各 10 g,茯苓、石菖蒲各 15 g,芦根30 g,甘草 5 g。水煎服,每天 1 剂,1 剂两汁分两次服。

(四)方解

本方为湿热蕴伏脾胃之常用方。本病因湿热壅滞,清浊相混,脾不升清,胃失和降所致。治宜清热化湿,理气和中,使湿热一清,脾胃调和,胃痞即除。方中黄连清热燥湿,厚朴行气化湿,两药相合,使气行则湿化,湿去热亦消;佐以山栀、豆豉清宣郁热;又以石菖蒲芳香化湿而悦脾;半夏燥湿降逆而和胃;陈皮理气燥湿;茯苓健脾渗湿;芦根取其清热化湿和胃之功;甘草调和诸药。诸药相伍,共奏清热化湿、理气和中之功,使湿热得清,胃气得和,清升浊降,胃痞即止。

(五)加减

偏热者,加蒲公英30 g,蛇舌草 15 g,黄芩 10 g;偏湿者,加佩兰、草果皮各10 g;痛甚者,加延胡索、佛手各 10 g;口干喜冷饮,痛处灼热盛者,加蒲公英30 g,黄芩 10 g;兼有表湿者,加香薷、藿香各 10 g 以解表化湿;恶心呕吐甚者,加竹茹10 g,生姜 3 片以和胃降逆;食欲缺乏者,加鸡内金、神曲各 10 g,麦芽30 g 以消食导滞。

六、清肝泄热,理气和胃法

(一)主治

肝胃郁热之胃痞、胃痛。

(二)方剂

化肝煎加减。

(三)药物组成

青皮、陈皮、栀子、泽泻、黄连、丹皮、贝母、佛手各 10 g,白芍、郁金各 15 g,吴茱萸 3 g。水煎服,每天 1 剂,1 剂两汁分两次服。

(四)方解

化肝煎是治疗肝胃郁热主方,本证为肝郁日久化热,邪热犯胃而成。方中陈皮、青皮味辛散邪,疏通肝胃之气;白芍味酸柔肝,敛肝横逆之势;丹皮、栀子味苦以清肝泄热;泽泻、贝母甘寒以泄热渗湿;黄连、吴茱萸组成左金丸,辛开苦降,重用黄连苦以清火,稍佐吴茱萸辛以散郁,郁散则火随之得泄;加郁金、佛手加强解郁和胃之作用。诸药合用,酸苦辛甘相配,疏肝泄热和胃相宜。

(五)加减

胃脘灼热,泛酸重者,原方去陈皮,加海螵蛸 30 g,蒲公英 15 g;大便干结者,加虎杖 15 g,瓜蒌 30 g;口渴甚者,加玄参、花粉各 15 g;疼痛较甚者,加延胡索 15 g,川楝子 10 g;抑郁烦躁、失眠者,加合欢皮、炒枣仁、茯神各 15 g。

七、活血化瘀,和胃止痛法

(一)主治

胃络瘀滞型胃痛。

(二)方剂

失笑散合丹参饮加减。

(三)药物组成

蒲黄、五灵脂、香附、枳壳各 10 g,丹参、白及各 15 g,砂仁 3 g(后下),大黄、甘草各 5 g。水煎服,每天 1 剂,1 剂两汁分两次服。

(四)方解

失笑散是治疗血瘀胃脘作痛的常用方。胃络为瘀血阻滞,不通则痛,故成瘀血胃痛之证。治宜活血化瘀,和胃止痛。方中五灵脂、蒲黄相须为用组成失笑散,活血化瘀,通络止痛;丹参养血活血止痛,白及化瘀止血,均可增加活血祛瘀之力;砂仁行气宽中和胃,香附、枳壳行气止痛,即取气行则血行之意;再加大黄逐瘀通腑,甘草缓急和中。诸药合用,瘀通而气行,病可除也。

(五)加减

兼气虚者,加黄芪 30 g,党参 15 g;兼阳虚者,加桂枝 10 g,细辛 3 g,干姜

5 g；兼阴虚者，加黄精、麦冬、白芍各 15 g；兼血虚者，加当归 10 g，枸杞子 15 g，阿胶 15 g；血出不止者，加三七粉 3 g（冲服），白茅根 30 g；瘀血较重，伴肠上皮化生或假息肉形成者，加三棱、莪术各 10 g，白花蛇舌草 30 g；血瘀而偏热者，加赤芍 10 g，生地 15 g，茜草 12 g；瘀毒者，加半枝莲 30 g，白花蛇舌草 20 g。

八、益气健脾，调中和胃法

(一)主治

脾胃虚弱之胃痛、胃痞。

(二)方剂

香砂六君子汤加减。

(三)药物组成

党参 30 g，白术、淮山药、茯苓各 15 g，木香、陈皮、姜半夏各 10 g，砂仁 5 g（后入），甘草 6 g。水煎服，每天 1 剂，1 剂两汁分两次服。

(四)方解

脾胃气虚，胃失所养而致胃痛、胃痞，治用本方。方中以党参、白术、茯苓、甘草组成的四君子汤甘温益气，健脾养胃，能促中州运化；脾胃虚弱每易生湿酿痰，痰滞中焦，故以陈皮、半夏理气和胃，降逆化痰；木香、砂仁辛香醒脾，行气止痛；山药甘淡以增加健脾之功。诸药合用，补而不腻，既可补脾胃而复运化之机，又可醒脾开胃而除痰阻之弊。

(五)加减

夹食滞者，加鸡内金 10 g，麦芽 15 g，炒莱菔子 12 g；胃脘痞塞甚者，加枳实 10 g；脘腹隐痛有坠胀感者，加黄芪 30 g，柴胡、升麻各 5 g；脾虚生湿，舌苔白厚腻者，加苍术 12 g，厚朴 10 g；湿浊化热，舌苔黄腻者，加黄连 6 g，蒲公英 15 g；气虚甚，阳不足而四肢欠温者，加桂枝、肉豆蔻各 10 g；气血两虚者，加当归 15 g，枸杞子 10 g，白芍 12 g；腹痛便溏者，加山药至 30 g，生扁豆 30 g；上泛酸水明显者，加吴茱萸 3 g；食后腹胀嗳气者，加佛手、鸡内金各 10 g，焦三仙各 15 g。

九、温中健脾，益气和胃法

(一)主治

脾胃虚寒型胃痞、胃痛。

（二）功效

黄芪建中汤加减。

（三）药物组成

黄芪 30 g，白芍、白术各 15 g，桂枝、炙甘草、陈皮、高良姜各 10 g，生姜、砂仁各 5 g，大枣 3 枚。水煎服，每天 1 剂，1 剂两汁分两次服。

（四）方解

黄芪建中汤是劳伤内损、中气虚寒之常用方。脾胃阳虚，寒从中生，胃失温养而致胃痛、胃痞。治宜温中益气，健脾和胃。方中黄芪益气补中，加白术更加强其温补之力；桂枝温通经脉，白芍补益阴血，缓急止痛；甘草甘温益气，助桂枝益气温中，又合白芍酸甘化阴；加陈皮、高良姜、砂仁用以温中醒脾理气；生姜、大枣温胃补脾，合而升腾中焦生发之气而行津液和营卫。诸药合用，于辛甘合阳之中，又具酸甘化阴之用，共奏温中健脾，补虚和里之功。

（五）加减

寒象明显，胃脘冷痛较剧者，加附子 10 g（先煎），干姜 5 g，细辛 3 g；脘腹痞满者，加枳实 10 g；胃痛较甚者，加延胡索 15 g，川楝子 10 g；寒凝血瘀者，加川芎、当归各 10 g，三七粉 3 g（冲服）；泛吐清水痰涎较多者，加半夏 10 g，茯苓 15 g；泛酸者，加吴茱萸 3 g，瓦楞子 10 g；泄泻明显者，加淮山药 30 g，诃子 10 g。

十、养阴益胃，生津和中法

（一）主治

胃阴不足型胃痞、胃痛。

（二）方剂

一贯煎合芍药甘草汤加减。

（三）药物组成

沙参、麦冬、生地、杞子、白芍、淮山药各 15 g，当归、炙甘草、佛手、川楝子各 10 g。水煎服，每天 1 剂，1 剂两汁分两次服。

（四）方解

本证为胃阴不足，胃失濡养，则成胃痛、胃痞之证。治宜滋养胃阴。方中沙参、麦冬滋养胃阴，生津和胃，且清虚火；生地、杞子滋养肝胃之阴，当归养肝活血，且有流通之性；川楝子、佛手疏理肝气而和脾胃；芍药、炙甘草和营缓急止痛；

另加淮山药健脾胃而滋生化之源。诸药合用,养胃阴为主,兼以疏肝、健脾,如此则肝木不克犯胃土,脾健而有滋液之源,则胃阴复而胃痛可除也。

(五)加减

胃脘灼热痛,嘈杂泛酸甚者,加黄连 3 g,吴茱萸 3 g;兼气虚而有神疲乏力,少气懒言,自汗出者,加太子参、黄芪各 30 g;大便干结甚者,加郁李仁 10 g,玄参15 g;胃脘胀满甚者,加玫瑰花、佛手花、陈皮、枳实各 10 g;口干渴甚者,加花粉、鲜石斛各 15 g;阴虚甚而及肾,有五心烦热,头晕腰酸者,加黄精、何首乌各 20 g,女贞子 15 g;阴虚生热者,加生石膏 30 g,知母 10 g;阴虚夹湿者,加佩兰 10 g,薏苡仁 30 g,白蔻仁 3 g;兼有瘀滞者,加丹参 30 g,红花、桃仁各 6 g;兼有热毒者,加白花蛇舌草、半枝莲各 30 g。

十一、疏肝解郁,健脾和胃法

(一)主治

肝郁脾虚型胃痞、胃痛。

(二)方剂

逍遥散加减。

(三)药物组成

柴胡、当归、白术、制香附各 10 g,白芍、茯苓、丹参各 15 g,郁金 30 g,炙甘草6 g。水煎服,每天 1 剂,1 剂两汁分两次服。

(四)方解

逍遥散为肝郁血虚,脾失健运之证而设,为调和肝脾之名方。本证因肝气郁结,横逆犯脾,脾失健运所致。治宜疏肝解郁,健脾和胃。方中柴胡疏肝解郁,当归、白芍养肝柔肝,当归之芳香可以行气,味甘可以缓急,更是肝郁血虚之要药;白术、茯苓健脾去湿,使运化有权,气血有源;再加香附,郁金增加疏肝解郁,行气活血之功;丹参活血养血;炙甘草益气补中,缓肝之急。诸药合用,既补肝体,又助肝用,气血兼顾,肝脾同治。

(五)加减

疼痛较重者,加延胡索 15 g,川楝子 10 g;肝郁气滞者,加沉香 5 g;肝郁化火生热者,加丹皮、山栀各 10 g;伴泛酸明显者,加海螵蛸 30 g,浙贝 10 g;兼阴虚口干,舌红少津者,加沙参、麦冬、杞子、川楝子各 10 g;夹湿热内生者,加薏苡仁

30 g,黄芩 10 g;兼瘀血者,加川芎、桃仁各 10 g,红花 6 g;呕吐清水者,加肉桂 6 g,吴茱萸 3 g,姜半夏 10 g;兼有痰浊内停者,加苍术、半夏各 10 g,桂枝 6 g;咽喉有物梗阻感者,加香附、苏梗、厚朴各 10 g;胁背胀痛者,加木香 10 g,郁金 30 g。

第七节 康 复

患者在临床治愈或症状缓解后,应坚持药物和食物的调治,以巩固疗效。

一、慢性萎缩性胃炎的药物康复

在康复阶段,根据病情及患者体质特点,辨证选用调理肝脾、养胃和胃的中成药和单、验方,对巩固疗效,促进气机流畅,恢复脾胃功能,有着积极、有效的意义。常用药物如下。

(一)实痞用中成药

1.气滞痰火、湿食郁积

越鞠丸。

2.食积停滞、消化不良

保和丸、枳实导滞丸、沉香化滞丸等。

3.气滞肝郁、脘胀脘痛

舒肝理气丸、气滞胃痛颗粒、胃苏冲剂等。

4.肝火犯胃、脘痛痞满

左金丸、丹栀逍遥丸等。

5.痰湿困脾、脘痞胀满

二陈丸等。

6.气滞血瘀

丹参片或加味失笑散。

(二)虚痞用中成药

1.脾胃虚弱、中气不足

人参健脾丸、补中益气丸、参苓白术丸等。

2.脾胃虚弱、气滞不畅

香砂六君丸、香砂养胃丸、枳术丸等。

3.脾虚虚弱、中阳不振

附子理中丸、温胃冲剂等。

4.脾胃虚弱、阴虚津亏

养胃冲剂、六味地黄丸等。

上述中成药必须在医师指导下,根据病情寒热、虚实之特性及患者体质情况,详细阅读说明后服用,切忌擅自购服。

(三)常用单、验方

(1)蒲公英 30 g,乌药 10 g,菖蒲 10 g,红枣 30 g,水煎内服,每天 1 剂。适用于中虚兼热之慢性萎缩性胃炎。

(2)姜桂散:高良姜 10 g,桂皮 10 g,香附 3 g,水煎内服,每天 1 剂。适用于虚寒型慢性萎缩性胃炎。

(3)砂仁、陈皮、红糖各 6 g,水煎内服,每天 1 剂,适用于气滞不畅之慢性萎缩性胃炎。

(4)香茶菜根 30 g,丹参 15 g,佛手花 10 g,玫瑰花 10 g,绿萼梅 10 g,水煎内服,每天 1 剂。适用于气机痹窒、胃络不畅之慢性萎缩性胃炎。

(5)香茶菜根、太子参、大枣各 30 g,水煎内服,每天 1 剂,适用气阴两虚之慢性萎缩性胃炎。

(6)养胃汤:沙参 10 g,麦冬 10 g,石斛 10 g,玉竹 10 g,百合 30 g,甘草 5 g,淮山药 30 g,绿萼梅 10 g,水煎内服,每天 1 剂。适用于慢性萎缩性胃炎胃阴亏虚证。表现为中脘痞胀不适、嘈杂热感、纳谷不香、舌红少苔、脉细或弦细等。

(7)胃痿灵:黄芪 25 g,桂枝 10 g,百合 30 g,甘草 20 g,良姜 10 g,香附 10 g,草豆蔻 15 g,陈皮 10 g,丹参 30 g,砂仁 10 g(后入),蒲黄 10 g,五灵脂 10 g,藤梨根 30 g,乌梅 5 g。水煎内服,每天 1 剂。适用于老年慢性萎缩性胃炎脾胃虚寒血瘀型。

(8)益气活血治痿汤:党参 30 g,炙黄芪 30 g,白术 15 g,白芍 30 g,半夏 10 g,丹参 15 g,红花 5 g,仙鹤草 30 g,甘草 5 g,水煎内服,每天 1 剂。适用于气虚血瘀型慢性萎缩性胃炎。

(9)治萎复元汤:党参 30 g,生黄芪 30 g,白术 15 g,茯苓 15 g,生甘草 6 g,淮山药 30 g,白扁豆 15 g,青皮 10 g,陈皮 10 g,炒谷麦芽(各)30 g,枸杞子 30 g,乌梅 6 g,水煎内服,每天 1 剂。适用于脾胃虚弱型慢性萎缩性胃炎。

（10）吴茱萸 2 g，黄连 3 g，乌药 10 g，绿萼梅 10 g，玉竹 10 g，鸡内金 10 g，山楂 10 g，木瓜 10 g，白芍 12 g，木香 10 g，荷叶 10 g，佛手 10 g，水煎内服，每天 1 剂。适用于缺酸性慢性萎缩性胃炎。

二、慢性萎缩性胃炎的食疗康复

食疗是在中医理论指导下经过千百年实践形成的独特的理论体系，被历代医家所推崇，为历代百姓所应用。在科学技术高度发达的今天，人们仍喜欢用食疗来调整人体阴阳平衡，补充营养物质，达到防病治病的目的。

"脾为后天之本，气血生化之源""五脏皆禀气于胃"，一旦脾胃发病，势必影响到其他脏腑，故合理饮食、适当地调摄，不但可以预防胃病的发生，而且对已病的胃腑亦能起到良好的治疗作用。中医认为"胃为水谷之海"，一切饮食都必须经过胃肠的消化、吸收才能发挥作用、营养全身，这充分显示了脾胃在人体中的重要性。几千年的中医学发展，积累了丰富的摄生养生经验，"药补不如食补，食补不如调神"之说，也说明了食补和调节情绪在疾病治疗中的作用，特别是对一些慢性疾病的治疗，既能调节有病脏腑，又可起到整体调节的作用。唐朝名医孙思邈认为"安身之本，必资于食，救疾之速，必凭于药，不知食宜者，不足以生存也，不明药忌者，不能以除病也。是故食能排邪而安脏腑，悦神爽志，以资血气，若能用食平疾，释情遣疾者，可谓食工"。就指出如能用食物治好疾病，也是高明的医师。慢性萎缩性胃炎病情顽固，病程较长，食疗尤显重要。

根据食物的四气五味，结合一年四季的气候变化，将药食结合制成汤、粥、菜、饼、包子等不同食物，作平常食用，既可解决平日所需之营养，又能达到治病防病的目的，可起到一举两得的作用。

（一）慢性萎缩性胃炎四季饮食要求

饮食宜清淡，忌肥甘油腻；饮食宜精细，忌粗糙；饮食宜鲜嫩，忌陈腐；饮食宜烂熟，忌生冷；饮食宜松软，忌坚硬；饮食宜少量多餐，忌暴饮暴食；饮食宜酸甘，忌辛辣；饮食宜规律，忌随心所欲；饮食时宜情绪乐观，忌悲伤忧郁；饮食宜多样化，忌饮食单一。

春季阳气逐渐生发，饮食宜平补、清补、清洁可口为宜，避免吃油腻生冷之物，多食富含维生素 B 的食物和新鲜蔬菜，如荞麦、薏苡仁、赤豆、藕、百合、莲子、青菜泥等。

夏季肠胃消化功能薄弱，饮食应着眼于清热消暑。宜选清淡爽口、少油腻、易消化的食物，适当吃些具有酸味的食物以增强食欲，吃些绿豆汁、赤豆汤等消暑解渴之品,切忌贪凉而暴吃冷饮、绿茶、生冷瓜果等物。同时应注意饮食卫生,食用清洁食物,预防肠道传染病的发生,不吃腐烂变质的食物,不喝生水,吃生的蔬菜或瓜果一定要洗干净,以防病从口入。

秋季注意调整情绪,避免不良的精神刺激,特别是餐前调整情绪,以增强食欲。秋季果实大多成熟,应多进食果实类食物,同时,秋季气候干燥,根据"燥者润之"的原则,以养阴清热、润燥止渴、清心安神食品为主,多吃富含维生素、多汁、酸甘之品。银耳、百合、红枣、芝麻等都可选用。特别是银耳、百合滋阴润肺、养胃生津可经常食之。注意饮水卫生,不喝生水,不吃腐烂和被污染的食物。

冬季饮食应根据季节寒冷的变化,注意补阳。选用具有温热之性的动物类或植物类食物,多吃些具有辛温发散作用的食物,如生姜、葱、羊肉、狗肉、牛鞭、核桃、大枣、熟地、小米、山药等。冬季,蔬菜较少,品种单调,人们易因维生素缺乏而患口腔溃疡、牙龈肿痛、出血、大便秘结,应扩大食源,适当吃些薯类以补充维生素、胡萝卜素等。

(二)慢性萎缩性胃炎的常用食疗方

1.白术猪肚粥

(1)配方:白术 30 g,猪肚 1 只,粳米 50 g,生姜 5 g。

(2)制法:洗净猪肚,切成小块,同白术、生姜一起煨炖,取汁、去渣。用猪肚药汁煮粳米成粥。猪肚可蘸酱油、麻油佐餐。

(3)用法:喝粥吃肉,每周 2 次。

(4)功效:白术微苦属温,有补脾益胃、和中作用,治疗脾胃虚弱、不思饮食、倦怠乏力、泄泻及水肿;猪肚性温,能补虚损,健脾胃,可治疗消瘦、泄泻、下痢、小儿消化不良等。该膳方具有健脾益胃之功效。

(5)主治:脾胃虚弱型慢性萎缩性胃炎患者,症见受凉后胃部不适、腹胀满闷、胃脘隐痛等。

2.银耳薏苡仁粥

(1)配方:薏苡仁 50 g,水发银耳 10 g,白糖、淀粉适量。

(2)制法:将薏苡仁洗净浸透,与银耳同煮粥,加白糖、勾芡煮熟即可。

(3)用法:早晚温服。

(4)功效:薏苡仁性凉,能健脾补脾,清热利湿,现代药理研究其含蛋白质、脂肪、氨基酸、三萜化合物等,有镇静、镇痛、降温、降血糖及增强免疫力和抗肿瘤作用;银耳能养胃生津,滋阴润肺,现代药理研究含有效成分银耳多糖,有抗炎、抗溃疡、促进肝细胞合成蛋白质、防衰老、降脂、降血糖以及增强免疫功能等作用。

两药合用共奏补血益脾胃之功。

(5)主治:适用于脾胃虚弱所致的胃脘疼痛、形体疲弱、腹胀纳呆、面色萎黄等症。

3.赤小豆粥

(1)配方:赤小豆 30 g,粳米 50 g,白糖 20 g。

(2)制法:赤小豆洗净放入锅内,加水适量,用武火烧沸后,转用文火煮至半熟,加入淘洗好的粳米继续煮至熟透,拌入白糖即可。

(3)用法:每天 1 次,餐用。

(4)功效:赤小豆含蛋白质、脂肪、碳水化合物、粗纤维、灰分、钙、铁、磷、维生素及烟酸等,具有利水除湿,和血解毒作用;粳米功能补中益气、养阴生津,可治疗泄泻多汗、纳食量少、倦怠乏力等。两药共用能清热、利湿、止泻。

(5)主治:适用于慢性胃病、湿热蕴于脾胃所致的大便稀溏、肛门灼热、脘腹疼痛,小便短少、口干欲饮等症。

4.薏苡仁莲子粥

(1)配方:薏苡仁 300 g,莲子 10 g,冰糖 10 g。

(2)制法:先将莲子泡发去皮心备用,将薏苡仁煮至半熟时放入莲子,继续煮至烂熟,即可。

(3)用法:每天 2 次,温服。

(4)功效:莲子富含蛋白质、脂肪、碳水化合物和多种微量元素,有补脾涩肠止泻功效;薏苡仁能健脾止泻,清利湿热之邪;冰糖可健脾、和胃、补中气。三药合用能健脾除湿。

(5)主治:适用于脾胃虚弱所致的脘腹胀闷、食少便溏、肢倦神疲等症。

5.菜花粥

(1)配方:绿菜花 200 g,猪肉末 50 g,粳米 100 g,精盐、味精少许。

(2)制法:先将菜花削去梗上的叶子,切成小薄片,再把粳米洗净,待水沸后下锅,滚开后加入菜花、猪肉末、猪油,煮成粥。最后加入食盐。

(3)用法:每晚温热服食。

(4)功效:菜花含钙、磷、铁微量元素,维生素 C、维生素 A、维生素 B 族、蛋白质、脂肪、多种糖类,以及多种吲哚类衍生物,能增强免疫,促进脾胃消化功能;粳米养胃益脾,促进消化;猪肉滋阴润燥,益脾胃。诸药合用,共奏健脾和胃,消食化滞之功。

(5)主治:适用于饮食停滞所致的胃脘闷塞不适、口气臭秽、厌食、恶心欲呕等症。

6.补气养血八宝粥

(1)配方:花生仁、莲子肉、核桃仁、薏苡仁、大枣、赤豆、绿豆各 10 g,粳米 100 g。

(2)制法:上述八物洗净,置锅内加水适量,同煮粥。

(3)用法:每天早晚温热食之。

(4)功效:花生含脂肪油、纤维素、淀粉、维生素等,具有和胃健脾功效;莲子肉补脾涩肠而治脾虚泄泻;薏苡仁健脾止泻;赤小豆除泄泻;绿豆解毒;大枣补脾生血,益气健胃。本方各味相配可起到健脾胃、补气血作用。

(5)主治:适用于脾胃虚弱所致的脘腹疼痛、绵绵不愈、形体倦怠、乏力气短、面色萎黄等症。

7.冰糖银耳粥

(1)配方:银耳 10 g,冰糖适量。

(2)制法:将银耳用温水泡发,然后放入锅内,加水适量,用微火煮烂,加入冰糖溶化即可。

(3)用法:每天 1 剂,连服 7 日。

(4)功效:银耳归肺胃二经,滋阴、润肺、养胃、生津;而冰糖属平性,能补中益气,和胃调肺,用于治疗胃脘痛及肺虚咳嗽等。二者合用可补中养肺,益胃生津。

(5)主治:适用于胃阴不足所致的胃中灼热疼痛、口干欲饮、形体消瘦、夜寐多梦、心中烦热等症。

8.参芍大枣饮

(1)配方:党参 20 g,炒白芍 15 g,陈皮 3 g,生甘草 3 g,大枣 10 枚。

(2)制法:将上五物同煮,取汁即可。

(3)用法:代茶频饮,每天 1 次,连服 5～7 天。

(4)功效:党参药性平和,能补脾胃,扶正气,改善胃肠功能,治疗脾胃虚弱,乏力倦怠,胃胀便稀;白芍敛阴缓急柔肝止痛;陈皮健脾行气,除胃脘胀痛,改善饮食不香;甘草、大枣补脾胃虚弱。诸药合用能柔肝理气和胃。

(5)主治:适用于肝气犯胃、胃脘胀痛、饮食不适、食后尤甚、痛无定处、胃痛连胁,嗳气频作,矢气则舒,恶心呕吐,泛酸水等症。

9.参芪薏苡仁粥

(1)配方:党参 20 g,黄芪 20 g,薏苡仁 60 g,大枣 4 个,粳米 100 g。

(2)制法:将党参、黄芪、薏苡仁洗净,与粳米、大枣同时入砂锅,加水适量,先

263

用武火煮沸,后改用微火慢熬,至粥成。

(3)用法:分早、晚 2 次温服。

(4)功效:党参、黄芪相配增强补益脾胃功效;薏苡仁可健脾止泻;大枣补中焦,生气血;粳米调护胃气。诸味相合,共奏补中益气,健脾去湿之功效。

(5)主治:适用于脾胃虚弱之腹痛、泄泻清稀、厌食油腻或油腻后泄泻加重、倦怠乏力等症。

(三)慢性萎缩性胃炎瓜果宜忌

瓜果营养丰富,有人认为平时多吃瓜果,特别是饭后吃些水果,可以增加营养,辅助食物中蛋白质、脂肪、糖类等营养物质吸收,其实,这种说法不够科学。有专家指出,饭后马上进食水果,时间长了会导致消化功能紊乱。因食物进胃后要经过 1~2 小时的消化过程,然后,再缓缓排出,饭后马上吃水果,则水果被食物阻滞在胃中,水果是单糖类食物,很易被小肠吸收,不需在胃内久留,久留则在胃中产生气体,引起腹胀、腹泻。所以,专家建议进食水果宜在饭前 1 小时或饭后 2 小时。

学者临床体会慢性萎缩性胃炎患者食用瓜果应该更加慎重,俗话说"胃病三分治七分养",在正确的辨证论治基础上,配以合理的饮食调养,往往会事半功倍,有利于疾病的康复。至于在中医理论指导下对胃黏膜轻度萎缩患者及经过正确辨证论治后的恢复期慢性萎缩性胃炎患者,施以合理的饮食调养,更是中医学治疗本病的特色和优势。

学者以为瓜果虽好,应合理食用,如脾胃虚寒的人,寒性的西瓜就不太适宜,过多食用,会出现脘腹胀痛、腹泻等症状。再如栗子有养胃健脾功效,但多食可滞脾恋膈,凡遇脾虚消化不好,湿热甚者,会加重病情。因此应根据瓜果的寒热特性和人体的体质特点以及脾胃的虚实情况合理摄入。学者根据多年的临床经验并参阅有关文献,将常见的瓜果特性分瓜类、水果、干果,简单介绍如下。

1.瓜类

(1)西瓜:本品来源葫芦科植物西瓜的果瓤。又名天生白虎汤、寒瓜、夏瓜。主要含有苹果酸、磷酸、果糖、葡萄糖、精氨酸、枸杞碱、西瓜氨基酸、番茄色素、胡萝卜色素、蔗糖酶、维生素 C 等。

本品具有清热解暑、除烦止渴、利小便功效。现代药理证实西瓜果汁与西瓜皮均有利尿、降压作用。张璐《本经逢原》:"西瓜,能引心包之热,从小肠、膀胱下泄。能解太阳、阳明中暍及热病大渴,故有天生白虎汤之称。"《本草汇言》记有:治阳明热甚,舌燥烦渴者,或神情昏冒、不寐、语言懒出者,好红瓤西瓜剖开,取汁一碗,徐徐饮之。

本品食性甘,寒。李时珍《本草纲目》:"西瓜、甜瓜,皆属生冷,世俗以为醍醐灌顶,甘露洒心,取其一时之快,不知其伤脾助湿之害也。"慢性萎缩性胃炎肝胃郁热型、胃阴不足型者可少量食之。对脾胃虚寒型、脾胃虚弱型和脾胃湿热者不适宜。学者临床体会绝大多数慢性萎缩性胃炎患者食用本品后往往会使胃脘痞满、嗳气、口苦、嘈杂、疼痛等症状加重,故慢性萎缩性胃炎患者应严格控制食用本品。

(2)菜瓜:本品来源葫芦科植物菜瓜的果实。主要含有蛋白质、糖类、多种维生素 B、钙、磷、铁等营养成分。

本品具有利小便、解热毒功效。民间单方:热结胃肠或膀胱湿热,大便秘结,心烦者,菜瓜 250 g,切碎捣烂绞汁,调入适量蜂蜜饮服。

本品食性甘,寒。对慢性萎缩性胃炎脾胃湿热型、肝胃郁热型、胃阴不足型而又自觉症状不明显适宜,特别是对伴有大便干燥、小便黄赤者可适量食用。但对脾胃虚寒型、脾胃虚弱型特别是大便溏薄者不适宜。学者临床体会慢性萎缩性胃炎表现为急性发作的各型临床症状明显者食用本品后往往会使各种症状加重,故慢性萎缩性胃炎各型临床症状明显者应忌食为宜。

(3)冬瓜:本品来源葫芦科植物冬瓜的果实。主要含有蛋白质、糖、粗纤维、无机盐、钙、磷、铁、胡萝卜素、硫胺素、核黄素、烟酸、维生素 C 等。另含蜡质、树脂等。

本品具有利尿消肿、清热解毒、消痰功效。王士雄《随息居饮食谱》云:"清热,养胃生津,涤秽治烦,消痈行水,治胀满,泻痢霍乱,解鱼、酒等毒。"现代药理证实本品具有促进免疫及抑制胰蛋白酶作用。民间单方:水肿者,冬瓜1 kg,鲤鱼 1 条(重约 250 g)不加盐煮服。

本品食性甘淡,凉。缪希雍《本草经疏》:"若虚寒肾冷,久病滑泄者,不得食。"对慢性萎缩性胃炎脾胃湿热型、肝胃郁热型、胃阴不足型者适宜,可适量食用。对脾胃虚寒型、脾胃虚弱型者不适宜,应忌食。肾功能严重不良时少吃或不吃。因本品能降低肾小球滤过率,使尿素氮升高。若体质偏阳虚畏寒者也不宜食用,因有伤阳耗气作用。过多食用本品可因排出过多钾、钠、氯,而引起酸碱平衡失调和电解质紊乱,食用时要注意。

(4)哈密瓜:本品来源葫芦科甜瓜属一种变种。主要品种有夏皮黄、巴登、红心脆、香梨黄、茉莉瓜、网纹香梨等。每 100 g 可食部分含糖 4.6~15.8 g(包括葡萄糖、蔗糖、果糖),及苹果酸、果酸、纤维素(2.6~6.7 g)、维生素 C 19~39.1 mg、维生素 A、B 和蛋白质、脂肪、碳、磷、铁等。其中铁的含量比鸡肉多 2 倍,比鱼肉多 3 倍,比牛奶多 17 倍。

本品具有消暑解渴、保肝、养心、润肺功效。据文献报道,经常食用哈密瓜对人体的造血功能与生长发育均有明显的促进作用。民间广泛利用哈密瓜来治病,也用作治疗狂躁患者的镇静辅助。

本品食性甘甜,微寒。暑热烦渴、热病患者可经常吃,对慢性萎缩性胃炎脾胃湿热型、肝胃郁热型、胃阴不足型者适宜,可适量食用。但对伴有血糖升高者应严格控制食用量,以免糖尿病加重。对脾胃虚寒型、脾胃虚弱型者不适宜,应忌食。

(5)丝瓜:本品来源葫芦科植物丝瓜或粤丝瓜的鲜嫩果实或霜后干枯的老熟果实(天骷髅)。主要含有皂苷、丝瓜苦味质、多量黏液、瓜氨酸、糖、蛋白质、钙、磷等。

本品具有止咳平喘、清热解毒、凉血止血功效。李时珍《本草纲目》云:"丝瓜,唐宋以前无闻,今南北皆有之,以为常蔬。"并记有:"风热腮肿,丝瓜烧存性,研末,水调搽之。"

本品食性甘凉,无毒。黄宫绣《本草求真》:"过服亦能滑肠作泄。"对慢性萎缩性胃炎脾胃湿热型、肝胃郁热型、胃阴不足型者适宜,可适量食用。对脾胃虚寒型、脾胃虚弱型者不适宜,食之不当,会加重胃痛、胃胀、泛酸、腹泻等症状,应忌食。

(6)瓠瓜:本品来源葫芦科葫芦属一年生蔓性草本植物,也是瓜类蔬菜烹饪原料。又称夜开花、扁蒲、葫子瓠条等。中国自古栽培,文字记载始见于《诗经》。南北皆有生产,为夏季重要蔬菜之一。良种有浙江早蒲、济南长蒲,江西南丰甜葫芦、台湾牛腿蒲等。

本品具有利水、清热、止渴、除烦功效。一般用于治疗水肿(肾性、心脏病、肝病引起之均可)、腹水、烦热口渴和患疱毒等病症。

本品食性甘,寒。对慢性萎缩性胃炎脾胃湿热型、肝胃郁热型、胃阴不足型者适宜,可适量食用。对脾胃虚寒型、脾胃虚弱型者不适宜,应忌食。如果在吃瓠瓜时发现其味苦,可能是含有糖苷结构化合物,容易引起中毒,不宜再吃。

(7)南瓜:本品来源葫芦科植物南瓜的果实。本品原出南番得名。果内主要含有精氨酸、天门冬素、葫芦巴碱、腺嘌呤、胡萝卜素、维生素 B、抗坏血酸、脂肪、葡萄糖、蔗糖、戊聚糖及甘露醇等。

本品具有补中益气、消炎止痛、解毒杀虫功效。民间单方:蛔虫症,南瓜生食,成人每次 500 g,儿童 250 g,两小时后再服泻剂,连服 2 天。

本品食性甘,温。黄宫绣《本草求真》:"凡人素患脚气,于此最属不宜,食则湿生气壅,黄疸湿痹。用此与羊肉同食,则病尤见剧迫。"对慢性萎缩性胃炎脾胃虚寒型、脾胃虚弱型者适宜,可适量食用,但应去皮为宜,因南瓜皮纤维素含量太高,食之易加重腹胀。对脾胃湿热型、肝胃郁热型、胃阴不足型者不适宜,应忌食。

(8)黄瓜:本品来源葫芦科植物黄瓜的果实。又名胡瓜、王瓜、刺瓜。本品来自西域,故初名胡瓜,后因避讳而称黄瓜。主要含有葡萄糖、鼠李糖、半乳糖、甘露糖、木糖、果糖以及芸香苷、异槲皮苷、精氨酸的葡萄糖苷等苷类。另含咖啡酸、绿原酸、多种游离氨基酸、核黄素(即维生素 B_2)和维生素 C。黄瓜头部多苦味,苦味成分为葫芦素 A、B、C、D。黄瓜子含脂肪油,其中油酸 58.49%、亚油酸22.29%、棕榈酸 6.79%、硬脂酸 3.72%。

本品具有清热解毒、利水、解烦渴功效。《滇南本草》:"解疮癣热毒,消烦渴。"民间单方:痱子,鲜黄瓜切片涂患处。

本品食性甘,凉。慢性萎缩性胃炎脾胃湿热型、肝胃郁热型、胃阴不足型者可适量食之。对脾胃虚寒型、脾胃虚弱型者不适宜。本品多食会克伐正气,特别是气血亏虚、老人、久病之人及孕妇。慢性萎缩性胃炎患者存在潜在的"气虚瘀毒"病理机制,故本品适宜食用者亦应注意不宜多食。黄瓜生食一定要清洗后去皮,否则容易引起肠道疾病,出现腹痛、腹泻等症状。

(9)甜瓜:本品来源葫芦科植物甜瓜的果实。因其味甜于诸瓜而得名。又名黄金瓜、香瓜。主要含有糖、钙、磷、铁及微量维生素(β-胡萝卜素、维生素 B、维生素 C 等),另含球蛋白 2.68%、柠檬酸等有机酸。

本品具有清暑热、解烦渴、利小便、止痢疾功效。现代药理证实有抑制真菌作用。王士雄《随息居饮食谱》:"甜瓜甘寒涤热,利便除烦,解渴疗饥,亦治暑痢。"《奇效良方》曾记:"昔有男子病脓血恶痢,痛不可忍,以水浸甜瓜、食数枚即愈。"

本品食性甘寒,滑。慢性萎缩性胃炎脾胃湿热型、肝胃郁热型、胃阴不足型者可适量食用。对脾胃虚寒型、脾胃虚弱型或伴有腹胀便溏者不适宜,应忌食。

(10)苦瓜:本品来源葫芦科苦瓜属一年生草质藤本植物。又名锦荔枝、癞葡萄、红姑娘、凉瓜、癞瓜、红羊等,本品属瓜而味苦故名;又因果实外壳具钝形不整齐之瘤状突起,故又名癞瓜。果实含有苦瓜苷、5-羟基色胺和多种氨基酸如谷氨酸、丙氨酸、β-丙氨酸、苯丙氨酸、脯氨酸、α-氨基丁酸、瓜氨酸、半乳糖醛酸、果胶以及糖、微量脂肪、蛋白质、钙、磷、微量维生素等。

本品具有清暑涤热、明目、解毒功效。现代药理证实具有增强非特异性免疫功能、抗菌、降糖、抗生育、抗肿瘤等作用。王士雄《随息居饮食谱》:"苦瓜青则苦寒涤热,明目清心,可酱可腌。鲜时烧肉失瀹去苦味,虽盛夏而肉汁能凝。熟则色赤,味甘性平,养血滋肝,润脾补肾。"《泉州本草》记有:"痈肿,以鲜苦瓜捣烂敷患处。"

本品食性苦,寒。《滇南本草》:"脾胃虚寒者,食之令人吐泻腹痛。"对慢性萎缩性胃炎脾胃湿热型、肝胃郁热型、胃阴不足型者适宜,可适量食用,并对幽门螺杆菌阳性者有辅助抑菌作用。对脾胃虚寒型、脾胃虚弱型或伴有腹胀便溏者不适宜,应忌食。食用时不宜加热时间过长,以免水溶性维生素损失过多。也不宜空腹食用,以免耗伤胃气。

2.水果

(1)枇杷:本品来源蔷薇科植物枇杷的果实。因其叶形似琵琶而名。果实含水分 90.26%,总氮 2.15%,碳水化合物 67.30%,其中还原糖占 71.3%,戊聚糖 3.74%,粗纤维 2.65%。果肉含脂肪、糖、蛋白质、纤维素、果胶、鞣质、无机盐(钠、钾、铁、钙、磷)及维生素 B_1、维生素 C。又含隐黄素、β-胡萝卜素等色素。

本品具有润肺止渴,止咳下气功效。《本经逢原》记:"枇杷若带生味酸,力能助肝伐脾,食之令人中满泄泻。"

本品食性甘酸,凉。王士雄《随息居饮食谱》:"多食助湿生痰,脾虚滑泄者忌之。"对慢性萎缩性胃炎肝胃郁热型或伴胃酸缺乏者适宜,可适量食用。对脾胃虚弱型、脾胃虚寒型、脾虚湿阻型、脾胃湿热型或伴消化性溃疡者不适宜,应忌食。对伴有糖尿病患者亦应少食为宜。

不熟的枇杷不宜食,枇杷的果酸易与海味中的钙结合发生沉淀,使蛋白质发生凝固,故不宜与海味食物及富含蛋白质的食物同时吃。

(2)梅子:本品来源蔷薇科植物梅的成熟果实。又名青梅,含枸橼酸、苹果酸、糖、维生素 C、铁与丰富的钙、磷、钾以及谷固醇、蜡样物质和齐墩果酸样物质等。

本品具有生津、涩肠、止痢功效。抗菌试验表明对金黄色葡萄球菌、铜绿假单胞菌、痢疾杆菌均有抑制作用。王士雄《随息居饮食谱》:"梅,生时宜蘸盐食,温胆生津,孕妇多嗜之,以小满前肥脆而不带苦者佳。多食损齿,生痰助热,凡痰嗽、疳膨、痞积、胀满、外感未清,女子天癸未行,及妇女汛期、产前、产后、痧痘后并忌之。"

本品食性酸,平。对慢性萎缩性胃炎胃阴亏损型或胃酸缺乏者适宜,可适量食用。对合并胃溃疡和胃酸过多者应忌食。本品多食易损伤脾胃,脾胃虚弱型、脾胃虚寒型、脾虚湿阻型慢性萎缩性胃炎不宜食用。

梅子及梅子汁含钾多,对长期服用利尿药者,食物疗法中加食梅子有利,但大量腹水、血钾偏高者不宜。

(3)杨梅:本品来源杨梅科植物杨梅的果实。因其形似水杨子,而味酸似梅得名。又名机子、圣生梅、白蒂梅、朱红、树梅、杨果。果实含葡萄糖、果糖、柠檬酸、苹果酸、草酸、乳酸和蜡质及维生素C、鞣酸等。

本品具有生津止渴,和胃消食,行气止痛功效。黄宫绣《本草求真》:"杨梅,能治心烦口渴,消热解毒。若或多食,则有损伤动血致衄之虞。缘人阴虚热浮,气血不归,清之固属不能,表之更属不得,惟借此为酸收,则于浮热可除,烦渴可解,并或因其过食,而致见有损伤动血之变矣。设使热从实致,则食此味必不能效。"

本品食性甘酸,温,对慢性萎缩性胃炎脾胃虚寒型或合并胃酸缺乏者适宜,可适量食用,对胃阴不足型、脾胃湿热型、肝胃郁热型或合并消化性溃疡者食用本品后常导致胃痛等症加重,故应忌食。对伴有胃出血倾向和鼻衄、齿衄等患者禁食。

本品不宜与牛奶同时食用,杨梅中的果酸会使牛奶中的蛋白质凝固变性,影响消化吸收使营养成分降低。不宜与萝卜同时食用,萝卜与含大量植物色素的杨梅一起食用,经胃肠道消化分解,可产生抑制甲状腺作用的物质,从而诱发甲状腺肿。

(4)苹果:本品来源蔷薇科植物苹果的果实。主要含碳水化合物,其中大部分是糖。含酸约0.5%,主要为苹果酸,另有奎宁酸、柠檬酸、酒石酸。芳香成分中醇类97%,羰基类化合物6%及醋和酸。含钾、维生素C等亦较多。

本品具有生津止渴,解暑除烦,和脾止泻功效。王士雄《随息居饮食谱》:"润肺悦心,生津开胃,醒酒。"民间单方:消化不良、反胃者饭后吃苹果1个或苹果1个,加水煎服。

本品食性甘,凉。对慢性萎缩性胃炎胃阴不足型、脾胃湿热型、肝胃郁热型、饮食停滞型适宜。对脾胃虚寒型不适宜。学者临床体会慢性萎缩性胃炎在急性发作期临床症状明显者食用本品往往会使胃脘疼痛等症状加重,故应忌食。

服磺胺药类药物和碳酸氢钠时不宜食用本品,因本品可使磺胺药在泌尿系统容易引起结晶。不宜与萝卜同食,萝卜与富含色素的苹果一起食用,经胃肠道消化分解,可产生抑制甲状腺作用的物质,诱发甲状腺肿。

(5)芒果:本品来源漆树科植物芒果的果实。"蜜望其花而喜,人望其果充饥",故原名蜜望。又名庵罗果、望果、莽果、沙果梨、檬果等。主要含水分、糖、蛋白质、粗纤维、无机盐、维生素C、微量胡萝卜素、维生素B、钙、磷、铁等。另含芒果酮酸、异芒果醇酸、阿波酮酸、阿波醇酸等三萜酸;多酚类化合物如没食子酸、间双没食子酸、没食子鞣质、槲皮素、异槲皮苷、芒果苷、并没食子酸等。未成熟的果实中含葡聚糖、阿聚糖、聚半乳糖醛酸。

本品具有益胃止呕、解渴、利尿、止晕功效。赵学敏曰:"船晕北人谓之苦船,多呕吐不食,登岸则已,胃弱人多有之。蜜望果甘酸益胃,能止之……凡渡海者食之不呕浪。"民间单方:晕船呕吐,嚼食芒果或以芒果煎水饮。

本品食性甘酸,凉。对慢性萎缩性胃炎脾胃湿热型、肝胃郁热型、胃阴不足型或合并胃酸缺乏者适宜,可适量食用。对脾胃虚寒型或合并消化性溃疡者不适宜,应忌食。

曾有报道吃芒果引起肾炎病例,为慎重起见,有肾炎者不宜食用本品。

(6)无花果:本品来源桑科植物无花果的干燥花托。以往认为"不花而实"而名之。又名天生子、映日果、蜜果、文仙果、奶浆果、品仙果等。主要含葡萄糖、果糖、蔗糖、柠檬酸和少量延胡索酸、琥珀酸、丙二酸、吡咯烷羧酸、草酸、苹果酸、奎宁酸、莽草酸以及植物生长激素。植物的乳汁尚含淀粉糖化酶、酯酶、脂肪酶、蛋白酶等。另含微量维生素C、钙质、磷质。

本品具有健胃清肠,消肿解毒,疗咽痛痔疾功效,现代药理证实本品干果、未成熟果实和植物的乳汁都含抗肿瘤成分。《荷兰药镜》:"凡咳嗽、声哑、咽喉刺痛、胸胁痛或疝痛等,一切适用缓和剂诸症,水煎用之,有特效。"民间单方:胃与十二指肠球部溃疡,以无花果焙干研末,每次服5g,日服3次,连服半月为1个疗程。

本品食性甘,平。进食本品后,可与胃液混合,有协助消化之作用。部分至肠,而吸收入血液中,能促进血液之氧化,使细胞之新陈代谢增强。具有增强SOD的活性,降低过氧化脂质,激活免疫系统及抗肿瘤作用,对慢性萎缩性胃炎各型均适宜,可合理选用。但因本品糖含量较高,对伴有糖尿病者应控制食量。

(7)梨:本品来源蔷薇科植物梨树的果实。因其性善下行而流利得名。又名快果、果宗、玉乳、蜜父。主要含有糖、维生素C、苹果酸、钙、磷、铁、钾、钠。糖类包括葡萄糖、果糖、蔗糖。

本品具有生津止渴,润肺清热,止咳化痰功效。《本草纲目》曰:"润肺凉心,消痰降火,解疮毒、酒毒。"《本草通玄》云:"生者清六腑之热,熟者滋五脏之阴。"

民间单方:感冒咳嗽、急性气管炎者生梨1个,洗净连皮切碎,加冰糖蒸熟吃。

本品食性甘凉,微酸。对慢性萎缩性胃炎脾胃湿热型、肝胃郁热型、胃阴不足型或合并胃酸缺乏者适宜。对脾胃虚寒型或合并消化性溃疡者不适宜。学者临床体会慢性萎缩性胃炎各型以胃痛胃胀等临床症状明显者食用本品后往往会使症状加重,故临床症状明显者应忌食。

不宜与蟹同食,以损伤胃肠黏膜。食用本品后饮开水,易致腹泻,故应注意。本品含糖高,对有糖尿病者不宜。

(8)杏子:本品来源蔷薇科植物杏或山杏的果实。又名杏实、甜梅。主要含有柠檬酸、苹果酸、β-胡萝卜素、少量 γ-胡萝卜素和番茄烃;果实的挥发油成分有月桂烯、柠檬烯、对聚伞花素、异松油烯、反-2-己烯醇、α-松油醇等。未熟果实含绿原酸类、焦性儿茶酚类、赭朴鞣质、黄酮类等成分。一般营养成分有糖、微量蛋白质、钙、磷等。

本品具有润肺定喘,生津止渴功效。崔禹锡《食经》:"不可多食,生痈疖,伤筋骨。"

本品食性酸甘,温。对慢性萎缩性胃炎脾胃虚寒型或合并胃酸缺乏者适宜,可适量食用。对胃阴不足型、脾胃湿热型、肝胃郁热型或合并消化性溃疡者不适宜应忌食。

不宜生吃或大量煮食苦杏仁,过量易耗伤胃气,且因苦杏仁苷易分解成有毒的氢氰酸引起全身中毒。

(9)李子:本品来源蔷薇科植物李的果实。又名李实、嘉庆子。主要含有糖、微量蛋白质、脂肪、维生素 B_1、维生素 B_2、维生素 C、铁、钙、磷、天门冬素、谷酰胺及丝氨酸、甘氨酸、脯氨酸、苏氨酸、丙氨酸及 γ-氨基丁酸等。

本品具有清肝涤热,生津,利水功效。《医林纂要》谓其:"养肝、泻肝、破瘀。"民间单方:消化不良者,鲜果1~2个,早晚各吃1次。

本品食性甘酸,平。对慢性萎缩性胃炎胃阴亏损型或伴有胃酸缺乏者适宜,可适量食用。对脾胃虚弱型、脾胃虚寒型或合并消化性溃疡者不利,学者临床体会溃疡病、急慢性胃肠炎者食用本品后可引起症状加重应忌食。

本品不宜与蜂蜜同食,有致不良反应之可能。《千金·食治》:"不可多食,令人虚。"多食易伤脾生痰,且体质虚弱、患病日久者不宜多食。

(10)桑葚:本品来源桑科植物桑的果穗。又名桑果、桑葚子、桑实、黑椹、桑枣、乌椹、桑粒、桑蔗。主要含有糖、鞣酸、苹果酸及维生素 B_1、维生素 B_2、维生素 C 和胡萝卜素。桑葚油的脂肪酸主要由亚油酸和少量的硬脂酸、油酸等组成。

另含无机盐、维生素 A 和 D、芦丁、生物碱、强心苷、花青素苷、挥发油、矢车菊素等。

本品具有养血滋阴,补益肝肾功效。现代药理证实有增强免疫功能,促进 T 淋巴细胞成熟,促进造血细胞的生长,促进淋巴细胞转化,升高外周白细胞作用。民间单方:贫血者鲜果 60 g 或桑葚 30 g,桂圆肉 30 g,炖烂服,每天 2 次。

本品食性甘,寒。对慢性萎缩性胃炎脾胃湿热型、肝胃郁热型、胃阴不足型适宜,可适量食用,并有一定的保健强壮作用。对脾胃虚弱型、脾胃虚寒型不适宜,应忌食。

本品中含有胰蛋白酶抑制物质,可减弱胰蛋白酶及各种消化酶活性,故不宜吃得太多。本品含有鞣酸,可与食物中的蛋白质和钙质结合引起不适反应,故不宜与鱼虾等海味同食。

(11)葡萄:本品来源葡萄科植物葡萄的果实。又名蒲萄、蒲桃、草龙珠、山葫芦等。主要含葡萄糖、果糖、少量蔗糖、木糖、酒石酸、草酸、柠檬酸、苹果酸。又含各种花色素的单葡萄糖苷和双葡萄糖苷。一般营养成分有蛋白质、钙、磷、铁、胡萝卜素、硫胺素、核黄素、烟酸、维生素 C 等。葡萄皮含矢车菊素、芍药素、飞燕草素、魏牵牛素、锦葵花素等。

本品具有补气血、强筋骨、利小便功效。《随息居饮食谱》:"补气,滋肾液,益肝阴,强筋骨,止渴,安胎。"民间单方:病后体弱者葡萄干 30 g,或喝鲜葡萄酒 30 g,早晚各 1 次,久服见效。

本品食性甘酸,平。《医林纂要》:"多食生内热。"对慢性萎缩性胃炎伴有胃酸缺乏者适宜,可适量食用。对脾胃湿热型、肝胃郁热型、胃阴不足型或伴有消化性溃疡者不适宜,应忌食。

因本品含钾高,与螺内酯、氨苯蝶啶和补钾药同服时可引起高血钾症,故不宜多食。萝卜与富含植物色素的葡萄一起吃,可产生抑制甲状腺的物质,诱发甲状腺肿,故不宜与萝卜同食。

(12)花红:本品来源蔷薇科植物林檎的果实。又名文林果、林禽、林檎、联珠果等。主要含有糖、无机盐、维生素 C、叶酸等。

本品具有止渴、化滞、涩精功效。《本经逢原》:"林檎,虽不伤脾,多食令人发热,以其味涩性温也。"

本品食性酸甘,平。对慢性萎缩性胃炎脾胃虚寒型和脾胃虚弱型或伴有胃酸缺乏者适宜,可适量食用。对脾胃湿热型、肝胃郁热型、胃阴不足型或伴有消化性溃疡者不适宜,应忌食。

(13)罗汉果:本品来源葫芦科植物罗汉果的果实,是我国特有的珍贵植物,入药以形圆,个大,坚实,摇之不响,色黄褐者为佳。又名拉汗果、假苦瓜。主要含有多量葡萄糖、果糖及 D-甘露糖,多种维生素、无机盐及蛋白质、罗汉果苷等。

本品具有清肺润肠功效。现代药理证实对肠管有双向调节作用,使肠管恢复自发性活动。及止咳、抑菌、降低颅内压作用。《广西中药志》:"味苦甜,止咳清热,凉血润肠,疗胃热便秘。"民间单方:老年性便秘者罗汉果 2 个,取瓤及种子打碎,水煎,睡前服;急慢性咽喉炎,失声者罗汉果半个,大海子 3～5 个,水煎服。

本品食性甘凉,无毒。对慢性萎缩性胃炎脾胃湿热型、肝胃郁热型、胃阴不足型适宜,可适量食用,特别是上述中的伴有大便干结难解者尤为适宜。对脾胃虚寒型、脾虚湿阻型者不适宜,应忌食。

(14)柠檬:本品来源芸香科植物黎檬或洋柠檬的果实。又名黎檬子、宜母子、里木子、药果、梦子、宜母果、柠果等。主要含有糖类、钙、磷、铁、维生素 B_1、核黄素(维生素 B_2)、维生素 C、烟酸等。另含有机酸(柠檬酸、苹果酸、奎宁酸)、黄酮苷(橙皮苷、柚皮苷、圣草次苷等)。洋柠檬果皮中含多种黄酮类、有机酸、香豆精类、甾醇、挥发油等。黎檬果皮中,含橙皮苷、β-谷甾醇和 γ-谷甾醇。

本品具有生津、止渴、祛暑、安胎功效。《粤语》:"宜母子,似橙而小,二三月熟,黄色,味极酸,孕妇肝虚嗜之,故曰宜母。"民间单方:安胎、开胃者以鲜柠檬绞汁加糖制成膏,或用糖渍柠檬,不时服食;急性胃肠炎:柠檬用盐腌制,开水冲服,每次 10 g。

本品食性极酸,甜。对慢性萎缩性胃炎伴有胃酸缺乏者适宜,可适量食用。对伴有消化性溃疡者不适宜,应忌食。

本品中含有的果酸会使牛奶中的蛋白质凝固,影响消化吸收,故不宜与牛奶同服,也不宜与胡萝卜、黄瓜、动物肝脏、海味同时服用。

(15)桃子:本品来源蔷薇科植物桃树的果实。因品种不同而有蟠桃、水蜜桃、甜桃、毛桃等名称。我国桃源丰富,品种优良,如奉化玉露桃、无锡水蜜桃、山东肥城桃、河北深县大蜜桃等。主要类别有北方品种群、南方品种群、黄肉桃品种群、蟠桃品种群、油桃品种群五个。本品主要含有糖、蛋白质、维生素 C、钙、磷、铁、镁、钾、钠。另含挥发油、有机酸(主要为苹果酸和柠檬酸)。糖分中有葡萄糖、果糖、蔗糖、木糖。

本品具有生津、润肠、活血、消积功效。王士雄《随息居饮食谱》:"多食生热。"民间单方:便秘、闭经者夏日食之可生津消渴,通经。

本品食性辛酸甘,热。对慢性萎缩性胃炎脾胃虚寒型、饮食停滞型、胃络瘀滞型或伴胃酸缺乏者适宜,可适量食用。对脾胃湿热型、肝胃郁热型、胃阴不足型或伴有消化性溃疡者不适宜。学者临床体会慢性萎缩性胃炎各型表现有胃痛胃胀症状的患者食用本品后常导致症状加重,故有胃痛胃胀者忌食为宜。

《日用本草》记:"桃与鳖同食,患心痛,服术人忌之。"故食用鳖肉及服中药白术时不宜与本品同食。本品与糖皮质激素同服时有加强糖原异生、抑制糖分解、迅速升高血糖的作用,容易诱发糖尿病,故应注意。

(16)樱桃:本品来源蔷薇科植物樱桃的果实,是温带水果中上市最早的水果,因其颗似璎珠而得名。又名含桃、荆桃、朱樱、朱果、樱珠、家樱桃、牛桃等。目前,我国樱桃有中国樱桃、甜樱桃、酸樱桃和毛樱桃四大种类。果实中主要含有糖、蛋白质、维生素C、胡萝卜素、钙、磷、铁、钾等。另含氰苷(种子内含),经水解可产生氢氰酸。本品是水果中含铁量最高者,比苹果、橘子、梨高20倍以上。

本品具有调中益气、祛风湿功效。《滇南本草》云:"治一切虚证,能大补元气,滋润皮肤;浸酒服之,治左瘫右痪,四肢不仁,风湿腰腿疼痛。"民间单方:血虚头晕、心悸者樱桃30 g,龙眼肉、枸杞子各10 g,煮熟加白糖服用;痹症、肝肾虚弱、腰膝酸痛、关节不利者,樱桃250 g浸在1 000 mL白酒中制成樱桃酒。每次服10 mL,日服3次。

本品食性甘,温。对慢性萎缩性胃炎脾胃虚寒型、脾胃虚弱型、脾虚湿阻型者适宜,可适量食用。对脾胃湿热型、肝胃郁热型、胃阴不足型者不适宜,应忌食。

动物肝脏中含有丰富的铜、铁离子,可使本品中的维生素C氧化为去氢抗坏血酸,使食物的营养价值降低,故不宜和动物肝脏同时食用。

(17)橘子:本品来源芸香科植物多种橘类的成熟果实。因产地及品种不同,又有福橘、朱橘、蜜橘等不同名称。福橘含橙皮苷、柠檬酸及还原糖。温州蜜橘亦含橙皮苷,果皮中含量较多。果汁中含苹果酸、柠檬酸、葡萄糖、果糖、蔗糖、维生素C。果肉中含胡萝卜素、隐黄素、维生素B_1。果皮中色素及维生素C含量较果肉为多。

本品具有润肺、止渴、开胃、醒酒功效。王士雄《随息居饮食谱》:"橘子甘平润肺,析醒解渴,闽产者名福橘,黄岩所产,皮薄色黄者,名蜜橘,俱无酸味而少核,皆为佳品。然多食生痰聚饮,风寒咳嗽及有痰饮者勿食。"

本品食性甘酸,辛散偏苦燥。对慢性萎缩性胃炎脾胃虚寒型、脾虚湿阻型或伴胃酸缺乏者适宜,可适量食用。对脾胃湿热型、肝胃郁热型、胃阴不足型或伴有消化性溃疡者不适宜。学者临床体会慢性萎缩性胃炎各型患者胃痛胃胀症状明显者食用本品后常导致症状加重,并可诱发泛酸、口疮等症故应忌食。

(18)橙子:本品来源芸香科植物香橙的果实。又名橙、黄橙、金橙、金球、鹄壳。分甜橙、酸橙和香橙三大类。主要含有橙皮苷、柠檬酸、苹果酸、琥珀酸、糖类、果胶和维生素 C 等。又含挥发油,其主要成分为柠檬烯等。另有萜、醛、酮、酚、醇、酯、酸及香豆精类等成分 70 余种。

本品具有消痰降气、和中开胃、宽膈健脾、解鱼蟹毒、醒酒功效。

本品食性酸,凉。对慢性萎缩性胃炎脾胃湿热型、肝胃郁热型、饮食停滞型或伴胃酸缺乏者适宜,可适量食用。对脾胃虚寒型、脾虚湿阻型或伴有消化性溃疡者不适宜,应忌食。

(19)柑:本品来源芸香科植物多种柑类的成熟果实。又名金实、柑子、木奴、瑞金奴。主要含有较高的胡萝卜素和维生素 C。此外,还有苹果酸、枸橼酸、琥珀酸等多种有机酸、橙皮苷、川陈皮素、β-谷甾醇及多种醛类、烯类、醇类物质,以及无机盐钾、钙、磷等和碳水化合物(糖)。蕉柑果实含橙皮苷、川陈皮素和挥发油。

本品具有生津止渴、醒酒利尿功效。崔禹锡《食经》云:"利肠胃中热毒,止暴渴,利小便。"民间单方:消化不良引起的胸腹胀痛者,新鲜果皮半个,洗净嚼吃;各种疾病治疗期间或愈后作营养补助剂,鲜果 1~2 个,去皮吃每天 2~3 次。

本品食性甘酸,凉。对慢性萎缩性胃炎脾胃湿热型、肝胃郁热型、饮食停滞型或伴胃酸缺乏者适宜,可适量食用。对脾胃虚寒型、脾虚湿阻型或伴有消化性溃疡者不适宜,应忌食。

本品含有较高维生素 C,而黄瓜中含有维生素 C 分解酶,红萝卜中含有维生素 C 酵酶,均会破坏维生素 C。动物肝脏所含铜、铁离子极易使维生素氧化,故不宜和黄瓜、红萝卜及动物肝脏一起食用。

(20)柚:本品来源芸香科植物柚的成熟果实。因色油然得名,又名雪柚、柚子、胡柑、文旦等。主要含糖、蛋白质、脂肪、维生素 C、钙、磷及柚皮苷、枳属苷、新橙皮苷等,另含挥发油柠檬醛、拢牛儿醇、芳樟醇和邻位氨基苯甲酸甲酯等。

本品具有消食、下痰、理气功效。现代药理证实其有效成分柚皮苷有抗炎、解痉作用。《日华子本草》:"治妇孕人食少并口淡,去胃中恶气。消食,去肠胃气。解酒毒,治饮酒人口气。"民间单方:消化不良,嗳气或孕妇口淡流涎者,果肉 60 g,10 次吃完,每天吃 3 次;解酒或酒后口臭者,果肉 60~90 g,慢慢嚼服。

本品食性甘酸,寒。对慢性萎缩性胃炎肝胃不和型、脾胃湿热型、肝胃郁热型、饮食停滞型或伴胃酸缺乏者适宜,可适量食用。对脾胃虚寒型、脾虚湿阻型或伴有消化性溃疡者不适宜,应忌食。

柚子少食开胃消食,多食伤脾伐胃,小儿脾胃虚弱,不宜多食。

(21)柿子:本品来源柿科植物柿的果实。果肉中主要含有糖(包括蔗糖、葡萄糖及果糖)、维生素C、钙、磷等。未熟果实含鞣质,其主要组成是花白苷。又含瓜氨酸。本品具有润肺宁嗽、生津止渴、涩肠功效。现代药理证实有促进血中乙醇之氧化、降压、抗自由基作用。王士雄《随息居饮食谱》:"鲜柿甘寒,养肺胃之阴,宜于火燥津枯之体,以大而无核,熟透不适者良。或采青柿,以石灰水浸透,涩味尽去,削皮嗽之,甘脆如梨,名曰绿柿。凡中气虚寒,痰湿内盛,外感风寒,胸腹痞闷,产后,病后,泻痢,疟,疝,痧痘后皆忌之。不可与蟹同食。干柿甘平,健脾补胃,润肺涩肠,止血充饥,杀疳疗疾,治反胃,肠风,老幼咸宜,果中圣品,以北产无核者胜。"民间单方:反胃吐食者,干柿3个,连蒂捣烂,酒送服。

本品食性甘涩,寒。对慢性萎缩性胃炎脾胃湿热型、肝胃郁热型无明显胃胀胃痛者适宜,可适量食用,但不可过量。对脾胃虚寒型、脾虚湿阻型者不适宜,应忌食。

柿子中含有较多的单宁酸,空腹食用后可使肠壁收缩,导致厌食、腹胀不适等症状。柿子还含有较多的柿胶酚、胶质,这些成分和单宁遇到胃酸后形成不溶性沉淀,在胃内还可形成结石(柿石),故空腹不宜食用。《本草图经》曰:"凡食柿子不可与蟹同,令人腹痛大泻。"螃蟹或其他海味含钙丰富,与鞣质结合成一种新的不容易消化的物质,刺激肠胃,可引起腹痛、呕吐、恶心等症状,故本品不宜与螃蟹及其他海味同食。柿子能促进乙醇的吸收,引起醉酒,同时容易形成柿石,故饮酒时不宜食柿子。不宜多食未成熟的柿子,亦易形成胃结石。

(22)香蕉:本品来源芭蕉科植物甘蕉的果实。又名蕉子、蕉果、牙蕉、甘蕉。主要含有淀粉、蛋白质、脂肪、糖分、无机盐、维生素A、维生素B、维生素C、维生素E等,并含少量5-羟色胺、去甲肾上腺素和二羟基苯乙胺。

本品具有清热、润肠、解毒功效。现代药理证实果肉中所含的5-羟色胺可能使胃酸降低,香蕉本身又能缓和对胃黏膜的刺激,故对一些药物等诱发的胃溃疡有保护作用。民间单方:便秘者,熟透鲜果1~2个,剥去外皮吃,每天睡前及起床后各1次。

本品食性甘,寒。对慢性萎缩性胃炎脾胃湿热型、肝胃郁热型者或伴消化性溃疡者适宜。对脾胃虚寒型、脾虚湿阻型或伴胃酸缺乏者不适宜。本品食用过多,可能会导致胃肠功能障碍,慢性萎缩性胃炎患者以少食本品为宜。

本品含酪胺丰富,与呋喃唑酮、帕吉林、苯乙肼同食可引起血压升高,故不宜与上药同食。本品中含有大量镁元素,空腹多食,可使血镁升高,对心功能有抑制作用,故不宜空腹食用。本品淀粉和糖分含量较高,伴有糖尿病患者不宜。

(23)菠萝:本品来源凤梨科植物菠萝。又名凤梨,地菠萝。主要含有糖类、蛋白质、淀粉、脂肪、维生素 B_1、维生素 C、胡萝卜素、烟酸、钙、磷、铁、有机酸和菠萝蛋白酶等。

本品具有健脾解渴、消肿、祛湿功效。民间单方:食积不化,腹胀吐泻者,本品果肉 250 g,切片或榨汁饮。

本品食性甘,平。对慢性萎缩性胃炎各型患者无明显禁忌,但酸味较重食用后会使患者的胃痛胃胀症状加重,故以少食为宜。

有关食菠萝所引起变态反应的报道较多,变态反应的主要临床表现有:皮肤过敏、消化道症状、过敏性休克三类。皮肤表现有潮红、皮痒、皮疹。消化道症状有腹绞痛,呕吐、较重的腹泻和脱水症状等。过敏性休克者,除上述症状外,常迅速陷入昏迷状态,唇甲青紫,面色苍白,出汗,血压下降等。病势急重,若不及时抢救,可以致死。变应原因目前大多倾向于认为和菠萝蛋白酶有关。民间经验,进食前必先以盐水浸泡,否则容易发生中毒,盐水可能会破坏菠萝蛋白酶,故在用盐水浸泡或炒熟后进食,就可避免过敏。在变态反应发生后,主要采取对症疗法,以抗过敏、抗休克为主。要及时抢救。

(24)椰子浆:本品来源棕榈科植物椰子的浆液。又名椰酒、椰中酒、树头酒。主要含有糖(葡萄糖、果糖、蔗糖)、脂肪、蛋白质、维生素 C、铁、磷、钙、钾、镁、钠等。果汁含葡萄糖、蔗糖、果糖等。椰子肉内含蔗糖、葡萄糖、水苏糖、蛋白质、脂肪油(椰子油)、维生素类等。椰子壳含木质素、戊聚柳等。

本品具有清暑解渴、强心利尿、驱虫、止吐泻功效。民间单方:年老体弱或过早衰老:每天早晚吃椰肉糖 2～3 粒,有一定的保健功效;充血性心力衰竭及水肿,治疗配合饮适量椰汁,有强心利尿作用。

本品食性甘,温。对慢性萎缩性胃炎脾胃虚寒型、脾胃虚弱型者适宜,可适量食用。对脾胃湿热型、肝胃郁热型、胃阴不足型者不适宜,应忌食。对伴有糖尿病患者不宜。

(25)甘蔗:本品来源禾本科植物甘蔗的茎秆。因其侧种庶出,其字从庶字,而味甘美,故名。又名干蔗、竿蔗、薯蔗、糖梗等。主要含有水分、碳水化合物、蛋白质、脂肪、钙、磷、铁等;蔗汁中含多种氨基酸,有天门冬素、天门冬氨酸、谷氨酸、丝氨酸、丙氨酸、缬氨酸、亮氨酸、正亮氨酸、赖氨酸、羟丁氨酸、谷氨酰胺、脯氨酸、酪氨酸、胱氨酸和苯丙氨酸、γ-氨基丁酸等。还含甲基延胡索酸、延胡索酸、乌头酸、甘醇酸、苹果酸、柠檬酸和草酸等有机酸。

本品具有清热、生津、下气、润燥、止咳功效。王士雄《随息居饮食谱》:"甘蔗甘凉清热,和胃润肠,解酒节蜕,化痰充液。治瘴疟暑痢,止热嗽虚呕,利咽喉,强筋骨,息风养血,大补脾阴。榨浆名为天生复脉汤。"《梅师集验方》记有:"治胃反,朝食暮吐,暮食朝吐,旋旋吐者,甘蔗汁七升,生姜汁一升。两味相和,分为三服。"《本草纲目》记有:"虚热咳嗽、口干涕捶,甘蔗汁一升半,青粱米四合,煮粥,日食两次,极润心肺。"

本品食性甘,寒。对慢性萎缩性胃炎肝胃郁热型、胃阴不足者适宜,但对舌苔厚腻者不宜多食。对脾胃虚寒型、脾虚湿阻型者不适宜,应注意。对伴有糖尿病患者,忌食。

《本草汇编》记:"多食久食、善发痰火,为痰、胀、呕、嗽之疾。"亦即有痰火积热或阴虚火旺而致的咳喘、吐衄均忌用本品。呕吐、腹泻或痰湿咳嗽的患者不宜食用本品。

(26)龙眼肉:本品来源无患子科植物龙眼的假种皮。因其形像龙目,故名龙眼。又名桂圆、龙眼干、荔枝奴、益智、蜜脾、龙目、比目、圆眼、海珠丛等。主要含有葡萄糖、蔗糖、酒石酸、腺嘌呤、胆碱、蛋白质、脂肪、维生素 A、维生素 B 等。

本品具有补益心脾、养血安神功效。现代药理证实本品有抗癌、抗应激、抗衰老作用。《本草纲目》:"食品以荔枝为贵,而资益则龙眼为良,盖荔枝性热,而龙眼性和平也。严用和《济生方》治思虑劳伤心脾有归脾汤,取甘味归脾,能益人智之义。"民间单方:细胞性贫血,龙眼 15 g,桑葚 30 g,加水煎,凉后加蜂蜜服,每天 1 剂;脾虚胃弱、消化功能差者,白糖 500 g,水煎至稠时加龙眼、橘饼各 100 g,调匀后倒入方盘中,稍冷后切成 100 块制成龙眼糖,经常服。

本品食性甘温,无毒。对慢性萎缩性胃炎脾胃虚寒型、脾胃虚弱型者适宜,可适量食用。对脾胃湿热型、肝胃郁热型、胃阴不足型、脾虚湿阻者不适宜,应忌食。

湿阻中满或有停饮、痰、火者忌服。孕妇不宜食用,因能生热助火。小儿不宜多食,过食易致鼻衄、咽痛等。有糖尿病者忌食鲜龙眼。

(27)荔枝:本品来源无患子科植物荔枝的果实。又名荔支、丽枝、离支、丹荔、火山荔、勒荔等。主要含有葡萄糖、蔗糖、蛋白质、脂肪及维生素 C、维生素 A、维生素 B、叶酸、柠檬酸、苹果酸等;另含多量游离的精氨酸和色氨酸。

本品具有生津养血、理气止痛功效。黄元御《玉楸药解》:"荔枝,甘温滋润,最益脾肝精血,阳败血寒,最宜此味。功与龙眼相同,但血热宜龙眼,血寒宜荔枝。干者味减,不如鲜者,而气和平,补益无损,不致助火生热,则大胜鲜者。"民间单方:脾虚泄泻,荔枝肉(干)15 g,大枣3～5个,水煎常服;气虚胃寒,荔枝肉5枚,煮酒一小杯。

本品食性甘酸,温。对慢性萎缩性胃炎脾胃虚寒型、脾胃虚弱、脾虚湿阻型或伴胃酸缺乏者适宜,可适量食用。对脾胃湿热型、肝胃郁热型、胃阴不足型或伴有消化性溃疡者不适宜,应忌食。

食荔枝肉过多可醉,以荔枝壳煎水饮服可解。

(28)石榴:本品来源石榴科植物石榴的果实。又名安石榴、酸石榴、金罂、安息榴、丹若、西安榴、钟石榴等树。主要含有糖、蛋白质、脂肪、钙、磷、钾等。另含有苹果酸、糖分及枸橼酸,尤以维生素C含量较丰富,比苹果,梨高1～2倍。

本品具有涩肠、止血、生津、止渴、杀虫功效。《普济方游申授散》记有:"治久痢不瘥,陈石榴焙干,为细末,米汤调下。"民间单方:大便出血,鲜石榴1个,连皮捣碎,加少量食盐水煎服。

本品食性甘酸,无毒。对慢性萎缩性胃炎伴胃酸缺乏者适宜,可适量食用。对伴有消化性溃疡者不适宜,应忌食。对大便干结者不宜。

泻痢初起及有实火实邪者忌食石榴,过食损肺气、伤齿、生痰涎。石榴与螃蟹等海味不宜同食,因石榴含鞣酸较多,与蛋白质、钙间有化学反应,如鞣酸与钙结合成一种新的不易消化的物质,刺激胃肠,出现腹痛、恶心、呕吐等症状。

(29)橄榄:本品来源橄榄科植物橄榄的果实。又名青果、橄榄子、橄校、忠果、青橄榄、青子、白榄、黄榄、甘榄。主要含有蛋白质、脂肪、碳水化合物、钙、磷、铁、抗坏血酸。

本品具有清热解毒、生津止渴、清肺利咽功效。《本草经疏》:"橄榄,《本经》味酸甘,今尝之先涩而后甘,肺胃家果也。能生津液,酒后嚼之不渴,故主消酒,甘能解毒,故疗鯸鲐毒。鯸鲐即河豚也。"民间单方:百日咳,生橄榄20粒,炖冰糖作三次服;妇女妊娠呕吐,橄榄12 g,柚皮9 g,旺火隔水炖熟,服5～7次。

本品食性甘涩酸,平。对慢性萎缩性胃炎伴胃酸缺乏者适宜,可适量食用。对伴有消化性溃疡和泛酸者不适宜,应忌食。

凡热性咳嗽者,待热退后才能用本品,因热势尚盛,进食本品后有助热之弊。又因性味酸涩,不利于解热止嗽。

(30)荸荠:本品来源莎草科植物荸荠的球茎。又名芍、水芋、乌芋(其根如芋而色黑)、乌茨、荸脐、地栗、马蹄等。主要含有水分68.52%、淀粉18.75%、蛋白质2.25%、脂肪0.19%和无机盐1.58%。另含一种不耐热的抗菌成分——荸荠英。

本品具有清热、化痰、消积功效。现代药理证实本品有抑制金黄色葡萄球菌、大肠埃希菌及铜绿假单胞菌，降压，抗癌等作用。《本草求真》:"乌芋，止一水果。何书皆言力能破积攻坚、止血、治痢、住崩、擦疮、解毒发痘、清声醒酒，其效若是之多，盖以味甘性寒，则于在胸实热可除，而诸实胀满可消；力善下行，而诸血痢血毒可祛。是以冷气勿食，食则令人每患脚气。"《本草纲目》记有:"治妇人血崩，凫茈(荸荠)一岁一个，烧存性，研末，酒服之。"

本品食性甘寒。对慢性萎缩性胃炎肝胃郁热型、胃阴不足型者适宜，可适量食用，特别是对伴有口干舌燥、大便偏干、舌苔光剥、舌质红患者有保健作用。对脾胃虚寒型、脾虚湿阻型者不适宜，应忌食。

凡脾肾虚寒而无热者及血虚者，均慎服。对高脂血症、高血压、心脑血管疾病，胃肠积热、夏天中暑热等病患，均可服食。

(31)番木瓜:本品来源番木瓜科植物。番木瓜原产墨西哥和美洲中部。我国在 17 世纪引入广东、广西等地，已有 300 年的栽培历史。又名万寿果、木瓜、番瓜、乳瓜等。是著名的热带水果之一，广东、广西习惯称木瓜，这种称呼与真正的木瓜相混淆。木瓜与番木瓜科属不同，果实性状也不一，木瓜果实不堪鲜食，而番木瓜则具有美丽的皮色，甜滑的果肉，清幽的香味，是华南人喜食的鲜果。

本品糖分丰富。含有机酸、脂肪、蛋白质、维生素类，尤以维生素 A、C 含量较多。未熟果的乳液中含有木瓜蛋白酶、脂肪酶两种生物酶，有帮助消化作用。

本品具有健脾胃、助消化、清暑解渴功效。《食物本草》云:"主利气，散滞血。疗心痛，解热郁。"民间单方:便秘，番木瓜 1 个，冰糖适量，炖熟吃；婴儿湿疹，干燥未成熟的番木瓜，研细粉，撒布患处，每天 2～3 次。

本品食性甘寒，平。对慢性萎缩性胃炎饮食停滞型、脾胃湿热型、肝胃郁热型、胃阴不足者适宜，可适量食用。对脾胃虚寒型、脾胃虚弱型和伴有泛酸者不适宜，应忌食。

(32)木瓜:本品来源蔷薇科植物贴梗海棠的干燥近成熟果实。又名宣木瓜、海棠梨等。是我国特产，已有三千多年以上的历史，品种有光皮木瓜、毛叶木瓜、皱皮木瓜、西藏木瓜、日本木瓜等。主要含有木瓜还原糖、蔗糖、苹果酸、果胶酸、枸橼酸、酒石酸、齐墩果酸、抗坏血酸以及木瓜酸、鞣质、三萜皂苷、氧化酶等成分。另含维生素类。种子含氢氰酸。

本品具有平肝舒筋、和胃化湿功效。现代药理证实本品有抗菌、抗肿瘤、保肝等作用。民间单方:小腿肚转筋(腓肠肌痉挛)，木瓜 1～2 枚，以陈黄酒煎，每天睡前温饮 1 小杯；急性细菌性痢疾，木瓜 10 g，水煎服，日服 3 次。

本品食性酸甘、温、无毒。对慢性萎缩性胃炎脾胃虚寒型、脾胃虚弱型适宜，可适量食用。对饮食停滞型、脾胃湿热型、肝胃郁热型、胃阴不足型和伴有泛酸者不适宜，应忌食。

本品入药煎煮、制剂时勿用铁器，以免发生化学反应。

（33）阳桃：本品来源酢浆草植物阳桃的果实。又名羊桃、五棱子、五敛子、饧桃、鬼桃、凤鼓等。阳桃原产我国华南及东南亚各国，我国已有 1 500 多年栽培历史。鲜阳桃果肉含水分约 91％，含有草酸、柠檬酸、苹果酸、果糖、葡萄糖和脂肪、维生素 C、维生素 B 等。

本品果实具有生津止咳、下气和中，叶子具有利小便、捣烂外敷肿毒、散热止痛功效。《岭南采药录》："止渴解烦，除热，利小便，除小儿口烂，治蛇咬伤症。"民间单方：咽喉痛，生食阳桃，每天 2～3 次，每次 1～2 个；骨节风痛，小便热涩，热毒，痔肿出血者，鲜阳桃切碎捣烂，以凉开水冲服，每天 2～3 次，每次 2～3 个。

本品食性甘酸，寒。对慢性萎缩性胃炎脾胃湿热型、肝胃郁热型、胃阴不足型或伴胃酸缺乏者适宜，可适量食用。对脾胃虚寒型、脾胃虚弱型或伴有消化性溃疡者不适宜，应忌食。

本品不宜多食，多食易损伤脾胃，而致腹泻。伴有结石者不宜。

（34）海棠：本品来源蔷薇科植物西府海棠的果实。又名海棠果、红海棠、茶果、五楞子、沙果、奈子、白银子花红、花红丁子、秋果、楸子、酸果子等。主要含有糖类、多种维生素及有机酸、鞣质等。每 100 g 海棠含有水分 75 g，糖 22.4 g，蛋白质及脂肪各 0.2 g。粗纤维 1.7 g，无机盐 0.5 g，包括钙 66 mg，磷 6 mg，铁 1.3 mg。

本品具有健脾止泻功效。民间单方：消化不良，食积腹胀，鲜果 30 g，去心吃，每天 2 次；痔疮出血、疼痛，鲜果 30 g，早晚各服 1 次。

本品食性酸甘，平。对慢性萎缩性胃炎伴胃酸缺乏者适宜，可适量食用。对伴有消化性溃疡者不适宜，应忌食。

（35）猕猴桃：本品来源猕猴桃科植物猕猴桃的果实。又名藤梨、大红袍、金梨、野梨、山洋桃等。果实含维生素 C、猕猴桃碱；叶含槲皮素、山奈醇、咖啡因、对香豆酸；种子含油、蛋白质，花含挥发油。

本品具有解热止渴、通淋功效。现代药理证实本品有免疫调节、抗炎、抗癌、降血脂、降血压、保肝等作用。崔禹锡《食经》："和中安肝，主黄疸、消渴。"《湖南药物志》记有："食欲缺乏，消化不良，猕猴桃干果 60 g，水煎服。"《开宝本草》："热壅反胃者，取汁和生姜汁服之。"

本品食性甘酸,寒。对慢性萎缩性胃炎脾胃湿热型、肝胃郁热型、饮食停滞型或伴胃酸缺乏者适宜,可适量食用,兼有保健作用。对脾胃虚寒型、脾胃虚弱、脾虚湿阻型或伴有消化性溃疡者不适宜,应忌食。

(36)草莓:本品来源蔷薇科植物。又名洋莓、红莓、凤梨草莓、地杨梅等。主要含有糖4.5%～12%,蛋白质1%,脂肪0.6%,有机酸1%～1.5%。其所含的钙、铁、磷量较苹果、梨、葡萄多24倍。每100 g草莓维生素C 50～100 mg,另含维生素B等。

本品具有清暑解热、生津止渴、利尿止泻功效。新近研究,草莓还有一定的抗癌作用,有效成分初步认为是鞣花酸,可以保护人体组织不受致癌物的伤害,亦可缓解放疗引起的不良反应。民间单方:食积不化、胃脘胀痛,每顿饭前先吃草莓50 g;尿少色深,小便涩痛者,草莓去萼60 g,压碎,然后用开水冲服,日服3次。

本品食性酸甘,平。慢性萎缩性胃炎伴胃酸缺乏者适宜,可适量食用。对伴有消化性溃疡者不适宜,应忌食。

(37)芭蕉:本品来源芭蕉科植物芭蕉的果实。主要含有粗蛋白质、粗纤维、无机盐及维生素等营养成分。

本品具有清热、止渴、利尿、解毒功效。《现代实用中药》:"利尿,治水肿脚气。"民间单方:久病体弱及便秘,成熟鲜果2～3个,每天早晚去皮吃。

本品食性甘,寒。《得配本草》:"多食动冷气。胃弱脾弱,肿毒系阴分者禁用。"对慢性萎缩性胃炎脾胃湿热型、肝胃郁热型、胃阴不足型适宜,可适量食用。对脾胃虚寒型、脾胃虚弱、脾虚湿阻型或伴有消化性溃疡者不适宜,应忌食。

3.干果

(1)大枣:本品来源鼠李科落叶灌木或小乔木枣树的成熟果实。又名红枣、刺枣、干枣、美枣、良枣。大枣因加工的不同,而有红枣、黑枣之分,而入药一般用红枣。主要含有蛋白质、糖类、有机酸、黏液质、维生素A、维生素C、微量钙、磷、铁、水溶性糖,从中分出D-果糖、D-葡萄糖、低聚糖、阿聚糖、半乳醛聚糖、蔗糖等。有机酸有苹果酸、酒石酸等。氨基酸有天门冬氨酸、谷氨酸、缬氨酸、脯氨酸、丝氨酸、苯丙氨酸、精氨酸、赖氨酸、甘氨酸、亮氨酸、天冬酰胺及谷酰胺等。

本品具有补脾和胃、益气生津、调营卫、解药毒功效。李时珍《本草纲目》:"《素问》言枣为脾之果,脾病宜食之,谓治病和药,枣为脾经血分药也。若无故频食,则损齿,贻害多矣。"民间单方:脾胃虚弱、倦怠无力者,红枣10～20枚,煎汤常服。

本品食性甘,温。《随息居饮食谱》述:"多食患胀泄热渴,最不益人。凡小儿、产后及温热、暑湿诸病前后,黄疸、肿胀并忌之。"对慢性萎缩性胃炎脾胃虚寒型、脾胃虚弱型者适宜,可适量食用。对脾胃湿热型、肝胃郁热型、胃阴不足型者不适宜,应忌食。

《本草汇言》曰:"胃病气闭者,蛔结腹痛及一切诸虫为病者,咸忌之。"枣生食易损脾作泻,有湿疹、齿痛、寄生虫者不宜多食,可供食用时参考。和布洛芬等药同时服,可形成不溶性复合体,损伤胃黏膜,食用时应注意。

(2)山楂:本品来源蔷薇科植物山楂的果实。因其味酸涩似植子,故亦名山植,现今通称为山楂。主要含有酒石酸、柠檬酸、山楂酸、黄酮类、酯类、糖类及苷类。野山楂果实中含柠檬酸、苹果酸、山楂酸、鞣质、皂苷、果糖、维生素 C、蛋白质及脂肪等。本品含有大量的维生素 C,其量相当于橙汁的 1/3,含量多于苹果、桃子、樱桃及梅子。

本品具有消食积、散瘀血、驱绦虫、止痢疾功效。现代药理证实本品具有显著增强体液免疫及细胞免疫功能、抗氧化、保肝、抗癌、抗菌、助消化作用。黄宫绣《本草求真》:"山楂,所谓健脾者,因其脾有食积,用此酸咸之味,以为消磨,俾食行而痰消,气破而泄化,谓之为健,止属消导之健矣。至以儿枕作痛,力能以止;痘疮不起,力能以发;犹见通瘀运化之速。"民间单方:食积不化腹痛泄泻者,山楂 30 g,大米 100 g,常法煮粥食;高血压冠心病伴便秘者,山楂 15 g,菊花 10 g,决明子 15 g,水煎代茶饮。

本品食性酸甘,微温。对慢性萎缩性胃炎饮食停滞型、脾胃虚寒型、脾胃虚弱型、胃阴不足型或伴胃酸缺乏者适宜,可适量食用,以煎汤代茶为宜。对脾胃湿热型、肝胃郁热型或伴消化性溃疡泛酸嘈杂明显者不适宜,应忌食。

(3)白果:本品来源银杏科植物银杏的种子。因其形似小杏,而核色白,故原名银杏。主要含有蛋白质、脂肪、碳水化合物、钙、磷、铁、胡萝卜素、核黄素以及多种氨基酸。另含银杏酸、氢化白果酸、氢化白果亚酸和银杏醇及天门冬素、银杏内酯、银杏甲素。内胚乳中还分离出两种核糖核酸酶。

本品具有敛肺定喘、止浊止带、生食解酒、熟食止小便频数功效。现代药理证实本品具有调节免疫功能、抗过敏、抗肿瘤、抗脂质过氧化、清除自由基、延缓衰老作用。银杏内酯具有改善心肌缺血、抗心律失常、保护中枢神经系统、抗排异、抗休克等作用。

黄钰《本草便读》云:"上敛肺金除咳逆,下行湿浊化痰涎。"民间单方:气管炎、咳嗽、咳痰者,用白果仁 10～12 g,炒后去壳,加水煮熟,加蜂蜜或食糖调汤饮服;白带、白浊、遗精者,白果仁 2～3 个,研末,另取鸡蛋 1 个打一小孔,将药塞蛋内,饭上蒸熟食,日服 1～2 个。

本品食性甘苦涩,平,有毒。对慢性萎缩性胃炎各型无明显禁忌,但多食或食法不当,容易中毒,故不宜多食。

本品多食可致中毒,古代早有记载,近年来也屡有报告。《三元延寿书》述:"白果食满千个者死。"亦有云:"昔有饥者,以白果代饭饱食,次日皆死。"中毒症状以中枢神经系统为主,表现为呕吐、昏迷、嗜睡、恐惧、惊厥或神志呆钝、体温升高、呼吸困难,面色青紫、瞳孔缩小或散大,对光反应迟钝及腹痛腹泻等。少数病例呈两下肢完全性弛缓性瘫痪或轻瘫,触痛觉均消失。一般认为引起中毒及中毒的轻重,与年龄大小、体质强弱及服食量的多少有密切关系。年龄愈小中毒可能性愈大,中毒程度也愈重;服食量愈多,体质愈弱,则死亡率也愈高。不做及时抢救,可导致死亡。为避免中毒,用时以不去硬壳及薄衣为宜,不食硬壳。《上海常用中草药》介绍,急用生甘草 60 g 煎服,或用白果壳 30 g 煎服,可解毒。

(4)榧子:本品来源红豆杉科植物榧的种子。又名香榧、木榧、彼子、玉山果、赤果、玉榧等。主要含有脂肪油较丰富,包括棕榈酸、硬脂酸、油酸、亚油酸的甘油酯、甾醇。又含草酸、葡萄糖、多糖、挥发油、鞣质等。

本品具有杀虫、消积、润燥功效。缪希雍《本草经疏》:"榧实,《本经》味甘无毒,然尝其味,多带微涩,详其用,应是有苦,气应微寒。五痔三虫,皆大肠湿热所致,苦寒能泻湿热,则大肠清宁而二证愈矣。"民间单方:肠寄生虫症(钩虫、蛔虫、绦虫、蛲虫感染)者,榧子肉炒熟,不炒焦,每天饭前服 10～50 粒,日服 2～3 次,连服 1 周,必要时停 1 周再服。

本品食性甘,平。对慢性萎缩性胃炎除湿热明显外均可适量食用,但多食助火、滑肠,故不宜多食。且对伴有慢性泄泻,肠鸣明显,口舌生疮、胃纳不佳者不宜。

(5)胡桃仁:本品来源胡桃科植物胡桃的种仁。相传是汉代张骞由西域引种而来,故名胡桃。又名核桃仁、吴桃肉等。含脂肪油 40%～50%,其中主要为亚油酸甘油酯,混有少量亚麻酸及油酸甘油酯。又含蛋白质 15.4%,碳水化合物10%、钙、磷、铁、胡萝卜素、核黄素等。成熟果实尚含纤维素和戊聚糖。未成熟果实含瓜氨酸、胡桃叶醌及维生素 C。经分析,尚含维生素 E。核桃仁的营养价值,较鸡蛋或牛奶还高。

本品具有壮腰补肾、敛肺定喘、润肠通便功效。现代药理证实本品具有抗脂质过氧化、降血脂、减轻脂肪肝、抗衰老等作用。张锡纯《医学衷中参西录》云:"胡桃,为滋补肝肾、强健筋骨之要药,故善治腰疼腿疼,一切筋骨疼痛。为其能补肾,故能固齿牙,乌须发,治虚劳喘嗽,气不归元,下焦虚寒,小便频数,女子崩带诸症。其性又能消坚开瘀,治心腹疼痛,砂淋、石淋杜塞作痛,肾败不能漉水,小便不利。"《河南省中医秘方验方汇编》记有:"阳痿、遗精,生核桃仁60 g,1天服完,连服月余。"《本草纲目》记有:"小便频数,胡桃煨熟,卧时嚼之,温酒下。"民间单方:肾虚头发早白者,核桃仁1 000 g,黑芝麻300 g,研粉分服。

本品食性甘,温。对慢性萎缩性胃炎脾胃虚寒型、脾胃虚弱型者适宜,可适量食用,特别是对伴有形体瘦削、腰背酸痛、须发早白者有一定的保健作用。对脾胃湿热型、肝胃郁热型、胃阴不足型者不适宜,应忌食。本品脂多质润滑肠,故伴有泄泻便溏者不宜食。

(6)小核桃:本品来源胡桃科植物山核桃的果实。又名野胡桃、山核桃、北胡桃等。含脂肪油及挥发油,蛋白质、维生素A、钙、镁等。

本品具有壮腰补肾、益肺定喘功效。《浙江天目山药植志》:"种仁,滋润补养,微炒,黄酒送,治腰痛。鲜根皮煎汤浸洗,治脚痔(脚趾缝湿痒)。"民间单方:肾虚腰痛,小核桃肉微炒,黄酒送服。

本品食性甘温。对慢性萎缩性胃炎脾胃虚寒型、脾胃虚弱型者适宜,但本品脂多质润滑肠,不宜多食。对脾胃湿热型、肝胃郁热型、胃阴不足型及伴有大便溏薄者不适宜,应忌食。

(7)栗子:本品来源壳斗科植物栗的种仁。又名板栗、栗果、大栗。主要含有糖、脂肪、蛋白质、维生素C、钙、磷、铁、钾等,另含脂肪酶。

本品具有养胃健脾、壮腰补肾、活血止血功效。《本草纲目》云:"有人内寒,暴泄如注,令食煨栗二三十枚顿愈。肾主大便,栗能通肾,于此可验。《经验方》治肾虚腰脚无力,以袋盛生栗悬干,每天吃十余颗,次吃猪肾粥助之,久必强健。"民间单方:慢性肾炎,栗子10个,茯苓15 g,糯米150 g,白糖适量,常法煮粥吃;核黄素(维生素B_2)缺乏症,糖炒栗子作零食吃。

本品食性甘,温。对慢性萎缩性胃炎脾胃虚寒型、脾胃虚弱型者适宜。但《本草纲目》记:"若顿食至饱,反致伤脾矣。"多食可滞脾恋膈,可加重胃痛胃胀、恶心泛酸、口苦纳差等症状。对脾胃湿热型、肝胃郁热型、胃阴不足型者不适宜,应忌食。当外感未去,或痞满疳积,疟痢瘰病,产后,小儿,病患均不宜多食。

(8)向日葵子:本品来源菊科植物向日葵的种子。又名天葵子、葵花子、迎阳花子等。主要含有脂肪油,中有多量亚油酸达70%,尚有磷脂、β-谷甾醇等甾醇。向日葵子另含蛋白质、糖类(包括单糖、双糖和三糖,不含淀粉)、柠檬酸、酒石酸、绿原酸、奎宁酸、咖啡酸等有机酸、β-胡萝卜素,以及钙、磷、铁等。

本品具有平肝、降压、治痢、透脓功效。现代药理证实本品所含的总磷脂部分有降血胆固醇作用。《福建民间草药》："治血痢。"血痢者,向日葵子 30 g,冲开水炖一小时,加冰糖服。

本品食性平淡,无毒。对慢性萎缩性胃炎各型患者无明显禁忌。但本品脂多质润滑肠,故不宜多食。泄泻便溏和伴有泛酸、舌苔厚腻者亦不宜食。

(9)花生:本品来源豆科植物落花生的种子。其花落地而结实于土中,故名落花生,又长生果、南京豆等。主要含有脂肪油 40%～50%,含氮物质 20%～30%(蛋白质、氨基酸、卵磷脂、嘌呤及花生碱、甜菜碱、胆碱等),淀粉 8%～21%,纤维素 2%～5%,水分 5%～8%,无机盐 2%～4%。另含维生素 B、泛酸、生物素、α-及 γ-生育酚等。种子中还含三萜皂苷。

本品具有润肺、和胃、祛痰、止血功效。《药性考》记有:"生研用下痰,炒熟用开胃醒脾,滑肠,干咳者宜餐,滋燥润火。"民间单方:高血压者,花生米浸醋中5～7 天后,早晨空腹食 10 粒;血小板减少性紫癜等症,以生花生米 250 g,或炒花生米 300 g,每天分 3 次食完,连服 1 周。

本品食性甘,平。对慢性萎缩性胃炎各型患者无明显禁忌。但本品含脂肪较多,易刺激胃黏膜分泌胃酸,学者临床体会慢性萎缩性胃炎患者在有胃胀胃痛等症状明显时食用本品往往会使症状加重,故此时应忌食为宜。花生黄曲霉菌产生后可致肝癌,故久存霉变的花生忌食。不宜多食油炸花生,油炸会损失营养素,并易致脂肪肝。

(10)松子:本品来源松科植物红松的种子。主要含有脂肪油,多为油酸酯和亚油酸酯。另含掌叶防己碱、蛋白质、挥发油等。

本品具有养阴润肺、滑肠熄风功效。现代药理证实本品具有抗肿瘤、促进免疫功能及抗感染等作用。《本草纲目》:"润肺,治燥结咳嗽。"民间单方:老年便秘者,松子仁经常吃。

本品食性甘,温。对慢性萎缩性胃炎脾胃虚寒型、脾胃虚弱型者适宜。但《本草从新》云:"便溏精滑者不与;有湿痰者亦禁。"因其含脂肪油较多,故对伴有便溏、咳嗽有痰者不宜多食。对脾胃湿热型、肝胃郁热型、胃阴不足型者不适宜,应忌食。

(11)芝麻:本品来源胡麻科植物胡麻的成熟种子。因形体类麻,得名。又名胡麻,乌麻,油麻,巨胜,交麻等。含脂肪油可达 60%,其中主要成分为油酸、亚油酸、棕榈酸、花生酸、甘四酸、甘二酸等的甘油酯、固醇、芝麻素、芝麻林素、芝麻酚,维生素 E 等。另含蔗糖、多缩戊糖、卵磷脂、蛋白质和多量的钙。

本品具有滋肝肾、润肠胃、乌须发功效。《山西中药志》:"治腰脚痛,痢疾,尿血等症。"民间单方:病后体弱,大便燥结不畅及贫血引起的头昏、眼花、耳鸣、腰酸等症,将黑芝麻洗净炒熟(或加胡桃肉)研末,分服。

本品食性甘,平。对慢性萎缩性胃炎各型患者无明显禁忌,但本品质润多脂,含脂肪油达 60%,滑肠,故不宜多食。凡伴有泛酸嘈杂、舌苔厚腻、大便溏泄,精气不固、阳痿精滑、白带诸症,不宜用本品。而对胃阴亏损型的慢性萎缩性胃炎患者伴有大便干结、形体消瘦、须发早白等症有一定的保健作用。

(12)薏苡仁:本品来源禾本科植物薏苡的种仁。又名米仁、薏米、薏仁、苡仁、苡米、六谷米、珠珠米、胶念珠、裕米等。主要含有蛋白质、脂肪、碳水化合物、少量维生素 B_1,另含氨基酸(包括亮氨酸、赖氨酸、精氨酸、酪氨酸等)、薏苡素、薏苡酯、三萜化合物。

本品具有健脾、补肺、清热、利湿功效。现代药理证实本品所含薏苡仁酯有抗癌细胞作用。《本草》述:"薏苡仁,除湿而不如二术助燥,清热而不如芩、连辈损阴,益气而不如参、术辈犹滋湿热,诚为益中气要药。"《本草纲目》记有:"治消渴饮水,薏苡仁煮粥饮;治久风湿痹,补正气,利肠胃,消水肿,除胸中邪气,治筋脉拘挛,薏苡仁为末,同粳米煮粥,日日食之。"民间单方:胃癌、子宫癌等,薏苡仁 30 g,野菱(带壳切开)60～90 g,浓煎服,日 1 剂,分 2 次服,1 个月为 1 个疗程。

本品食性甘淡,凉。有上清肺热、下理脾胃之说。药性缓和,是一味清补利湿、健脾益胃的良药。对慢性萎缩性胃炎脾虚湿阻型、脾胃湿热型、肝胃郁热型者适宜,可适量煎粥食用。对脾胃虚寒型、胃阴不足者不适宜,应少食。

(13)百合:本品来源百合科植物百合、细叶百合、麝香百合及其同属多种植物鳞茎的鳞叶。因其鳞茎由众瓣合成故名百合。又名白百合、蒜脑落等。主要含有淀粉、蛋白质、脂肪、钙、磷、维生素 B_1 和 B_2、维生素 C 及 β-胡萝卜素。另含有秋水仙碱等多种生物碱。

本品具有润肺止咳、清心安神功效。现代药理证实本品有止咳、抗癌、抗疲劳、抗过敏、镇静作用。吴仪洛《本草从新》:"朱二允云,久嗽之人、肺气必虚,虚则宜敛。百合之甘敛,甚于五味之酸收也。"民间单方:肺热、肺燥咳嗽、咯血、肺脓疡、老年性慢性气管炎,川鲜百合 120 g,和蜜蒸软,含食;神经衰弱,更年期综合征,生百合 60～90 g,和蜜,拌和蒸熟,每天服 2 次,或睡前服。

本品食性甘微苦,平。对慢性萎缩性胃炎各型患者无明显禁忌,可适量食用。对慢性萎缩性胃炎伴有精神紧张、夜寐不安者,有良好的辅助保健作用。风寒外感咳嗽时食用本品,有闭肺恋邪之弊,使外邪无从宣泄,故应忌食。

(14)榛子:本品来源桦木科植物榛的种仁。又名棰子、平榛、山反栗。炒制后的榛子,每百克含蛋白质 15.9 g,脂肪 49.6 g,碳水化合物 19.9 g,供热量 590 kcal(2 469 kJ)。食物粗纤维 0.9 g,无机盐 3.4 g,另含有胡萝卜素、维生素 B_1、B_2 和 P 等。含油量高于花生、大豆。

本品具有调中、开胃、益气、明目功效。《开宝本草》云:"主益气力,宽肠胃,令人不饥,健行。"《宁夏中草药手册》记有:"病后体虚,食少疲乏,榛子 60 g,山药 30 g,党参 12 g,陈皮 9 g,水煎服。"

本品食性甘,平。对慢性萎缩性胃炎各型患者无明显禁忌。但本品含脂肪较多,含油量高于花生、大豆,易滑肠,对伴有大便溏泻、泛酸纳差、舌苔厚腻者不宜。

(15)腰果:本品来源腰果树的果实,原产南美洲巴西。于 20 世纪 30 年代引进我国种植,目前主要栽植在广东省海南岛和台湾等地区。腰果仁含脂肪 45%,蛋白质 21%,糖分 22.3%,还有少量的铁、磷和多种维生素。

本品具有益气、补肾、健胃、润肠功效。腰果仁可生食,可炒食。腰果仁油汆,香味胜过花生仁,还可作为生产高级糖果的配料。腰果榨出的油,含甘油酸 73%,可作为食用油和工业用油。

本品食性甘,平。对慢性萎缩性胃炎各型患者无明显禁忌。但本品含脂肪较多,易滑肠,故不宜生食和多食。对伴有大便溏泻、泛酸纳差、舌苔厚腻者不宜。

中医学认为药物、食物都具有一定的性和味。

药性:主要指寒、热、温、凉四种药性,其中温热和寒凉属于两类不同的性质,而温与热、寒与凉则分别具有共同性;温次于热,凉次于寒,即在共同性质中又有程度上的差异。对有些药物,还标有大热、大寒、微温、微寒等词以区别。一般来说,寒性、凉性药物用于热性疾病;热性、温性药物用于寒性疾病。此外,还有一些平性药物,是指药性不甚显著,作用比较和缓的药物。药性如此,食物之性也一样。寒凉性药物一般不适宜于体质虚、寒之人;温热性药物一般不适宜于体质实、热之人。

药味:是指辛、甘、酸、苦、咸五种味。有些药物具有淡味或涩味,所以实际上不止五味,但习惯上仍然称五味。一般认为:辛味药有发散、行气、行血或润养作用,常用于治疗表证、气血阻滞,有些辛味药有滋补作用,如菟丝子;甘味药有补益、和中、缓急等作用,常用于治疗虚证、缓和拘急疼痛、调和药性;酸性药有收敛、固涩作用,常用于治疗虚汗、泄泻等。苦味药有通泄、降泄、清泄、燥湿泻火坚阴等作用,常用于热结便秘、咳喘气逆、热盛心烦、火毒痈疮、湿热黄疸、阴虚火旺等证;咸味药具有软坚散结、泻下作用,常用于治疗瘰疬、痰核、痞块及热结便秘等证;其他如淡味药有渗湿利尿作用,常用于水肿、水便不利等。涩味药作用近似酸味药,收敛固涩,治疗虚汗、泄泻、尿频、滑精、出血等证。药物五味作用如此,食物亦类同于此。由于每一次药物都具有性和味,因此,两者的作用应综合起来看,只有这样,才能全面掌握药物的作用。

在了解药物、食物性味的基础上,就可以清楚地认识到:寒性、凉性的食物,如西瓜、梨之类,脾胃虚弱、虚寒、中阳不振或寒湿中阻,表现为脘腹冷痛、便溏泄泻、泻下清稀、形寒肢冷、面色苍白、口淡不渴、舌淡苔白或白腻、脉沉细弱、沉迟的患者就不宜服食;而温性、热性的食物,如生姜、辣椒、杨梅之类,胃热、胃火、湿热内盛,表现为脘痛热感、泄泻臭秽、肛门灼热、烦热口渴、面红目赤、口干口苦、舌红苔黄或黄腻、脉数或弦数、弦滑的患者就不宜服食。对于一些平性食物,如香蕈、百合、山药、萝卜、胡萝卜等,可适当多食。

慢性萎缩性胃炎患者,胃酸分泌缺乏,消化功能较差,在药物治疗的同时,如能结合食物调养,在一定程度上,对疾病的康复可起到积极的作用。

慢性萎缩性胃炎存在潜在的"气虚瘀毒"病理机制,而绝大多数瓜果可用"生""冷""硬"来概括其特性。尽管某些瓜果在食性上对慢性萎缩性胃炎的某些证型患者是适宜的,但过多食用仍会对胃黏膜造成一定的伤害。慢性萎缩性胃炎尤其是表现为急性发作的临床症状明显或伴消化性溃疡、胃酸过多者还是以少食或不食瓜果为宜。

第七章

慢性萎缩性胃炎现代医学认识

第一节 病 因

慢性萎缩性胃炎病因复杂,过去多认为该病因是食物或药物对胃黏膜的长期慢性刺激或慢性酒精中毒等引起。而近年来医学科学研究者从免疫学、病理学、细菌学等方面对本病病因及发病原理有了进一步的认识。主要概括为以下几方面。

一、物理化学因子的刺激

(1)胃黏膜是一种柔软的黏膜组织,一些不良的饮食和生活习惯可以引起胃黏膜的损伤,例如长期摄食粗糙、刺激的食物,过冷、过热的饮料,过咸、辛辣的食物,暴饮暴食,或用于治疗目的的冰水洗胃等均可引起胃黏膜损伤。Roshitoshi给犬胃内注射 $50\sim58$ ℃的水 300 mL,半年内给了 72 次,结果可以引起多数犬胃黏膜炎症。Hirai 用 46 ℃的食物长期喂养动物也可引起动物的胃炎。长期喝热茶亦和胃炎发生有密切关系。

(2)发生急性胃炎,未能及时诊治,病因未能去除,其病变反复发作,持续不愈,可演变成慢性胃炎。

(3)酗酒、吸烟等都可直接或间接损伤胃黏膜,破坏正常胃黏膜屏障。动物实验证实胃腔内乙醇浓度 $>14\%$ 时可直接损伤胃黏膜屏障。乙醇浓度和接触时间与胃黏膜的损伤程度有关,如果有胃酸存在且随着酸浓度的增加可加重损伤。Wood 对 51 例慢性嗜酒者采用随机活检法检查发现其均有浅表性胃炎,但停止饮酒后即有不同程度的恢复,若长期持续饮酒,可发展为慢性萎缩性胃炎。Horrobin 等发现长期慢性饮酒者可以减少胃黏膜前列腺素 E 和 γ 亚油酸的含量,后两种物质的减少可导致慢性胃炎。乙醇不仅增加 H＋对黏膜的反弥散,破坏黏膜内和黏膜下的毛细血管,并可减少氧化磷酸化和黏膜内三磷腺苷合成,进而破坏细胞功能。慢性酒精中毒者慢性胃窦炎的发生率甚高,两者很可能有内在联系。但有报告称适度的低浓度乙醇可通过提高胃黏膜的前列腺素的水平而对胃黏膜有保护作用。此外,烟草酸可直接作用于胃黏膜,也可通过刺激胆汁反流而致病。烟草中的尼古丁能使幽门括约肌松弛,长期吸烟者因胆汁反流而造成胃窦炎。Eward 发现每天吸烟 20 支以上的人约 40% 可以发生胃黏膜炎症。

(4)刺激性佐料和食物都可以促进胃酸的分泌。长期过食香料的人,胃炎的发病率增多。

(5)长期服用非甾体抗炎药如阿司匹林、保泰松、吲哚美辛及对氨水杨酸等,可直接引起胃黏膜损害。以上因素或破坏胃黏膜表面的黏液层、或抑制胃黏膜合成前列腺素,致使胃黏膜保护作用受到损害,也可间接诱导炎症介质,使细胞浸润,影响胃黏膜血液灌流。这些慢性胃炎部位可很广泛,但黏膜泌酸部位即胃体比较严重,可有糜烂。Lvey 证实风湿性疾病患者长期服用阿司匹林后,50%可出现胃黏膜损伤,而 20% 出现消化性溃疡,同时服用西咪替丁减少胃酸分泌或服用肠溶衣包裹的阿司匹林,其胃黏膜损伤的发病率可以减少。与阿司匹林比较,吲哚美辛对胃黏膜的损伤作用较轻,此主要取决于吲哚美辛在血液中浓度。吲哚美辛引起胃黏膜损害的机制可能是黏膜内前列腺素浓度降低所致。吲哚美辛不影响黏膜电位差,但可减少胃黏膜血流。长期服用抗风湿药物,如保泰松可发生胃黏膜糜烂或溃疡形成,这是因为保泰松可抑制胃黏膜合成前列腺素,致使胃黏膜保护作用受到损害。

(6)长期服用氯化钾、碘、铁剂等也可损伤胃黏膜。鼻咽、口腔部存在的慢性感染灶,上腹部肿瘤作深部放射治疗等都可以引起胃黏膜损伤。

(7)正常情况下,胃的节律性收缩可调节胃的排空,使胃内容物不断流向十二指肠,并防止十二指肠液向胃内反流。一旦影响胃节律性运动的各种因素发生改变,以及十二指肠内容物的化学成分、pH 及张力变化等都可以引起十二指肠液反流。胃大部切除术后患者,十二指肠液可反流入胃腔,其中含有的胆汁酸、胆碱盐可破坏胃黏膜屏障,损伤胃黏膜的上皮细胞和细胞之间的紧密连接而发生胃炎。胰液中的磷脂酶 A 与胆汁中的卵磷脂相互作用形成的溶血卵磷脂具有极强的黏膜损伤作用。溶血卵磷脂与胆汁、胰消化酶一起,能溶解黏液,并破坏胃黏膜屏障,促使 H+ 及胃蛋白酶反弥散入黏膜,H+ 刺激肥大细胞,使组胺分泌增加,引起胃壁血管扩张、炎症渗出增多和毛细血管瘀血,使慢性炎症持续存在;而长期慢性炎症使屏障功能进一步降低,造成恶性循环,这被认为是慢性胃炎难治的原因之一。由此引起的慢性胃炎主要在胃窦部。East wood 对禁食的大鼠在胃内 pH 分别为 1、3、5、7 的条件下灌注胆汁溶液,发现牛磺胆酸盐在 pH＝1 时引起胃黏膜损伤,而甘氨鹅脱氧胆酸在 pH＝3 时引起黏膜损伤。Siurula 等曾在胃液中发现牛磺胆酸钠及其他表面张力减低物质。在正常情况下,这些物质存在于胆汁里,胆汁反流时进入胃内。动物实验证实,pH 在 2～7 时,牛磺脱氧胆酸引起胃黏膜损害的作用最大。

(8)幽门括约肌功能降低,推测是由于十二指肠所分泌的胰酶、胆囊收缩素和胃窦分泌的胃泌素之间平衡失调所致。当胃泌素分泌过多,而胰酶、胆囊收缩素分泌相对或绝对减少时,幽门张力降低,使十二指肠液反流入胃内,损害胃黏膜。胃窦内容物滞留而不能及时排空时,通过释出过多的胃泌素,也可引起慢性浅表性炎症,尤其是胃窦炎。

二、幽门螺杆菌

自从 Warren 和 Marshall 于 1983 年从人的慢性胃炎胃黏膜中分离培养出幽门螺杆菌(Hp)以后,经过多年研究,现已明确 Hp 是多种上消化道疾病包括慢性胃炎和消化性溃疡的主要病因之一。慢性胃炎活动期患者,Hp 的检出率在 90％以上。Hp 所引起的胃炎开始是急性炎症,黏膜层有充血和水肿,并以多数中性粒细胞浸润为主;随后发展为慢性炎症,主要以淋巴细胞和浆细胞浸润为主。Hp 是慢性胃炎,尤其是 B 型慢性胃炎的主要原因之一,故称为 Hp 相关性胃炎。用药物根除 Hp 后,胃炎的组织学改变和炎性细胞浸润可以逆转,再次感染 Hp,炎症改变又重新出现。

Hp 是革兰阴性菌,微需氧,在体内呈螺旋状,一端有 2～6 个鞭毛。它仅寄居于胃上皮细胞表面,在胃小凹上部胃上皮表面和黏液层中最易找到。Hp 的毒素、有毒性作用的酶及 Hp 诱导的黏膜炎症反应均能造成胃黏膜屏障损伤而导致胃的炎症。Hp 能分泌很多酶,其中之一是高活性的尿素酶。该酶将组织内渗出的尿素分解,产生氨而中和胃酸,形成有利于 Hp 定植和繁殖的局部环境,并使 Na^+-K^+-ATP 酶活性下降,阻止 $H+$ 由黏膜内向胃腔主动转运,促进胃腔 $H+$ 反弥散。Hp 分泌的酶和毒素进入上皮细胞,使其损害而造成胃黏膜炎症。Hp 抗原还能激发免疫反应,引起巨噬细胞和中性粒细胞浸润。Hp 感染和组织学上炎症严重程度有一定的关系,尤其是中性粒细胞的浸润程度。

大量研究表明,Hp 感染后可刺激机体的中性粒细胞向炎症部位趋化,氧化以产生大量反应性氧代谢产物,胃液中抗氧化剂水平明显降低,这在 Hp 的致病机制中起着重要的作用。中性粒细胞反应可直接由中性粒细胞激活蛋白激活，也可间接由 IL-8 及其他细胞因子诱导。幽门螺杆菌感染时胃黏膜上皮细胞持续表达 IL-8 mRNA，且 IL-8 信使及蛋白分泌可因 IL-1A、IL-1B、TNF-A 而上调。细菌对胃表面的特异性黏附可以激活 NF-κB，而 NF-κB 又可刺激 IL-8 的产生而促进增殖、抑制凋亡。IL-8 是炎症状况伴随的一种强有力趋化因子和中性粒细胞激活因子，且这种诱导伴随于毒力更强的细胞毒素蛋白阳性、pic B 阳性 Hp 菌株。研究显示，Hp 相关性胃炎的活动度与 IL-8 mRNA 的转录量呈良好的正相关。上皮细胞内的 IL-8 分泌可能是宿主黏膜的重要防御机制，但如果此防御反应失败且慢性感染持续，IL-8 的持续上调及中性粒细胞的激活可导致自由基增多及黏膜损害。此外，TNF-α、IL-1 和 GM-CSF 均是 Hp 感染中常见的重要炎症因子，在慢性胃炎的发展中起重要作用。

　　Hp 感染引起胃炎的类型和转归有很大的差异，有些患者因 Hp 感染导致胃酸分泌增加，呈现以胃窦为主的胃炎；有些患者因 Hp 感染出现胃酸分泌明显抑制，呈现严重的胃体炎。在慢性 Hp 感染的患者中，胃体的肠化生和胃黏膜萎缩可导致胃酸分泌的显著降低或完全的胃酸缺乏。Hp 虽为非侵袭性病原，但能引起强烈的炎症反应。这是因为 Hp 既能直接刺激免疫细胞，又能直接刺激上皮的细胞因子，其产生的细菌产物，如氨、VacA 等对上皮细胞有直接毒性作用。Hp 分泌的脂多糖或其他膜蛋白从胃腔表面扩散入黏膜内，引起趋化反应，吞噬细胞的激活及淋巴细胞的增殖引起各种不同类型的慢性胃炎，如浅表性胃炎、弥漫性胃窦炎及多灶性萎缩性胃炎。有学者在探讨浅表性胃炎、胃溃疡、萎缩性胃炎与 Hp 的尿素酶基因和细胞毒素蛋白基因的关系时发现，Hp 的不同菌株会引起胃炎的不同临床表现。

三、免疫因素

　　近年来研究发现，慢性萎缩性胃炎的发生与自身免疫有关。此类患者的血中可找到抗壁细胞抗体（PCA）和内因子抗体（IFA）。PCA 是 Ig G 型自身抗体，其抗原存在于壁细胞分泌小管的微绒毛膜上。PCA 具有细胞特异性，只和壁细胞反应，无种属特异性。PCA 亦存在于血液和胃液中。1973 年 Stuickland 和 Mackay 根据血清 PCA 是否阳性以及胃黏膜萎缩的部位，将慢性萎缩性胃炎分为 A、B 两型。A 型胃炎的胃体有较广泛的黏膜萎缩性病变，是因 PCA 与壁细胞中微粒体抗原结合，因其靶细胞（壁细胞）分布在胃体，故常引起胃体黏膜弥漫性萎缩，而胃窦黏膜大致正常，血清 PCA 阳性，可发展为恶性贫血。B 型胃炎的黏膜萎缩病变主要位于胃窦,血清 PCA 常为阴性,一般不发展为恶性贫血。PCA 也见于少数健康人,在其他自身免疫性疾病中 PCA 的阳性率也很高。

内因子(IF)是壁细胞所分泌的一种糖蛋白,食物中的维生素 B_{12} 必须和内因子结合后才能被回肠吸收。IFA 可分两型:Ⅰ型抗体,又称阻断抗体,和内因子结合后,能阻止维生素 B_{12} 与内因子结合,使维生素 B_{12} 不能吸收。在恶性贫血的患者,Ⅰ型抗体阳性率高达 60%;Ⅱ型抗体,又称结合抗体,能与内因子-维生素 B_{12} 复合物结合后阻碍其在回肠黏膜上的吸收,往往在Ⅰ型抗体浓度很高时才被检出。IFA 存在于患者血液和胃液中,胃液中的 IFA 与恶性贫血的患者有关,阳性率为 30%。IFA 具有特异性,仅见于胃萎缩伴恶性贫血者。

Vandeli 对 106 例慢性萎缩性胃炎患者检测胃泌素分泌细胞抗体,其中有 8 例阳性。除了发现体液免疫中的某些自身抗体外,还发现了其与细胞免疫有关。将患者的淋巴细胞做组织培养时,如加入胃黏膜匀浆或内因子,可使淋巴细胞转化为淋巴母细胞。在巨噬细胞移动抑制、各种皮肤试验及肿瘤细胞杀伤试验等均证实有细胞免疫存在。将慢性萎缩性胃炎患者的胃液或胃黏膜匀浆免疫动物,可引起胃黏膜变化和炎症病变。胃黏膜除了有大量的淋巴细胞和浆细胞浸润外,还可出现 PCA,壁细胞数量明显减少。在胃慢性炎症的发生过程中,细胞免疫比体液免疫在解释发病原理上更为重要,因为动物实验细胞免疫现象与胃黏膜病变同时发生,而自身免疫抗体则需要在病变发生后 4~8 周开始出现。

各种有害因素造成胃黏膜损伤,致使胃腔内的抗原物质通过受损的胃黏膜屏障刺激机体免疫系统,引起抗体的免疫反应而产生抗体。另外,释放抗原并致敏免疫淋巴细胞引起免疫反应。然后,圆形细胞趋向抗原产生抗体,即 PCA。此抗体在壁细胞内形成抗原-抗体复合物,使壁细胞受损产生炎症。

部分慢性萎缩性胃炎患者还存在免疫复合物和自身抗体,如类风湿因子和抗核因子阳性等。因为细胞的不断破坏,抗原不断释放,抗体就不断产生,致使炎症慢性化。如果反应持续进行,可导致胃黏膜萎缩。

四、神经精神因素

精神因素在慢性胃炎的发生、发展过程中亦占有重要地位,一部分"胃神经官能症""胃肠功能紊乱"和"神经衰弱"的患者临床上反复出现嗳气、上腹部隐痛、食欲缺乏,经胃镜检查诊断为慢性浅表性胃炎。Wolf 在研究情绪对胃黏膜影响时认为,胃黏膜改变是全身反应的一部分。这种变化开始为分泌功能及运动功能失调,如持续过久,可引起胃黏膜营养障碍,最后导致解剖方面的变化,慢性萎缩性胃炎则是其结果之一。

五、基因在慢性萎缩性胃炎中的作用

有关慢性萎缩性胃炎的相关基因研究也引起许多学者的关注。有学者在探讨Ⅰ相代谢酶细胞色素氧化酶基因(CYPI AI)和Ⅱ相代谢酶谷胱甘肽转硫酶基因(GST MI)多态性与慢性浅表性胃炎危险性的关系时,没有发现CYPI AI、GST MI基因与慢性浅表性胃炎有关联,但CYPI AI G/G与Hp感染间有明显的协同作用。Ishihara等研究表明,慢性胃炎患者胃黏膜有不同程度细胞因子基因的表达,如IL-1、IL-3、IL-4、IL-5、IL-6、IL-8、IFN及TNF-α等,但这些细胞因子的表达与Hp感染和胃黏膜损伤无明显关系。Wang等研究发现,10%慢性浅表性胃炎、12.1%慢性萎缩性胃炎有c-met癌基因过表达,此种过表达可能与黏膜细胞恶变有关。

六、慢性疾病

许多慢性病与慢性萎缩性胃炎关系密切,如肝硬化的门静脉高压可使胃黏膜长期处于缺氧状态引起胃炎,胃酸缺乏、胃内细菌过度生长产生了大量细菌毒素引起慢性萎缩性胃炎。尿毒症患者常出现血尿素氮增高,可引起胃黏膜对刺激物耐受性降低,使其易于损伤。Badanoeh报道50例缺铁性贫血中慢性浅表性及萎缩性胃炎占86%,可能是低酸性胃炎致使铁不能被吸收,或因胃炎出血导致贫血。另外,全身性疾病如重症糖尿病、类风湿关节炎、慢性心力衰竭、垂体功能减退及系统性红斑狼疮等都可以引起胃黏膜瘀血、缺氧,导致慢性胃炎或慢性萎缩性胃炎。

七、其他因素

(一)年龄

临床观察发现,慢性萎缩性胃炎发病率随年龄增长而增加,16~30岁仅9%,而55~65岁高达50%,70岁以上占70%,年龄每增加1岁,发病率增加1.25%。衰老可引起胃黏膜小血管扭曲、小动脉壁玻璃样变和管腔狭窄,供血不足和生理退行性变可使胃黏膜营养不良、分泌功能下降和胃黏膜屏障功能低下、萎缩伴肠化生和非典型性增生,这是老年人萎缩性胃炎的重要病因。

(二)胃黏膜营养因子

近年还发现胃黏膜营养因子有胃泌素、表皮生长因子、尿抑胃素等,对维持胃黏膜健康有重要作用。这些因子缺乏或胃黏膜感觉神经终器对其不敏感,均

使胃黏膜抵抗力下降,容易引起慢性胃炎或慢性萎缩性胃炎。

(三)遗传因素

研究发现,家族中有恶性贫血的成员,其他人患慢性胃炎的发病率较高。遗传因素在 A 型萎缩性胃炎发病中的作用已被证实,但 B 型胃炎或胃窦为主的萎缩性胃炎,遗传因素的作用尚未被肯定。

(四)职业

通过临床及流行病学调查发现,慢性胃炎与部分职业有关,如司机、夜班工人等,工作不定时,生活无规律,人体生物钟被打乱,进食无规律,饥饱不均,导致胃肠功能紊乱、失眠、食欲不振、上腹胀、打嗝、心窝部无规律性疼痛等症状。因胃酸分泌有昼夜规律,夜间(21 时至午夜)胃酸分泌最高,早晨最低,白天进食刺激胃酸分泌可增加 7~8 倍。由于食物的缓冲作用,胃内 pH 暂时增高。在食物消化期间,胃内 pH 逐渐降至正常水平。在夜间,由于缺乏食物,胃内 pH 低,此时是胃黏膜最易受损伤的时间。所以,这些因素是引起慢性胃炎的病因。一旦恢复正常工作、休息,进食有规律,经服药后大部分患者都能恢复。

第二节 分 类

早在 1973 年,Strickland 等根据萎缩性胃炎血清免疫学检查与胃内病变的分布,将其分为 A 型与 B 型两个独立的类型。A 型萎缩性胃炎病变主要见于胃体部,多弥漫性分布,胃窦黏膜一般正常,血清壁细胞抗体阳性,血清胃泌素增高,胃酸和内因子分泌减少或缺少,易发生恶性贫血,又称为自身免疫性胃炎。B 型萎缩性胃炎病变多见于胃窦部,呈多灶性分布,血清壁细胞抗体阴性,血清胃泌素多正常,胃酸分泌正常或轻度减低,无恶性贫血,较易并发胃癌,这是一种单纯性萎缩性胃炎。此后,Glass 将同时累及胃窦、胃体的萎缩性胃炎称为 AB 型。

在我国,若按 Strickland 分类法,以 B 型萎缩性胃炎为多见,A 型萎缩性胃炎很少见,且有一部分萎缩性胃炎患者,既有胃窦炎症,又有壁细胞抗体,不能列入上述两个类型,故国内不少学者提出了适合于我国具体情况的分类方法,将慢性萎缩性胃炎分为 A_1 型、A_2 型、B_1 型和 B_2 型。其分型主要根据自身抗体的情况,血清壁细胞抗体阳性属 A 型,血清壁细胞抗体阴性属 B 型。A 型中又分为两个亚型,胃窦无病变者为 A_1 型,胃窦胃体均有病变者为 A_2 型。B 型则根据胃体和胃窦病变的轻重程度分为 B_1 型(胃窦病变较胃体重)和 B_2 型(胃体病变较胃窦重或胃体胃窦病变相似者)两个亚型。

目前对慢性萎缩性胃炎尚无完全统一的分类方法,人们习惯上仍沿袭Strickland 分类法,将慢性萎缩性胃炎分为 A 型和 B 型。2000 年国内 60 位消化疾病专家及 10 位病理学家在江西井冈山举行了第二次慢性胃炎研讨会,结合我国的实际情况,会上提出了新的胃炎分类(表 7-1),将其分为浅表性(非萎缩性)、萎缩性及特殊型胃炎三大型,并将其中的萎缩性又分为自身免疫性和多灶萎缩性两个亚型。自身免疫性又称 A 型胃炎、胃萎缩,具有弥漫胃体性、恶性贫血相关性;多灶萎缩性又称 B 型胃炎,具有化生性、弥漫胃窦萎缩。

表 7-1　井冈山慢性胃炎分类

胃炎类型	病因	胃炎同义语
浅表性(非萎缩性)	幽门螺杆菌(Hp)	慢性胃窦炎
	其他因素	间质性、滤泡性
		高分泌性、糜烂性
萎缩性		
自身免疫性	自身免疫	A 型胃炎
		胃萎缩弥漫胃体性
		恶性贫血相关性
多灶萎缩性	Hp	B 型胃炎
	饮食因素	化生性
	环境因素	弥漫胃窦萎缩
特殊型		
化学性	反应性	化学性刺激
	胆汁	反流性
NSAIDs	NSAIDs 性	
	其他因素	
放射性	射线损伤	
淋巴细胞性	原发性	痘疹样(或疣状)胃炎
	免疫反应性	乳糜泻相关性
	麦胶	
	药物性	

续表

胃炎类型	病因	胃炎同义语
	Hp	
非感染性	克罗恩病	
肉芽肿性	结节病	
	Wegener 肉芽肿和其他血管炎病	孤立肉芽肿性
	异物性	
	原发性	
嗜酸细胞性	食物过敏	过敏性
	其他变应原	
其他感染性疾病	细菌(非 Hp)	蜂窝织炎性
	病毒	
	真菌	
	寄生虫	

第三节 诊 断

一、慢性萎缩性胃炎的临床表现

大多数慢性萎缩性胃炎患者无明显临床症状和体征,有症状者也无特异性,整个病程中可出现以下的临床表现。

(一)胃部胀满

胃部胀满较多见,有的觉得胃部痞闷或胃部堵塞感,甚至腹部、胁部、胸部亦感胀满,嗳气频频,或上腹饱胀感。症状常因冷食、硬食、辛辣或其他刺激性食物而引起或加重。

(二)胃痛

胃痛可以单独出现,但多数情况下与胃胀同时出现。呈胀痛、隐痛、钝痛、刺痛等,急性发病时也可出现剧痛或绞痛,疼痛部位一般在胃脘部,少数患者可出现在胁部、腹部、背部、或胸部,有的患者仅感胃脘不适,或胃脘部难受,无可名状。

(三)胃灼热或嘈杂

部分患者自觉胃脘部灼热或嘈杂不适感,有的出现反酸现象。

(四)消化不良

食欲缺乏,或食欲减退,甚至无食欲,口淡无味,或虽有食欲但进食后即感胃脘部胀满不适或消化不良,恶心反酸,有的可出现舌炎。

(五)大便异常

大便秘结多见,常数天1次,少数可表现为大便溏软、腹泻。

(六)虚弱

本病日久可见全身虚弱表现。如形体消瘦、少气懒言、疲乏无力、精神萎靡等。

(七)后期贫血

可为缺铁性贫血或巨红细胞性贫血。前者因长期营养不良,铁剂补充不足所致;后者因内因子缺乏致维生素 B_{12} 减少所致。一般为轻至中度贫血,表现为头晕眼花、体倦乏力、面白无华或萎黄、唇色淡白、爪甲色淡或苍白、手足麻木,眼结膜色淡等。

(八)出血

出血较少见,可以反复小量出血,亦可为大出血,出血以黑便为多见,一般持续 3~4 日后可自动止血,在合并胃黏膜糜烂时更易发生。

(九)体征

剑突下至脐部有局限的压痛感或深压不适感,部分患者无明显体征。

由于慢性萎缩性胃炎的临床症状和体征无特异性,故不能作为诊断本病的依据,凡有上述临床表现的患者,应做进一步的检查。

二、慢性萎缩性胃炎的临床类型

根据慢性萎缩性胃炎的萎缩部位、发病原因、形态不同和胃液及血清中抗内因子抗体、抗壁细胞抗体、血清胃泌素检测结果,将慢性萎缩性胃炎分为A、B 两型。

(一)A 型萎缩性胃炎

A 型萎缩性胃炎又称自身免疫性萎缩性胃炎,萎缩部位主要累及胃体,呈广泛性,很少或不累及胃窦部,常伴有恶性贫血。其发病机制与免疫因素有关。胃液及血清中抗内因子抗体阳性,抗壁细胞抗体(抗壁细胞管道的微绒毛上一种脂蛋白的特异性抗原)阳性。此类患者因胃黏膜的严重萎缩,胃黏膜分泌功能严重受损,胃酸分泌明显减少,甚至胃酸缺乏,维生素 B_{12} 吸收障碍,而血清中胃泌素增高。

(二)B型萎缩性胃炎

萎缩部位主要累及胃窦部,多为局灶性,不伴有恶性贫血。胃液及血清中抗内因子抗体和抗壁细胞抗体均阴性。目前认为其发病与幽门螺杆菌等密切相关,也与十二指肠反流或其他化学、物理损伤有关,与免疫因素无关。此类患者胃黏膜功能受损轻,胃酸分泌轻度降低或正常,很少发生维生素 B_{12} 吸收障碍,而血清胃泌素低或正常。

我国患者的慢性萎缩性胃炎主要表现为萎缩性胃窦炎,即 B 型萎缩性胃炎多,但随着病变的发展,炎症可由胃窦部向胃体部扩展,最终残留胃体大弯侧及胃底部的黏膜部分无病变。胃窦部基本正常,胃体弥漫性萎缩的 A 型萎缩性胃炎在我国远比西方国家为少。

三、慢性萎缩性胃炎常用的检查项目及意义

(一)胃镜检查

慢性萎缩性胃炎胃镜下主要表现为胃黏膜变薄、平滑、皱襞稀少或消失,可清晰见到黏膜下血管,是诊断慢性萎缩性胃炎的主要依据之一。

(二)病理组织学检查

胃黏膜固有腺体萎缩是确诊慢性萎缩性胃炎的必须具备的特征性病变,是确诊本病的可靠依据。

(三)胃液分析

首先一般测定基础胃酸分泌量及刺激后的最后胃酸分泌量和高峰胃酸分泌量,正常胃液的 PH 为 1.3~1.8。如刺激后最大分泌时的 PH>6.0,则可诊断为真正胃酸缺乏。慢性萎缩性胃炎的胃酸分泌功能常随着胃黏膜腺体萎缩和肠腺化生程度加重而降低。但 A、B 两型略有差别,A 型患者无酸或低酸,B 型患者大多为正常低值或正常。其测定胃蛋白酶原,胃液中正常的胃蛋白酶原为 40~60 U/mL,慢性萎缩性胃炎呈低水平分泌。

(四)血清胃泌素含量测定

空腹血清胃泌素正常值 30～120 ng/mL(多数人认为 100 ng/mL)。慢性萎缩性胃炎患者空腹血清胃泌素正常或偏高,胃泌素能促进胃液特别是胃酸分泌,由于反馈作用胃酸低时胃泌素分泌增多,胃酸高时胃泌素分泌减低。B 型萎缩性胃炎一般正常,A 型萎缩性胃炎则升高,伴恶性贫血者升高更显著,可高达 1 000 ng/mL。中国人以 B 型为主,故此项检查实际意义不大。

(五)血清壁细胞抗体检测

此检测主要用于鉴别 A、B 两型的萎缩性胃炎的诊断,A 型为壁细胞抗体阳性,B 型为壁细胞抗体阴性。

(六)内因子检测

内因子正常分泌量平均为 7 700 U/H,检查内因子对萎缩性胃炎、胃萎缩及恶性贫血的诊断有帮助。慢性萎缩性胃炎,尤以体部病变明显者则明显降低;病变严重而伴有恶性贫血者,内因子缺如或降至微量。

(七)内因子抗体(IFA)检查

慢性萎缩性胃炎患者血中常存在有对抗内因子的物质,为内因子抗体。其中 I 型阻断抗体在一般萎缩性胃炎患者的阳性率低,而伴有恶性贫血之萎缩性胃炎的阳性率可达 6%;II 型结合抗体在伴有恶性贫血之萎缩性胃炎中阳性率达 30%。

(八)X 线检查

X 线检查对慢性萎缩性胃炎缺乏明确诊断意义,大多数慢性萎缩性胃炎在 X 线胃钡餐检查时无异常发现,用气钡双重对比造影法多显示胃黏膜皱襞平坦、变细或消失,胃体部大弯侧的锯齿状黏膜纹变细或消失,胃底部光滑,部分胃窦炎胃窦黏膜可呈锯齿状或黏膜粗乱等表现。慢性萎缩性胃炎伴肠上皮化生或增生性改变时,胃黏膜可呈凹凸不平,全胃张力低下。

(九)超声显像检查

胃各部位及层次显示很模糊,胃壁 5 层分辨尚不清楚,测值厚薄不一,黏膜肌层稍厚,黏膜下层回声增粗、增强、毛糙不均匀,其余层次正常。胃蠕动减弱,胃腔内透声较清晰。萎缩性以胃壁第 1 层回声光带变薄为主,其次为第 3 层增强、增粗表现。

以前诊断慢性胃炎主要依靠钡餐透视、胃镜等检查方法,有一定的局限性和相对的创伤性。近年来随着高分辨率超声仪的研制和新型造影剂的应用,超声在临床消化系统疾病的诊断上已日益广泛应用,对慢性胃炎的诊断及分型起到一定作用。

在慢性胃炎的诊断上,B超或胃镜检查经统计学处理无显著性差异(除外肥厚性胃炎)。B超检查还具有其独特的优点,亦有其局限性。但B超作为一种普及的检查仪器,可作为常规检查项目之一。

1.B超检查的优点

(1)无痛苦及无创伤性。

(2)无禁忌证,可多次重复检查,不需要特殊准备。

(3)对无法进行胃镜检查者可做B超检查。

(4)可同时对胃及周围毗邻器官进行观察。

2.B超检查的局限性

(1)仪器的分辨率还有待提高。

(2)图像资料有许多人为和客观的干扰因素。

(3)B超对胃早期黏膜恶变还缺乏特异性,不如胃镜及X线。

(十)幽门螺杆菌检查

幽门螺杆菌与慢性萎缩性胃炎的相关性已经被肯定,故该项检查已成为慢性萎缩性胃炎病原学检查的主要方法。幽门螺杆菌的检查方法很多,每种检查方法的意义稍有不同,常用的有以下几种。

1.快速尿素酶试验

在胃镜检查时取胃黏膜组织作快速尿素酶试验,即刻可获结果,此法简单易行,但有一定的假阳性。

2.银染色法

取胃黏膜组织用硝酸银染色,然后显微镜下观察幽门螺杆菌的存在。

3.细菌培养

取胃黏膜组织经微需氧状态培养,然后经染色或快速尿素酶试验验证。此法准确度好,但技术要求高,一般基层医院难以开展。

4.幽门螺杆菌抗体检查

取静脉血检测幽门螺杆菌抗体即可判断是否感染幽门螺杆菌。此法简单,痛苦少,但准确度不高。因为幽门螺杆菌感染后产生抗体需要一定时间,若在尚未产生抗体之间检查则会漏诊,而幽门螺杆菌根除后,至少6个月内其抗体仍然存在,此时检查则可产生误诊。因此,此项检查应结合临床开展。

5.^{13}C 或 ^{14}C 尿素呼气试验

通过分析患者经肺呼出的气体可作为幽门螺杆菌的诊断,其准确性已达到相当可信的程度,但检查价格昂贵。

四、慢性萎缩性胃炎的确诊依据

慢性萎缩性胃炎的临床症状、体征无特异性,不能作为诊断的依据。确诊主要依靠胃镜和胃黏膜活组织病理检查,尤其是病理组织检查,是其确诊的主要依据。

(一)胃镜诊断

1.胃黏膜颜色改变

正常胃黏膜为橘红色,萎缩时轻者呈淡红或灰绿色,重者呈灰白、灰黄或黄白色。同一部位的黏膜颜色也不一样,红色强的部位也带灰白色,而灰白、灰黄的部位也有略隆起的小红点或红斑存在;萎缩黏膜的范围也不一致,可以是弥漫性的,也可以是局部性,甚至呈小灶状,黏膜变薄而凹陷,四周边界常不明显。萎缩性胃炎镜下最早表现为红白相兼,以白为主。

2.胃黏膜变薄,血管显露

因腺体萎缩而使胃黏膜变薄、血管隐约可见。萎缩初期可见到黏膜内暗红色网状细小血管,严重者可见到黏膜下大血管,呈暗红色树枝状。胃黏膜皱襞细小、数量减少甚至消失。

3.增生性改变

慢性萎缩性胃炎腺体萎缩后,腺窝可过度增生或可发生肠上皮化生,可见黏膜表面粗糙不平,呈颗粒状或结节状,有时可见假息肉形成,而黏膜下血管显露的特征常被掩盖。

4.其他

萎缩黏膜脆性增加、易出血,并可有糜烂灶。

(二)病理诊断

慢性萎缩性胃炎胃黏膜活细胞病理主要表现为以下特征。

(1)胃黏膜固有腺体(胃体胃底腺、幽门腺和贲门腺)不同程度的萎缩或消失(数量减少或功能减低)。

(2)黏膜肌层增厚,并有固有腺延伸。

(3)固有弥漫性淋巴细胞浸润并存在炎性反应。

(4)肠上皮化生或假幽门腺化生(可有可无)。

(5)不典型增生(可有可无)。

(6)淋巴滤泡形成(可有可无)。

(三)慢性萎缩性胃炎的分级

根据胃固有腺体萎缩程度不同,慢性萎缩性胃炎可分为轻、中、重三级。

(1)轻度萎缩:胃窦部浅表腺体呈局灶性萎缩、减少,而大小弯腺体正常,固有腺体数减少不超过原有腺体数的1/3。

(2)中度萎缩:胃窦部及小弯腺体均有萎缩、减少,但范围较广泛,固有腺体数减少超过原有腺体的1/3,但未超过2/3,残存腺体分布不规则。

(3)重度萎缩:胃窦部大部分腺体萎缩消失或仅有残留,大小弯及体部腺体萎缩或黏膜显著变薄,原有腺体消失而代之以化生腺体,固有腺体数减少超过原有腺体2/3,仅残留少数腺体,其他完全消失,而黏膜肌层明显增厚。

(四)肠上皮化生类型与分级

肠上皮化生在慢性萎缩性胃炎中很多见。根据细胞的形态可将肠上皮细胞化生分为吸收上皮细胞化生、杯状上皮细胞化生、潘氏细胞化生及假幽门腺化生;根据肠腺化生上皮发育是否成熟,可分为完全型(成熟型)或不完全型(不成熟型)化生;根据肠化腺体的化生反应,又可分为"大肠型化生"(用组化染色法,能显示出与大肠腺相似的硫酸黏液及氧化乙酰化唾液酸黏液)和"小肠型化生"(不含以上黏液,其反应与小肠黏液性质一致)。肠上皮化生根据化生的程度可分为三级。

(1)轻度化生:上皮化生限于颈腺,肠化腺体占切片腺体的1/3以下。

(2)中度化生:上皮化生波及颈腺及表面黏膜上皮,肠化腺体中占切片中腺体的1/3~2/3之间。

(3)重度化生:上皮化生占黏膜全层,达到黏膜肌层,或整个切片中腺体几乎全部为肠化生所代替。

(五)不典型增生的特征与分级

不典型增生既可发生于胃黏膜的固有腺上皮,也可发生于肠化的腺上皮。不典型增生有三个特征:细胞的异型性、异常分化和黏膜结构紊乱。根据不典型增生的程度可分为三级。

(1)轻度增生:腺管结构轻度不规则,排列紊乱或疏密不均,主要分布于黏膜浅层,杯状细胞减少,核深染,显椭圆形或杆状,体积稍增大。核密集排列于细胞基底侧。

（2）中度增生：腺管结构不规则，呈树枝状，形态大小不整，排列紧密，有较清楚的界线，其深部常见囊状扩张的腺管，杯状细胞甚少，核椭圆或杆状，大而深染，密集于细胞基底侧，排列稍呈紊乱。

（3）重度增生：腺管结构紊乱，形态大小不等，上皮细胞呈柱状或立方形，核深染或为疏松网状，呈类圆形或杆状，多为复层或假复层排列。

五、慢性萎缩性胃炎与浅表性胃炎的关系

慢性萎缩性胃炎可由浅表性胃炎发展而来的，两者是同一病理过程的不同阶段，仅程度不同而已。由于中国人萎缩性胃炎的特点是局灶性的，故多数情况下是萎缩性胃炎与浅表性胃炎同时存在，其程度差异必须通过胃镜检查才能区别。

（1）凡胃黏膜改变以浅表性胃炎为主，并有局部的萎缩性改变者，诊断为"慢性浅表-萎缩性胃炎"。

（2）凡胃黏膜改变以萎缩性胃炎为主，而浅表性胃炎较轻者，诊断为"慢性萎缩-浅表性胃炎"。

六、慢性萎缩性胃炎的种类

根据胃镜及活组织病理检查，将慢性萎缩性胃炎分为三种主要类型。

（一）单纯性萎缩性胃炎

胃镜检查可见胃黏膜颜色失去正常的橘红色，呈灰白、或苍白色、或灰黄色，成斑片状或弥漫分布，其周围有正常胃黏膜隆起，界限清楚，黏膜下小血管清晰可见，有时与浅表性胃炎同时存在，这种胃炎临床最常见，为发病的早期阶段。

（二）增生性萎缩性胃炎

在萎缩的基础上伴有胃小凹上皮增生，称为增生性萎缩性胃炎，胃镜下可见病变部黏膜粗糙或呈颗粒状，甚至呈结节状，而黏膜下血管显露常被掩盖。

（三）化生性萎缩性胃炎

伴有肠上皮化生的萎缩性胃炎称为化生性萎缩性胃炎，轻者肉眼不可见，仅在黏膜活检时才获诊断；重者有时可出现肉眼改变，胃镜下在胃窦部病变者呈卵圆石形，表面光滑，大小不等，呈灰白色扁平状隆起，胃体部肠化生则可见多数白色小颗粒状隆起，宛如雪点，肠腺化生虽在胃镜下见多种类型改变，但只有靠组织病理检查才能确诊。

第四节 鉴 别 诊 断

慢性萎缩性胃炎的临床症状无特异性,故需与有类似症状和体征的其他疾病相鉴别。

一、消化性溃疡

消化性溃疡包括胃溃疡和十二指肠溃疡,其发病与胃酸分泌增强有关,可表现为类似胃炎的临床症状,如胃痛、胃胀痞满、嗳气、嘈杂感等,但其与萎缩性胃炎是有区别的,主要表现在以下几个方面。

(一)病史

萎缩性胃炎一般呈持续性或缓慢的病情加重,病史较长;而溃疡病则呈复发性,即病情复发有症状,而缓解时无任何症状,有周期性、季节性发作的特点。

(二)临床特点

萎缩性胃炎以胃胀痞满、消化不良、纳食减少为突出表现;溃疡病则以胃痛、泛酸为突出表现,且有胃痛的规律性,即胃溃疡进食后作痛,空腹时缓解,十二指肠溃疡则饥饿时痛而进食可以缓解。萎缩性胃炎即使有胃痛也无此规律性。

(三)治疗效果

溃疡病的胃痛、泛酸等症状可以被制酸药缓解;而萎缩性胃炎的胃胀或胃痛症状一般不被制酸药所缓解。

(四)胃酸测定

萎缩性胃炎的胃酸减少或缺如,溃疡病则增加或正常。

(五)胃镜检查

胃镜检查可完全明确两者的诊断,故在症状、体征不能区别诊断时,建议胃镜检查以确诊。

二、胃下垂

胃下垂多见于瘦长体形和消耗性疾病进行性消瘦患者,其临床表现与萎缩性胃炎相似,以胃脘胀满、纳食减少为主症,但两者是有以下区别。

（一）疼痛性质

胃下垂之胃胀、胃痛伴有下坠感,站立时加重,卧位时减轻,食后明显;萎缩性胃炎一般无下坠感,而以隐痛、痞满为突出表现,与体位无关。

（二）疼痛部位

胃下垂之胃痛部位多下降至脐周或小腹,也可发现其他内脏下垂;萎缩性胃炎之痛胀一般在上腹部。

（三）振水音及腹主动脉搏动

胃下垂患者常可闻及振水音,腹主动脉搏动明显;而萎缩性胃炎多不见此体征。

（四）胃肠 X 线钡餐检查

胃下垂时胃蠕动无力,胃位置及张力均低,整个胃几乎在腹腔左侧,胃小弯弧线最低点在髂嵴连线以下;萎缩性胃炎则无此征象。

（五）B 超检查

胃下垂患者饮水后胃脘充盈,可测出胃下缘移入盆腔;萎缩性胃炎无此征象。

（六）胃镜检查

萎缩性胃炎呈现胃黏膜变薄萎缩改变,而胃下垂无黏膜萎缩改变现象。

三、胃癌

胃癌亦可表现为消瘦、胃脘胀满不适,与萎缩性胃炎的临床表现相似,有时很难区别,并且大量证据证实,萎缩性胃炎是胃癌的"癌前病变",据统计其发生胃癌率达 1%～3%。以下几点可为鉴别两者提供依据。

（一）病程

一般来讲,萎缩性胃炎病史长,有慢性的胃脘胀满不适和消化不良过程;而胃癌发病后进展快,病程短,消瘦明显,并出现恶病质。

（二）大便

萎缩性胃炎患者的大便一般正常或消化不良性大便;胃癌患者常合并少量胃出血,出现长期慢性失血,故大便常呈黑色或大便潜血试验持续阳性。

（三）胃肠钡餐造影和胃镜检查

明确两者诊断有赖于胃肠钡餐造影和胃镜检查,尤其是胃镜下作活组织病理检查,是否存在癌细胞。

由于萎缩性胃炎可演变为胃癌,而胃癌与萎缩性胃炎又可并存,故对疑似的病例一定要进行胃镜检查和活组织病理检查,以明确诊断。

四、慢性胆道系统疾病

(一)疼痛性质

慢性胆道系统疾病临床以右上腹疼痛为主,但少数该病患者,如慢性胆囊炎、胆石症无明显的右上腹痛而只出现胃脘胀痛或胃痞不适纳食减少或厌油腻、消化不良等,与萎缩性胃炎的临床症状相似,此时应依靠腹部 B 超和胃镜检查与萎缩性胃炎相区别。

(二)腹部 B 超和胃镜检查

B 超可发现胆石症和胆囊炎等胆道系统疾病,胃镜结合病理则可明确萎缩性胃炎的诊断。

五、胰腺炎

(一)疼痛性质

慢性胰腺炎以疼痛为主,呈持续性,疼痛多为饱餐诱发,发作时疼痛甚烈,呈钻痛,患者常取坐位,屈膝位可减轻疼痛,卧位的疼痛加剧。而萎缩性胃炎以痞满为主,疼痛以隐痛为主,与体位无关。

(二)辅助检查

区别的关键依靠血、尿淀粉酶检查、B 超检查、CT 检查。胰腺炎患者血、尿淀粉酶升高,B 超检查、CT 检查,可以诊断胰腺炎;萎缩性胃炎患者血、尿淀粉酶正常。

六、胃神经官能症

胃神经官能症可有上腹部不适、胃痞、食少等症状,酷似萎缩性胃炎临床表现,但胃神经官能症的以下特点有别于萎缩性胃炎。

(1)胃神经官能症伴有明显的全身神经官能症的临床特点,如头晕、心悸、心烦、失眠、多思多虑、精神抑郁等。

(2)情绪波动与发病有密切关系,症状常因暗示而改善,心情愉快时症状消失如常人,心情不快时症状加重。

(3)服用抗神经官能症药物后,症状一般可以减轻。

(4)胃镜检查和X线钡餐检查无器质性病变发现。

七、慢性浅表性胃炎

慢性浅表性胃炎和慢性萎缩性胃炎统称为慢性胃炎,两者临床表现极为相似,故区分慢性浅表性胃炎与慢性萎缩性胃炎要结合相关的辅助检查,尤以胃镜和胃黏膜活检为重要。两者主要区别有以下几点。

(一)病情

慢性浅表性胃炎病情相对较轻,症状以胃脘部不适或消化不良为主,时轻时重;萎缩性胃炎相对较重,胃脘痞满,消瘦明显。

(二)病程

慢性浅表性胃炎一般病程较短,起病稍急;而萎缩性胃炎有长期的过程,常多年反复发作。

(三)胃镜征象

慢性浅表性胃炎胃镜下表现:①胃黏膜充血、水肿,充血区和水肿区可交叉存在,形成花斑状红白相间改变,且以充血红色为主,或呈麻疹样改变。②胃黏膜表面附着黏稠的灰白色或淡黄色黏液斑。③胃黏膜有出血点或局部糜烂。萎缩性胃炎胃镜下表现:①胃黏膜颜色变淡,呈淡红、灰白、灰黄或灰绿色,可为弥漫性,也可局灶性分布。②黏膜下血管显著。③黏膜皱襞细小甚至消失。④伴有腺体颈部过度增生或肠上皮化生时,黏膜表面粗糙不平,呈颗粒状或结节状改变。⑤萎缩黏膜脆性增加,易出血,并可有糜烂灶。

(四)胃黏膜病理活检

慢性浅表性胃炎的基本病变为上皮细胞变性,胃腺体始终正常,没有破坏或数目减少,无萎缩及肠上皮化生改变。萎缩性胃炎是以胃固有膜腺体破坏、萎缩(数量减少、功能减低)为其突出病变,常伴有肠上皮化生及炎性反应。

(五)实验室检查

慢性浅表性胃炎因为胃腺体正常,胃分泌功能没有受到影响,胃液量、胃酸、胃蛋白酶均正常。慢性萎缩性胃炎由于固有腺体的萎缩,胃液分泌量一般较正常人为少。A型萎缩性胃炎,壁细胞明显受损,故泌酸减少,甚或无酸;B型萎缩性胃炎泌酸功能分析可呈正常或低酸状态,血清中胃蛋白酶原测定,也可以因萎缩而含量低下。

第五节 治 疗

慢性萎缩性胃炎的临床表现多样,病因各不相同,治疗方法及药物各异,主要包括抗酸、保护胃黏膜、抗幽门螺杆菌(Hp)感染及促进胃动力、治疗并发症等。

一、消除病因

对萎缩性胃炎患者有明确致病原因的,若能去除这些病因,则可避免胃黏膜的进一步损伤,并对胃黏膜的修复有利。包括以下措施。

(1)纠正不良饮食习惯。

(2)戒烟禁酒。

(3)避免使用对胃黏膜有影响的药物,如阿司匹林、吲哚美辛、红霉素等。

(4)积极控制胆汁反流。

(5)消除鼻腔及口咽部慢性感染灶。

(6)改善和控制引起该病的全身性疾病。

二、助消化治疗

胃黏膜萎缩严重者,胃液分泌极少或缺如,导致胃酸和胃蛋白酶分泌不足,影响食物的消化,为帮助消化,改善症状,可选用以下助消化药物。

(1)胃蛋白酶合剂:每次 10 mL,每天 3 次,口服。

(2)多酶片:内含多种消化酶,每次 3 片,每天 3 次,口服。

(3)乳酸菌素片:内含多种消化酶,每次 3 片,每天 3 次,口服。

三、胃黏膜保护治疗

慢性萎缩性胃炎胃黏膜萎缩,黏膜抵抗力降低,易受各种损害因素的损伤,故胃黏膜保护治疗是十分必需而重要的,常用的药物有以下几种。

(一)硫糖铝

1.作用机制

硫糖铝与胃黏膜的蛋白质结合成保护膜,形成屏障,阻止胃酸、胃蛋白酶和胆汁酸的渗透侵蚀,起到保护黏膜作用。

2.用量用法

片制剂,每片 0.25 g,每次 1 g,每天 4 次,口服。

3.使用说明

(1)宜空腹服,一般餐前 1 小时及睡前服。

(2)用药期间可出现便秘,必要时与通便药合用。

(3)治疗收效后,应继续服药数月,以免复发。

(4)不宜与多酶片、西咪替丁合用,否则降低疗效。

(二)铋制剂(如果胶铋)

1.作用机制

(1)在胃黏膜上形成一层牢固的保护膜,增强胃黏膜的保护作用。

(2)有一定的杀灭幽门螺杆菌作用。

2.用量用法

果胶铋胶囊剂,每粒 50 mg,每次 150～200 mg,每天 4 次,口服。

3.使用说明

(1)宜空腹服,一般餐前和睡前服。

(2)服药期间大便是黑褐色,属正常现象。

(3)对无胃酸患者,在服药前最好应先服用少量稀盐酸。

(4)服药后可使患者口中带有氨味,并可使舌头染成黑色。

(5)严重肝、肾病患者及孕妇禁用,一般肝、肾功能不良者应减量或慎用。

四、加强胃黏膜营养

吉法酯能增加胃黏膜更新,提高细胞再生能力,增强胃黏膜对胃酸的抵抗能力,达到保护胃黏膜作用,剂量为 50～60 mg,每天分 3 次服用。也可选用活血素,剂量为每天 80～90 mg;或选用硫糖铝、尿素囊、甘珀酸、前列腺素 E 等。

五、促进胃黏膜再生

五肽胃泌素除促进壁细胞分泌盐酸,增加胃蛋白酶原分泌外,还对胃黏膜以及其他上消化道黏膜有明显的增殖作用,可用于治疗低酸、无酸或有胃体萎缩的慢性萎缩性胃炎患者,剂量为 50 μg,早餐前半小时肌内注射,每天 1 次,第三周改为隔天 1 次,第 4 周改为每周 2 次,以后每周 1 次,3 个月为 1 个疗程,有效率达 70%。

六、利用激素治疗

慢性萎缩性胃炎发病与自身免疫有关,故可以试用短程泼尼松等作免疫抑制治疗。本法尤适用于 PCA 阳性并恶性贫血的慢性萎缩性胃炎患者,但临床效果不太确切。

七、弱酸治疗

经五肽胃泌素试验测定证实低酸或无酸患者可适量服用米醋,每次 1～2 匙,每天 3 次;或 10%稀盐酸 5～10 mL,饭前或饭时服,同时服用胃蛋白酶合剂,每次 10 mL,每天 3 次;亦可选用多酶片或胰酶片治疗,以改善消化不良症状。

八、抗幽门螺杆菌治疗

对于疗效不理想的萎缩性胃炎患者,或经有关检查证实感染幽门螺杆菌患者,应作抗幽门螺杆菌治疗,常用的药物和方法有以下几种,可根据病情及各药物的作用特点进行选择。

(一)常用抗菌药物

临床应用抗生素种类众多,经研究认为对根治幽门螺杆菌有确切疗效的有以下 6 种。

(1)阿莫西林胶囊,或阿莫灵胶囊:每粒 0.25 g,每次 0.5 g,每天 3 次,口服,一般 10～14 天为 1 个疗程,有本药过敏史者禁用。

(2)克拉霉素片剂:每片 0.25 g,每次 0.25 g,每天 3 次,口服,一般 7～10 天为 1 个疗程,有本药过敏史者慎用。

(3)甲硝唑片剂:每片 0.2 g,每次 0.2 g,每天 3 次,口服。一般 7～10 天为 1 个疗程,有本药过敏史者慎用。

(4)庆大霉素针剂:每支 8 万 U,每次 8 万 U,每天 3 次,口服。一般 7～10 天为 1 个疗程,有本药过敏史者慎用。

(5)呋喃唑酮片剂:每片 0.1 g,每次 0.1 g,每天 3 次,口服,一般 7～10 天为 1 个疗程,有本药过敏史者慎用。

(6)四环素片剂:每片 0.25 g,每次 0.25 g,每天 3 次,口服,一般 7～10 天为 1 个疗程。有本药过敏史者慎用。

(二)二联疗法

经研究认为任何单一抗菌药物对幽门螺杆菌的根除率都不能令人满意,因此在治疗时应用二联疗法,即用含铋制剂与以上一种抗生素联合应用。临床应用较多的治疗方法有以下几种。

(1)铋剂标准剂量＋甲硝唑 0.2 g,每天 3 次,口服,连用 10 天。

(2)铋剂标准剂量＋阿莫西林 0.5 g,每天 3 次,口服,连用 10 天。

治疗效果:二联疗法对幽门螺杆菌的根除明显优于单一疗法,其 1 个疗程根除率可达 32%～81%。

(三)三联疗法

1.铋剂＋两种抗生素

(1)铋剂标准剂量＋阿莫西林 0.5 g＋甲硝唑 0.4 g,均每天 2 次×2 周。

(2)铋剂标准剂量＋四环素 0.5 g＋甲硝唑 0.4 g,均每天 2 次×2 周。

(3)铋剂标准剂量＋克拉霉素 0.25 g＋甲硝唑 0.4 g,均每天 2 次×1 周。

2.质子泵抑制剂(PPI)＋两种抗生素

(1)PPI 标准剂量＋克拉霉素 0.5 g＋阿莫西林 1.0 g,均每天 2 次×1 周。

(2)PPI 标准剂量＋阿莫西林 1.0 g＋甲硝唑 0.4 g,均每天 2 次×1 周。

(3)PPI 标准剂量＋克拉霉素 0.25 g＋甲硝唑 0.4 g,均每天 2 次×1 周。

治疗效果:三联疗法治疗幽门螺杆菌感染是目前较为有效的方法,1 个疗程对幽门螺杆菌的根除率达 78%～90%。

(四)抗幽门螺杆菌治疗的注意事项

(1)注意药物的毒副作用,尤其是抗生素的不良反应。如阿莫西林可以出现变态反应,呋喃唑酮、甲硝唑有明显的胃肠道反应,呋喃唑酮尚可引起末梢神经麻痹等。

(2)抗幽门螺杆菌治疗并不是必需的,如果患者的疗效较好,则不必应用抗幽门螺杆菌治疗,因为抗生素的广泛使用所产生的耐药菌株增多的社会后果是不堪设想的。只有治疗效果不理想,幽门螺杆菌检查阳性而又无禁忌证的患者才考虑抗幽门螺杆菌治疗。

(3)以根除幽门螺杆菌为目的的治疗应选择三联疗法,且疗程以不超过 2 周为宜。疗程越长,则可出现药物的毒副作用,严重者可引起菌群失调,临床应引起高度重视。

(五)诊断

(1)侵入性(胃镜检查、活检)检测方法:①快速尿素酶试验;②黏膜涂片,革兰染色镜检;③病理切片染色(常规 HE 染色,Warthin-Starry 银染色、改良的吉姆萨染色等);④培养(微需氧条件下);⑤PCR。

(2)非侵入性检测方法:①用 ELISA 方法测定血清中的抗幽门螺杆菌抗体

(I g G)；②^{13}C 或 ^{14}C 尿素呼气试验；③粪便 Hp 抗原测定。

(六)治疗

治疗指征为幽门螺杆菌阳性的消化性溃疡、活动性慢性胃炎(含慢性萎缩性胃炎)、胃黏膜相关淋巴组织淋巴瘤、早期胃癌术后应用幽门螺杆菌根除治疗。长期质子泵抑制剂治疗的反流性食管炎者,效果不佳者,如幽门螺杆菌阳性,亦可考虑作幽门螺杆菌根除治疗。

1.以铋剂为基础的方案

(1)胶体次枸橼酸铋每天 480 mg、四环素(或阿莫西林)每天 1 000～2 000 mg、甲硝唑每天 800 mg(或替硝唑每天 1 000 mg),口服,以上三药分 2 次或 4 次用,疗程 14 天。

(2)胶体次枸橼酸铋每天 480 mg、克拉霉素每天 500 mg、甲硝唑每天 800 mg(或呋喃酮每天 200 mg)口服,以上三药分 2 次用,疗程 7 天。

2.以质子泵抑制剂为基础的方案

(1)奥美拉唑每天 40 mg、阿莫西林每天 2 000 mg、甲硝唑每天 800 mg(或替硝唑每天 1 000 mg)口服,以上三药分 2 次用,疗程 7 天。

(2)奥美拉唑 40 mg、克拉霉素 500 mg、阿莫西林 2 000 mg(或甲硝唑每天 800 mg),以上三药分 2 次用,疗程 7 天。注:分 2 次为早、晚餐后服,分 4 次为三餐后和睡前服。

3.需注意的一些问题

(1)判断幽门螺杆菌是否根除的检测,需在停药 4 周后进行。

(2)幽门螺杆菌菌株对甲硝唑(或替硝唑)和克拉霉素治疗前原发性或治疗后获得性耐药时,影响幽门螺杆菌的根除率。故治疗失败时,原则上不宜重复原方案。

(3)治疗前单独应用 PPI,会降低随后的抗幽门螺杆菌疗效。

(4)治疗后幽门螺杆菌在胃内的分布可发生改变(从胃窦向胃体、胃底移位)。复查时应同时对胃窦、胃体黏膜作幽门螺杆菌检测,或应用 ^{13}C 尿素呼气试验检测全胃。

(5)幽门螺杆菌真正根除后再感染率低,一般每年<5%。

(6)需注意药物的不良反应。

九、抑制胆汁反流和改善胃动力

(1)考来烯胺可结合反流至胃内的胆盐,防止胆汁酸破坏胃黏膜屏障,方法为每次 3～4 g,每天 3～4 次。

(2)硫糖铝可与胆汁酸及溶血卵磷脂结合,也可用于治疗胆汁反流,方法为 0.5～1 g,每天 3 次。

(3)亦可给予熊去氧胆酸,每次 100 mg,每天 3 次。Stefaniwsky 认为胆汁中对胃黏膜最有毒害作用的是去氧胆酸和石胆酸,在胆汁反流患者胃液中胆汁酸以胆酸和去氧胆酸为主,UDCA 仅占 1%。服用 UDCA,胃液内胆汁酸以 UDCA 为主(可占 43%±15%),而胆酸、去氧胆酸和石胆酸浓度明显下降,从而减轻后两者对胃黏膜的损害作用。

(4)甲氧氯普胺、多潘立酮(吗丁林)、西沙必利、莫沙必利、马来酸曲美布汀等药可增强胃蠕动,促进胃排空,协助胃、十二指肠运动,防止胆汁反流,调节和恢复胃肠运动。具体应用方法:甲氧氯普胺(胃复安)5～10 mg,每天 3 次;多潘立酮(吗丁林)10 mg,每天 3 次;西沙必利或莫沙必利 5 mg,每天 3 次;马来酸曲美布汀 100 mg,每天 3 次。

十、对症治疗

萎缩性胃炎常出现上腹部饱胀、胃痛等症状,引起患者不适而影响生活质量,故需及时消除或缓解上述症状。

(一)上腹饱胀

上腹饱胀多因萎缩性胃炎基础上出现胃动力下降所致,有时因进食过多,或进食不易消化之食物而诱发,亦因情绪因素如生气而诱发,治疗时应首先消除诱发因素,并选用以下其中的一种药物进行治疗。

1.甲氧氯普胺(胃复安)

(1)作用机制:甲氧氯普胺能指抗多巴胺第二受体,也有激动 5-羟色胺第四受体作用,以促进胃的蠕动,加速食物排空。

(2)用量用法:片剂,每天 10 mg,每天 3 次,餐前服。

(3)注意事项:该药能通过血-脑屏障,与中枢多巴胺受体结合,可产生锥体外系症状,故不宜大剂量或长期使用。

2.多潘立酮(吗丁林)

(1)作用机制:通过拮抗多巴胺第二受体以促进胃肠运动,并能协调幽门收缩,促进胃的排空。

(2)用量用法:片剂,每次 10 mg,每天 3 次,餐前服.

(3)注意事项:该药极少通过血-脑屏障,一般不产生锥体外系症状。

3.西沙必利

(1)作用机制:西沙必利为 5-羟色胺第四受体的激动剂,大剂量有拮抗 5-羟色胺第三受体的作用,它主要作用于消化道平滑肌的肠神经丛的中间和末端神经元的受体,使胆碱能神经纤维末端释放乙酰胆碱,对全消化道动力均有促进作用,能增加胃的蠕动和促进胃的排空,其作用机制不同于甲氧氯普胺、多潘立酮,不影响多巴胺受体,其效应较甲氧氯普胺强 10～100 倍,为一种全胃肠道动力药。

(2)用量用法:片剂,每次 5～10 mg,每天 3 次,餐前服。

(3)注意事项:由于本品不抑制乙酰胆碱酶的活性,也无多巴胺受体阻断作用,因此不增加胃酸分泌,也不影响血浆催乳激素水平,且基本上没有中枢抑制作用。国外有报道,本品偶可引起心电图 QT 间期延长、昏厥和严重心律失常的不良反应,主要是在剂量过大,患者原有心脏病或心律失常时发生,特别是与某些抗真菌、大环内酯类抗生素合用时,应予以注意。

4.莫沙必利

(1)作用机制:莫沙必利为强选择性 5-羟色胺第四受体的激动剂,能激动胃肠道胆碱能中间神经元及肌间神经丛的 5-羟色胺第四受体,促进乙酰胆碱的释放,从而产生胃肠道的促动力作用。与西沙必利作用不同的是,本品对结肠的亲和力低于胃肠道的其他部位,而西沙必利对胃肠道各个部位的促动力作用相似。

(2)用量用法:片剂,每次 5～10 mg,每天 3 次,餐前服。

(3)注意事项:本品与大脑突触膜上的多巴胺 D_2、α_1、5-羟色胺第一、二受体无亲和力,因而不会引起锥体外系综合征和扭转性室性心动过速等心血管不良反应。

5.马来酸曲美布汀

(1)作用机制:①抑制钾离子的通透性,引起去极化,从而引起收缩;②作用于肾上腺素受体,抑制去肾上腺素释放,增加运动节律;③抑制钙离子的通透性,引起舒张;④作用于胆碱能神经 k 受体,从而改善运动亢进状态。

(2)用量用法:片剂,每次 100 mg,每天 3 次,餐前服。

(3)注意事项:此药为不同于胆碱能药物和抗多巴胺类型药物的胃肠道运动功能调节剂,具有对胃肠道平滑肌的双相调节作用。

(二)胃痛

慢性萎缩性胃炎患者出现胃痛多是因局部胃痉挛所致,部分合并有浅表性或糜烂性胃炎,致局部痛阈降低,在少量胃酸等刺激因子的作用下亦可引起疼痛。出现胃痛时可以选择的药物治疗。

1.胃黏膜保护剂

果胶铋等铋制剂可通过保护胃黏膜,减少损害因素刺激而缓解疼痛。

2.解痉剂

(1)山莨菪碱(654-2)片剂:每次 10 mg,每天 3 次,口服。

(2)溴丙胺太林片剂:每天 15 mg,每天 3 次,口服。

(3)颠茄合剂:每次 10 mg,每天 3 次,口服。

这些解痉药均为胆碱能受体抑制剂,可减少腺体分泌,故服药后胃酸、唾液分泌减少,口渴明显,此外,它还延缓胃的排空,有胃动力下降者尤应注意,其解痉作用有可能加重胃胀不适症状,因此,此类药不宜长期、大量使用。

3.制酸剂

对某些因胃酸过多刺激引起的胃痛,应改用制酸药品。

(1)雷尼替丁丸:每次 150 mg,每天 2 次,早晚口服。

(2)西咪替丁丸:每次 200 mg,每天 2 次,口服。

(3)奥美拉唑丸:每天 20 mg,每天 1～2 次,口服。

因萎缩性胃炎患者主要表现为胃酸缺乏,因此,此类药品不宜长期、大量服用。

十一、并发症的治疗

(一)缺铁性贫血

1.药物治疗

(1)硫酸亚铁片剂:每片 0.3 g,每次 0.3～0.6 g,每天 3 次,口服。

(2)富马酸亚铁片剂:每片 0.2 g,每次 0.2～0.4 g,每天 3 次,口服。

(3)葡萄糖酸亚铁片剂:每片 0.3 g,每次 0.3～0.6 g,每天 3 次,口服。

(4)葡萄糖酸亚铁口服液:每支 10 mL,每次 10～20 mL,每天 3 次,口服。

2.注意事项

(1)口服补铁剂对胃肠道有刺激性,可致恶心、呕吐、腹痛等,饭后服可减轻其对胃肠道的刺激作用。

(2)铁与肠道内硫化氢结合生成硫化铁,使大便变黑,并引起便秘。

(3)与维生素 C 同服,有利于铁剂的吸收。

(4)不宜与含钙、磷酸盐及抗酸药同服,亦不能与浓茶同服,以免铁盐沉淀,妨碍其吸收。

(5)本类药仅用于缺铁性贫血,疗程4～8周,由于恢复体内正常贮铁量需要较长时间,故对重症贫血者需连续用药数月。

(二)巨幼红细胞贫血

1.叶酸

(1)作用机制:参与氨基酸及核酸的合成,并与维生素B_{12}共同促进红细胞的生成。

(2)用量用法:每片5 mg,每次5～10 mg,每天3次,口服。

(3)注意事项:①一般不单独应用本药,需与维生素B_{12}一起作用;②有缺铁及营养不良时,应注意补铁及纠正营养不良。

2.维生素B_{12}

(1)作用机制:维生素B_{12}为红细胞合成核酸过程中的重要辅酶,与叶酸一起促进红细胞的成熟。

(2)用量用法:注射剂每支100 μg/mL、500 μg/mL,每次100～500 μg,隔天1次,肌内注射。

(3)注意事项:①可致变态反应,甚至引起过敏性休克,不宜滥用;②对缺铁所致贫血无效。

十二、阻止癌变治疗

目前尚无确切的药物和方法能够阻止萎缩性胃炎癌变,有资料表明,以下药物在一定程度上可能延缓或减少癌变的发生。

(一)维酶素

(1)作用机制:该药是用生物发酵法制得的含多种生物活性物质的防癌保健药物,能大量补充人体内的核黄素,改善萎缩性胃炎的癌前病变状态。

(2)用量用法:每片0.2 g,每次1 g,每天3次,口服。

(3)注意事项:①个别患者服用药后口中带有本药微黏感而略有不快;②从理论上认为有阻止癌前病变的作用,但临床效果尚不肯定,故不能因治疗而忽视癌变监测。

(二)美天福

(1)作用机制:美天福的主要成分为叶酸,对萎缩性、非典型增生性胃炎在组织学上有明显的改善作用,同时也能改善患者的消化不良症状,对胃癌及胃癌前病变有良好的阻断作用,其机制可能与其提高DNA甲基化水平,限制某些癌基因的表达,阻断萎缩性胃炎的发展有关。

(2)用量用法:每片 0.4 mg,每次 1 片,每天 2 次,口服。

十三、手术治疗

慢性萎缩性胃炎一般不需手术治疗,经药物治疗和生活调养。多数可获得长期缓解或稳定,但有些情况应做特殊处理,必要时也考虑手术治疗。

中年以上的慢性萎缩性胃炎患者,如在治疗或随访过程中出现溃疡、息肉、出血,或即使未见明显病灶,但胃镜活检病理中出现中、重度不典型增生者,结合患者临床情况可以考虑做部分胃切除,从这类患者的胃切除标本中可能检出早期胃癌。大量证据证实,慢性萎缩性胃炎和胃癌关系密切,故而有的学者主张胃切除以防慢性萎缩性胃炎癌变。慢性萎缩性胃炎手术疗法指征如下。

(1)萎缩性胃炎活检有中度以上不典型上皮增生。对轻度不典型上皮增生,因病变可能为可逆性,亦可不行手术,随访观察。

(2)胃镜下见有局限性黏膜变白、糜烂、隆起或凹陷者。此种黏膜改变不能排除不典型上皮增生或早期癌(尽管活检未能证实)。对这些病例应短期胃镜随访观察,如仍发现糜烂等改变,以手术治疗为宜。

(3)萎缩性胃炎合并经久不愈或复发性胃溃疡者。此类病变可能亦属癌前期改变,以手术治疗为宜。即使溃疡已愈合,如伴随的萎缩性胃炎和(或)黏膜糜烂严重,仍不能排除癌前期病变,甚至早期胃癌。

(4)萎缩性胃炎多次合并上消化道出血者。出血多由黏膜糜烂引起,糜烂性病变易致癌变。

(5)胃大部切除术后残胃炎并有明显胆汁反流者。此种患者可做 konxeny 空肠吻合术,吻合口距胃空肠吻合口至少 50 cm 以避免胆汁反流。

第六节 预 后

针对慢性萎缩性胃炎的病因,必须做到以下几点。

一、合理饮食

俗话说病从口入,故慢性萎缩性胃炎患者做到合理饮食尤其重要。

（1）戒酒，酒会破坏胃黏膜保护层，使胃酸刺激胃黏膜，引起胃黏膜炎症。

（2）戒烟，烟雾中的尼古丁会使胃酸分泌增加，使胃黏膜血管收缩，造成胃黏膜缺血，还会使胃的出口幽门关闭障碍，让小肠液反流到胃里，故戒烟同样很重要。

（3）不能喝浓茶，平时少吃辣椒、葱、姜、蒜、胡椒粉、芥末等辛辣刺激之物以及咖啡、可乐等。

（4）饮食宜少食多餐，尽量少吃芋艿、土豆、藕、地瓜、笋、年糕、粽子、油煎食品等不易消化之物。

（5）对慢性萎缩性胃炎胃酸较少的可多吃些瘦肉、鸡、鸭、鱼等酸性食物及杨梅、荔枝、菠萝、柚子、山楂等酸性水果。

（6）平时炒菜少放猪油、多用植物油，因植物油能促进前列腺素分泌，保护胃黏膜。

（7）多吃面食，少吃大米，因面食易消化。

二、调整心理

当情绪紧张、愤怒、忧伤时，大脑皮层的兴奋性就得到加强，而其他兴奋就受到抑制，从而产生厌食，自主神经功能紊乱，使胃壁血管痉挛性收缩，胃黏膜缺血，胃腺体分泌异常。所以避免长期精神紧张、过度劳累、焦虑，注意劳逸结合，保证充足的休息和睡眠是很重要的。平时对自己要求不要太高，不要熬夜，常给自己减负减压，如出去旅游放松一下等。

三、合理运动、注意寒温

一年四季合理适度的锻炼，诸如散步、慢跑、太极拳等，能增强体质，振奋精神，增强免疫能力，调节胃肠道分泌和蠕动功能，增进食欲，改善消化和吸收过程。运动时注意衣物的添减，夏天不要室外露宿，不睡地板，不用风扇直接吹身体，运动后不要马上喝冷饮、吃凉菜，以免胃部受寒引发胃炎。

四、保持生活规律

生活起居要有规律，保证充足的睡眠和休息。

五、合理用药

少吃对胃有刺激、损伤胃黏膜的药物。非甾体抗炎药（如阿司匹林、芬必得）、肾上腺皮质激素等药，最好在饭后服用，或与保护胃黏膜的硫糖铝、雷尼替丁一起服用，以减少对胃黏膜的直接损伤。

六、定期检查

慢性萎缩性胃炎患者最好一年复查一次胃镜；若已发展至中重度萎缩性胃炎，则需 3 个月到半年复查一次，以便随时掌握病情的变化。

七、积极治疗相关疾病

如有口腔炎、鼻炎、胆囊炎、胆汁反流等病症，应积极治疗。

第七节　慢性萎缩性胃炎与幽门螺杆菌

自 1983 年 Warren 及 Marchall 从慢性胃炎患者的胃黏膜中分离并培养出幽门螺杆菌（Hp）以来，Hp 作为慢性活动性胃炎的一个重要致病因子逐步得到公认，约有 90％ 的胃炎是由 Hp 感染引起的。

一、Hp 与慢性胃炎关系的流行病学

Hp 是通过污染水和食物经粪-口或口-口途径感染的。感染后，部分患者只产生一过性急性感染而被机体自然清除，多数形成慢性感染。国内外资料均表明，慢性胃炎 Hp 的检出率可达 50％～80％，而正常胃黏膜很少检出 Hp（0～6％）。Hp 检出率高低与胃炎的活动与否也密切相关，慢性活动性胃炎患者的 Hp 检出率较高，可达 90％ 以上，而非活动者较低。不同部位胃黏膜的 Hp 检出率也不完全相同，胃窦部的检出率高于胃体部。Vatsala 等对 50 例慢性胃炎、Hp 阳性患者胃的 11 个部位进行活检，结果显示，胃窦小弯侧的 Hp 阳性率高达 98％，胃炎的发生率达 98％，而胃体大弯侧 Hp 的阳性率仅为 50％，胃炎的发生率为 48％。因此，评价 Hp 相关性胃炎时应注意活检的部位。

二、Hp 致慢性胃炎的发病机制

Hp 的致病作用主要表现在：①细菌在胃黏膜上的定植；②细菌对宿主防御系统的入侵；③细菌毒素对宿主组织的直接损害作用，诱导宿主炎症反应和免疫反应的间接损害作用；④尿素酶、移行能力、黏附因子是 HP 在胃上皮定植及致病的先决条件，而免疫耐受或免疫抑制可以帮助细菌在黏膜中持续生存。

(一)Hp 在胃黏膜的定植和黏附

1.定植

Hp 可以在胃黏膜建立一种有利于生存并长期定植的环境。所有 Hp 均能产生大量的尿素酶。尿素酶将尿素分解为氨和二氧化碳,中和胃酸,保护细菌抵御胃酸的破坏,利于 Hp 在酸性环境长期生存。HP 具有鞭毛结构及黏附特性,因此可以避免不断的清除过程。鞭毛及螺旋结构使 Hp 具有高度的能动性,这种特性是 Hp 定植的首要条件之一。其中,鞭毛在 HP 的移行过程中起主要作用,也是 Hp 定植及感染持续存在的重要因素。Hp 对胃黏膜上皮分泌的尿素和碳酸氢盐有趋化性,这将有助于细菌直接攻击上皮细胞。

2.黏附

Hp 选择性地黏附于胃黏膜上皮细胞表面,常在或紧贴连接处。通常胃窦部多见。虽然 Hp 并不定植于食管、十二指肠,但可以定植于食管、十二指肠腔内胃黏膜化生的岛状区域。相反,胃腔内肠化生的区域却没有细菌的黏附。人体中大部分 Hp 存在于胃的黏液层,只有少部分(2%~20%)表现出对上皮细胞表面的黏附性。Hp 的黏附性是其定植于胃黏膜上皮的必要条件。它包括两方面的因素:①Hp 表面表达一系列的黏附素;②胃黏膜上皮细胞表面及细胞间质中存在 Hp 相关的特异性受体。这两方面因素决定了 Hp 可以特异性黏附于胃黏膜并长期定植。特异的细胞外基质成分和血浆蛋白质,如透明质酸、纤维连接蛋白、层黏蛋白、各种胶原、纤溶酶原和乳铁蛋白,均可作为 Hp 上皮下组织黏附的目标。Hp 与胃上皮细胞间的黏附力极强,以致被黏附的细胞可发生表面变形、微绒毛消失、细胞骨架的改变。Hp 还可嵌入至上皮细胞之间。神经氨酰-乳酸-结合性血凝素和(或)Lewisb 特异性黏附素在最初细菌定植于胃上皮细胞表面中起作用,并与首先接触的宿主细胞种类有关。Hp 可促使宿主细胞 Hp 相关受体(或黏附因子)的表达作出调整,有利于细菌的定植。如慢性萎缩性胃炎和溃疡等病理变化,可将额外的细胞外基质成分如层黏蛋白、IV 型胶原和玻璃粘连蛋白暴露出来。Hp 与巨噬细胞接触后的命运取决于细菌表面黏附素的种类,例如,表达唾液酸特异性血凝素的 Hp 能抵抗吞噬作用,而表达硫酸化肝素结合活性的 Hp 被大量吞噬。此外,在补体存在下,通过与硫酸乙酰肝素、玻璃粘连蛋白和透明质酸的相互作用,可掩盖黏附素,从而抑制巨噬细胞的吞噬。Hp 与细胞间质中 Hp 相关受体的结合,对黏附于宿主细胞间的连接和由于损伤而基膜暴露于细菌的组织有重要作用。据报道 Hp 可结合于层黏蛋白、IV 型胶原、玻璃粘连蛋白和肝素硫酸蛋白多糖相互作用的机制尚不清楚。正是由于 Hp 具有表达多种不同黏附素的潜能,Hp才能在极不稳定的微环境中生存下来并长期定植。

(二)Hp及其毒素对胃黏膜屏障的损害作用

1.Hp产生的酶对胃黏膜有直接损害作用

Hp产生的尿素酶能直接造成胃黏膜屏障的破坏,尿素酶产生的氨能降低黏液中黏蛋白的含量,破坏黏液的离子完整性,削弱屏障功能,造成 H＋反弥散。有研究表明,高浓度的氨还能干扰细胞能量代谢,引起细胞变性。此外。尿素酶诱导白细胞聚集,启动中性粒细胞活性氧反应通过炎症反应间接造成组织的损伤。

Hp的鞭毛也能诱导促炎性细胞因子分泌及增强 Hp 感染部位的炎症反应作用。此外,Hp产生的黏液酶、脂酶、磷脂酶 A、溶血素都能破坏胃黏膜屏障。

2.Hp毒素对胃黏膜的致病性

Hp的空泡毒素(VacA)和脂多糖(LPS)可引起胃黏膜完整性的破坏。VacA 为一分泌型蛋白毒素,能诱导细胞内空泡变性,与被感染胃上皮细胞的腐蚀有关。VacA 基因存在于所有 Hp 菌株的基因组中,但仅有 50％的菌株能产生有活性的毒素。VacA 在酸性环境下与靶细胞上特异性受体结合,进入细胞内诱发靶细胞溶酶体及内质网损伤,导致靶细胞中明显空泡形成。给小鼠口服VacA 阳性的菌株,可引起上皮细胞的空泡变性、固有层单核细胞浸润。给小鼠口服纯化的 VacA 引起相同的上皮细胞病变,并出现局部细胞坏死伴胞质丧失和胃腺总体结构破坏及局灶性溃疡形成。研究表明,表达 VacA 阳性的 Hp 菌株与消化性溃疡发生的关系更为密切。有文献报道,Hp 及其毒素抑制表皮生长因子及其受体结合,从而引起酪氨酸磷酸化,扰乱了上皮的信号传导,使上皮损伤。

与 VacA 产生相对应出现的毒素相关基因蛋白(CagA)并不直接表达毒素活性,但被认为与毒素的表达密切相关。Xiang 等根据是否表达 VacA 和 CagA,将 Hp 分为Ⅰ型(VacA 阳性,CagA 阳性)和Ⅱ型(VacA 阴性,CagA 阴性),并证明Ⅰ型与消化性溃疡、萎缩性胃炎、胃癌的发生关系密切。CagA 阳性 Hp 菌株与诱导宿主细胞促炎性因子表达、增强炎症反应有关。Segal 等认为 CagA 为Hp 分泌的一种毒素,由Ⅳ型分泌系统-Cag 致病岛从细菌转运到宿主细胞中,在宿主细胞中被磷酸化,参与宿主细胞的信号传导及细胞骨架结构的重排,有利于其他分泌蛋白如 VacA 以内吞方式进入细胞。细胞骨架的变化还可引起宿主细胞变形乃至移行,利于 Hp 对宿主细胞的黏附及在胃酸性环境中的生存。

Hp产生的脂多糖在细菌与宿主的相互作用中起重要作用,同时也是有效的免疫调节因子和免疫刺激因子。LPS刺激单核细胞表型转录和功能改变。用胃黏膜层黏蛋白(整合素)受体结合层黏蛋白包被表面的检测结果表明,当有Hp的LPS时,受体结合力显著降低。层黏蛋白是维持上皮完整性所需的一种细胞外基质,抑制其与受体结合即会造成胃黏膜损伤。当黏膜表面细胞和细胞外基质的破坏削弱了胃上皮屏障时,LPS引起上皮细胞凋亡增加。

(三)炎症与免疫反应

1.Hp产生的炎症反应

大量研究表明,Hp感染后可刺激机体的中性粒细胞向炎症部位趋化,氧化爆发产生大量活性氧,胃液中抗氧化剂水平明显降低,这在Hp的致病机制中起着重要的作用。中性粒细胞的趋化反应可直接由中性粒细胞激活蛋白(HP-NAP)激活,也可间接由白细胞介素(IL)-8及其他细胞因子诱导。已证实Hp感染与胃黏膜的IL-6、IL-1、IL-8及肿瘤坏死因子α(TNF-α)升高相关,其他一些化学趋化因子如Gro-α、单核细胞趋化因子(MCP)-1也可在Hp感染时升高。TNF-α、IL-1β和粒细胞-巨噬细胞集落刺激因子(GM-CSF),均是Hp感染的重要炎症介质。Hp感染时胃黏膜上皮细胞持续表达IL-8 mRNA,且IL-8信使及蛋白分泌可因IL-1α、IL-1β、TNF-α表达而上调。细菌对胃表面的特异性黏附可以激活NF-κB,NF-κB又可刺激IL-8的产生,从而促进增殖、抑制凋亡。IL-8是与炎症伴随的一种强力趋化因子和中性粒细胞激活因子,且这种诱导伴随于毒力更强的CagA阳性、picB阳性的Hp菌株。有研究显示,Hp相关性胃炎的活动度与IL-8 mRNA的转录量呈良好的正相关。上皮细胞的IL-8分泌可能是宿主黏膜的重要防御机制,但如果防御反应失败且慢性感染持续,IL-8的持续上调及中性粒细胞的激活可导致自由基增多及黏膜损害。

2.Hp产生的免疫反应

自然感染Hp可引起黏膜局部和机体强大的体液和细胞免疫反应。大多数感染个体的血清中可检测到针对Hp的抗体;在无症状和消化性溃疡Hp感染者的胃窦和胃体活检标本中,抗原特异性IgA和IgM分泌细胞数量增加。抗Hp抗体以IgG和IgA为主,而IgM极少见,在儿童急性期感染也如此。进一步研究表明,胃黏膜的免疫应答是Hp相关性疾病的一个重要的致病机制。抗Hp的IgG、IgA可以通过激活多形核白细胞,并以抗原-抗体复合物的形式对上皮细胞产生毒性损伤。但是,自然感染Hp却不能诱发保护性免疫。除了Hp有保护性的酶能使其免受杀伤外,逃避免疫反应或免疫无效亦是不能根除Hp的原因。

　　胃黏膜缺乏淋巴组织,也缺乏像 M 细胞那样能呈递抗原和微生物的专职细胞;正常情况下胃黏膜也不表达主要组织相容性复合物(MHC)Ⅱ类分子,提示胃黏膜不可能是原发免疫的部位。但 Hp 感染的慢性胃炎患者的上皮细胞中,MHCⅡ类分子和免疫共刺激分子 B7-2 表达上调。固有层中单核细胞和激活的巨噬细胞(HLA-DR 阳性)增多。这些现象表明,在 Hp 感染过程中,胃上皮细胞可作为 CD_4^+ 淋巴细胞的抗原呈递细胞,与局部产生的炎性细胞因子一起促进局部病变的发生。

　　Hp 慢性感染者的活检标本中可发现,固有层和上皮中 CD_3^+ 和 CD_4^+ 淋巴细胞浸润,并形成以 B 淋巴细胞为中心、CD_4^+ 为主的 T 淋巴细胞包绕的淋巴滤泡。这一淋巴结构被认为是 Hp 感染特征性表现,也是 MALT 淋巴瘤的发源地。浸润的淋巴细胞中有少数是 CD_8^+ T 淋巴细胞。在 Hp 粗提取物和特异性抗原,如尿素酶、热休克蛋白(Hsp)60、CagA、VacA 等存在的情况下,Hp 感染者外周血和胃上皮固有层中 CD_4^+ T 淋巴细胞的增生呈抗原特异性。与外周血相比,胃黏膜中 CD_4^+ T 淋巴细胞数量更多,提示抗原特异性 CD_4^+ T 淋巴细胞倾向于在细菌定植部位聚集。CD_4^+ Th 淋巴细胞分为两个主要亚型:Th_1 和 Th_2。Th_1 淋巴细胞产生 γ 干扰素(IFN-γ)、IL-2 和 IL-12,在细胞免疫反应中起作用;Th_2 淋巴细胞产生 IL-4、IL-5 和 IL-10,可刺激抗体反应,在针对肠内病原体的保护性免疫中起主要作用。有证据表明,浸润胃黏膜的 CD_4^+ T 淋巴细胞表现为非常复杂的 Th_1 型反应。在 Hp 感染者胃内,能检测到较 Hp 阴性对照组明显增多的生成 IFN-γ 的 T 淋巴细胞,而难检测到 IL-4 生成 T 淋巴细胞和 IL-4 mRNA。消化性溃疡患者 Th_1 淋巴细胞数量也较无溃疡人群高。此外,进入细胞内的 CagA 可刺激抗原特异性 MHC Ⅰ类分子限制性 CD_8^+ T 淋巴细胞,从而加剧 CD_4^+ T 淋巴细胞引起的炎症反应。一系列的动物实验也证实 Th_1 型反应在 Hp 引起炎症中的重要性。Th_1 型反应可刺激 IL-2、ⅠNF-γ 和其他炎症性细胞因子产生,促进吞噬细胞和白细胞激活,最终导致组织损伤。一些 Hp 抗原如中性粒细胞激活蛋白,能够产生趋化作用,激活单核细胞和中性粒细胞,协同 IFN-γ 和 TNF-α 发挥作用,导致局部组织损伤。最近对淋巴细胞增殖及细胞因子产生的研究表明,Hp 感染者细胞免疫反应低下,其 Th_1 型反应受到抑制。感染者外周血和胃固有层淋巴细胞,经抗原刺激后 ⅠNF-γ、IL-2 的产生降低。相反,感染者的 Th_2 型反应却是增加的,经抗原刺激后外周血和胃固有层淋巴细胞 IL-4、IL-10 的产生均高于对照组。Th_1 型反应抑制及 Th_2 型反应增强可使宿主的炎症反应得到抑制,从而减少组织损伤,但是 Th_1 型反应抑制又使得宿主不能清除

Hp。这可能就是为什么 Hp 感染成为一种伴随人一生的慢性疾病的原因之一。

Hp 感染后还能诱发机体产生自身免疫反应。Hp 感染形成的抗体与人胃窦部抗原有交叉反应,这可能与热休克蛋白和某些抗体有关。Hp 诱导的自身免疫反应可能在胃黏膜全层炎症的发生上起一定作用。

3.Hp 感染对胃酸分泌的影响

Hp 对胃酸分泌有多种影响,可引起胃酸分泌增加、减少或无明显改变,取决于其所诱导的胃炎类型,特别是胃炎在胃窦和胃体区域的分布,以及因胃炎而产生的黏膜萎缩的程度。胃窦区的 Hp 感染可造成胃泌素分泌的负反馈调节的中断,使餐后胃泌素水平不恰当的增高和延长。在以胃窦为主的非萎缩性胃炎患者,增高的胃泌素可刺激正常的胃体黏膜分泌过量的胃酸,引起十二指肠酸负荷增多,导致十二指肠溃疡的发生。对这一类型的胃炎患者进行 Hp 根除治疗可导致血清胃泌素水平的下降,进而胃酸分泌也同时下降。Hp 感染还可导致萎缩性全胃炎或胃体为主的胃炎。在这些患者中,胃窦部胃泌素的分泌也是增多的,但是不伴有胃酸分泌的增加,酸分泌是减少甚至是缺乏的。低酸高胃泌素水平提示泌酸黏膜对胃泌素刺激的泌酸能力受损。根除 Hp 后,伴随着 Hp 的消失及胃体黏膜炎症的消退,酸排量得以恢复。然而,没有证据表明胃体黏膜萎缩得以改善。

第八节　慢性萎缩性胃炎与胃癌

近年大量研究成果表明,慢性萎缩性胃炎及其伴有的肠化生、细胞异型增生与胃癌的发生存在着密切关系。

一、慢性萎缩性胃炎伴肠化生

慢性萎缩性胃炎常伴有肠化生,有人统计两者并见者平均占 66.5%,而且随年龄增长而上升。肠化生亦即肠腺上皮化生,是指正常的胃黏膜上皮被肠型上皮所替代,化生的细胞质内含有大量正常胃黏膜所不应有的小肠细胞内的酶类,如氨基肽酶、5-核酸酶和碱性磷酸酶,化生的肠腺上皮细胞并能吸收一些脂质,使肠腺化生的原来的分泌功能转变为吸收功能。由于缺乏乳糜管而使吸收的脂质不能像小肠黏膜那样立即输入血液循环,而是滞留在肠腺化生上皮内,胃黏膜区不能有效解毒,从而形成致癌物质,诱发胃癌。

(一)相关证据

有关慢性萎缩性胃炎伴肠上皮化生与胃癌关系密切,文献报道较多,主要认为有以下证据。

(1)有癌的胃比有良性病变的胃肠上皮化生发生率高而广泛。

(2)肠上皮化生与癌的发生部位非常相似,同样在胃窦和小弯比大弯及胃底多见。

(3)胃癌高发区比胃癌低发区肠上皮化生多见。

(4)多数胃癌伴息肉者皆系肠型蕈状癌在肠上皮化生的邻近。

(5)有直接组织学的证据说明癌可能发生在肠上皮化生部位,也有人证实从肠上皮化生移行为癌组织。

(二)肠化生分型

近年采用电镜与组织化学染色等方法,对肠化生的类型进行了深入研究,将肠化生分为完全型和不完全型两种。

(1)完全型为小肠型化生:上皮分化好,是一种常见的黏膜病变,广泛见于各种良性胃病,被认为是炎症反应的结果。

(2)不完全型为结肠型化生:上皮分化差,在良性胃病中检出率低,而在肠型胃癌旁黏膜中检出率很高,说明结肠化生与肠型胃癌的发生有密切关系,为癌前病变。慢性萎缩性胃炎时,化生的上皮细胞是癌的巢穴,化生程度越重,癌变机会越多。

二、慢性萎缩性胃炎伴细胞异型增生

慢性萎缩性胃炎可伴有黏膜的异型增生(不典型增生),异型增生是胃癌的又一重要的癌前病变,胃黏膜的异型增生是指胃黏膜上皮和腺体的一类偏离正常分化,形态或功能上呈异型性表现的增生性病变。它不同于一般单纯性增生及肿瘤性增生,单纯性增生只有细胞的过度生长,而无细胞和结构的明显的异型性改变,肿瘤性增生则为细胞的自主性生长且伴有细胞和结构上明显的异型性改变,异型增生则是一种介于两者之间的交界性病变,细胞组织学研究发现,恶性肿瘤发生前几乎均有异型增生,很少有直接从正常细胞转化为恶性肿瘤细胞,因此,异型增生特别是中重度的异型增生是真正的癌前病变。

异型增生的诊断目前主要是依照组织学和细胞学的形态学特征进行分类和分级。胃黏膜异型增生既可发生于胃黏膜的固有上皮和腺体,也可发生于肠化的上皮和腺体,故组织学有肠型和胃型之分。胃型增生的主要特征包括细胞的异型性、异常分化及黏膜结构紊乱三个方面。

(一)胃型增生的主要特征

1.细胞的异型性

(1)核呈多形性,深染,排列紧密且不规则,呈假复层化。

(2)核质比例增大。

(3)细胞极性消失。

2.异常分化

具有下列一项或一项以上的变化。

(1)胃固有黏膜上皮的成熟细胞消失。

(2)胃上皮的分泌产物减少、改变或消失。

(3)肠化上皮中杯状细胞和潘氏细胞减少或消失。

(4)幽门腺萎缩或消失,或胃底腺呈假幽门腺化生。

(5)表面上皮层增宽(即干细胞增生)。

3.黏膜结构紊乱

具有下列一项或一项以上的变化。

(1)腺隐窝结构不规则,有出芽和分支形成,管腔内或表明呈乳头状生长。

(2)腺体呈囊状扩张或可伴有形态的不规则。

(3)腺体密集呈背靠背或共壁现象。

(二)胃型增生的分级

根据以上三方面变化的程度不同,特异型增生划分为轻、中、重度三级。

1.轻度

上皮细胞大多数尚属成熟的细胞,与正常细胞的主要区别在于黏液产生的量和腺管形态不规则,排列轻度紊乱且分布疏密不均,主要分布在黏膜浅部,少数可位于深部。属胃型者上皮呈高柱状,胞质内分泌空泡减少;属肠型者杯状细胞稍减少。细胞核呈长圆形或杆状,稍增大,深染,排列较密,但仍位于基底部。核分裂象少见。

2.中度

上皮细胞大多数属不成熟的细胞,但尚能向黏膜表面分化成熟。腺管结构不规则,大小形状不一,呈分支状。病变呈灶状分布,有清楚的界限,其深部常有囊状扩张的腺管。属胃型者,胞质内分泌物减少或消失;属肠型者,杯状细胞甚少或仅见残余,潘氏细胞几乎不见。细胞核增大、浓染,位于基底部,但排列稍紊乱或呈假复层化。核分裂象可见。

3.重度

上皮细胞呈轻度和中度的多形性,大多为不成熟细胞。腺管排列紊乱,形状大小不一,可见背靠背和共壁现象,如为灶性病变,其表面呈锯齿状,常可累及黏膜全层,深部不一定残存囊状扩张的腺管。上皮细胞呈柱状或立方形。胃型者分泌空泡几乎消失;肠型者则杯状细胞和潘氏细胞消失。细胞核增大或呈异形,浓染或呈疏松网状,核排列紊乱,呈假复层化。核分裂象常见,有时可见异常的核分裂象。

重度异型增生必须与黏膜内癌相鉴别。由于两者存在相似的组织学改变,因而实际工作中常难以区分,需多次取材。如发现下列现象提示有癌变的可能。

(1)在一个腺管中异型增生的上皮细胞与正常、上皮细胞间突然衔接或相互交错者。

(2)腺管出芽,不规则分支和上皮细胞"搭桥"共壁等现象明显者。

(3)腺管呈实体条索或块状者。

(4)异型增生灶挤压周围组织明显者。

(5)上皮细胞核密集、染色深或核质比例明显增大,核仁明显等细胞异型性明显者。

(三)异型增生分类

异型增生按照组织来源分为以下几种。

1.腺瘤型异型增生

腺瘤型异型增生来源于肠型上皮,起于黏膜浅层,癌变后为高分化腺癌。

2.隐窝型异型增生

隐窝型异型增生起源于隐窝,癌变后变为未分化或高分化腺癌。

3.再生型异型增生

再生型异型增生见于黏膜缺损部的再生上皮,癌变后变为低分化或未分化腺癌,小球样和囊状异型增生,异型上皮内有大量黏液,胞体呈球形,为印戒细胞的癌前病变。

异型增生是一可逆过程,可以由轻度向重度发展,但也可以保持不变或逆转,而重度异型增生则不易逆转,所以可发展成胃癌,因此,对重度增生应予及时处理。

慢性萎缩性胃炎pH及亚硝酸盐含量高。在低酸状态下,胃内细菌特别是硝酸盐还原酶阳性菌增多,促使硝酸盐还原为亚硝酸盐,与食物中含氮物质结合成致癌物质 N 亚硝基化合物,被认为是慢性萎缩性胃炎转化为癌的一个重要因素。

此外,由于慢性萎缩性胃炎胃酸缺乏和慢性炎症损害,常可伴发胃的溃疡和息肉,而胃溃疡和胃的腺瘤样息肉亦属胃的癌前病变。

第九节　慢性萎缩性胃炎与胃动力学

近年来,随着国内外胃动力学研究的发展,对消化系疾病研究不但从形态学、生物化学、免疫学、分子生物学等方面着手,还着重研究平滑肌的电生理特性。研究发现,慢性胃炎和胃动力学关系密切,胃动力障碍、胃内食物滞留或十二指肠反流均会造成慢性胃炎。胃运动功能异常包括胃液体及固体排空延迟或加速,近端胃容受性松弛和适应性松弛障碍,胃窦动力低下,孤立性幽门收缩波增加,消化间期移行性复合运动障碍,胃窦-幽门-十二指肠运动失调及胃-食管、十二指肠-胃过度反流等。

一、慢性萎缩性胃炎与胃运动

近年来的研究发现,慢性萎缩性胃炎的症状并非全由炎症过程所引起,可能由胃、十二指肠运动功能失常所致。有学者运用胃动力诊断治疗仪对胃部疾病的患者进行餐前、后胃动力检测,结果显示,慢性萎缩性胃炎患者存在胃动力紊乱和排空延缓。临床验证发现,慢性萎缩性胃炎合并胃动力障碍者加用促胃动力药,可提高疗效。

二、慢性萎缩性胃炎与十二指肠-胃反流

十二指肠-胃反流亦称肠-胃反流(DGR)、碱性反流或胆汁反流,正常情况下存在生理性十二指肠-胃反流,此时十二指肠内容物反至胃的时间很短,胃内胆酸等十二指肠内容物很快被清除,不会对胃黏膜造成任何损伤。过量 DGR 时,十二指肠内容物破坏胃黏膜屏障而导致胃炎,称 BCR 或碱性反流性胃炎。病理性 DGR 多发生在术后胃,如胃大部切除术后,胆囊切除术或胆肠吻合术后。近年来随着胃肠运动病理生理研究的不断深入,人们逐渐认识到幽门功能不全、胃窦-十二指肠协调运动障碍也可产生自发性 DGR。健康人群中,DGR 发生率在

10％左右。

三、引起大量 DGR 的原因

(一)胃手术后 DGR

术后胃 DGR 发生率在 60％左右,由于手术损伤了幽门正常的解剖结构和生理功能,导致幽门抗 DGR 屏障作用丧失,过量含胆汁成分的碱性肠液反流入胃,导致残胃炎和胆汁性呕吐。其 DGR 程度与术式有关。

(二)原发性幽门功能障碍

某些病理性 DGR 并非胃手术后发生,而是源于幽门本身缺陷,幽门括约肌功能失调,如:幽门开放时间延长、高压带功能障碍及胃窦、幽门、十二指肠运动失调等,并由此导致大量十二指肠内容物反流入胃。

动物实验观察到在消化间期移行性复合运动(MMC)Ⅱ相时,非典型的节段性收缩同时伴有 DGR 发生。人 DGR 也同样发生在 MMC Ⅱ相,其机制可能是:①在 MMC Ⅰ相时,胆汁和胰液集聚在十二指肠;②MMCHⅡ相时不规则的运动和压力变化产生了一定的压力梯度,使十二指肠内压增加。

(三)排空迟缓

无论是特发性或继发性的胃排空迟缓(如特发性胃轻瘫、糖尿病胃轻瘫),胃蠕动和幽门功能障碍使胃十二指肠屏障压降低,导致大量十二指肠内容物反流,一旦 DGR 发生,又可进一步减慢胃排空;因此认为胃排空迟缓和 DGR 可互为因果。

(四)肝胆疾患

肝硬化门静脉高压患者有较高的 DGR 发生率。其机制是由于门静脉高压引起血液循环障碍;加之继发性高胃泌素血症,抑制了 CCK 和胰泌素对幽门括约肌和 Oddi 括约肌的调节,使后两者张力下降,胆汁和胰液反流入胃。许多胆道疾病(胆囊炎,胆结石、胆囊切除术后等)均伴有明显 DGR。

(五)其他

自主神经功能紊乱、过度吸烟、饮酒、情绪波动、生活规律变化等可引起胃肠激素分泌紊乱。胃窦、十二指肠逆蠕动和幽门张力下降导致胃、十二指肠功能失衡,为反流物通过幽门提供了必需的压力梯度,并促使 DCR 发生。

四、十二指肠内容物引起胃黏膜损害的发生机制

胆汁反流需要两个条件:①十二指肠收缩活动推动十二指肠内容物逆向运

动;②幽门口开放。由于幽门功能紊乱,导致幽门括约肌防止反流功能降低。十二指肠内容物主要有胆汁、胰酶和溶血卵磷脂酶,它们可以减弱胃黏膜屏障功能,使胃黏膜遭到消化液的作用,引起炎症、糜烂和出血等;也使胃腔内的 H＋反流入胃黏膜,刺激肥大细胞,使组胺分泌增多。组胺引起胃壁血管扩张、炎症渗出增强和毛细血管瘀血,使炎症持续存在。长期慢性炎症使屏障功能进一步降低,造成恶性循环。

大量动物实验和临床观察证明胆汁和十二指肠内容物反流到胃可引起胃炎,并发现胃炎的范围和严重性与胆汁反流的程度有关,亦和反流物组成成分有关。用 0.01％鹅去氧胆酸饲养小白鼠,每只 25 mg/d,即可造成慢性萎缩性胃炎;或用犬做成胆囊胃瘘,也可以有同样结果。Black 证实胆汁可以破坏胃黏膜屏障,因而发生胃炎。对慢性胃炎患者做胃镜检查时常可发现黏液池中有黄绿色胆汁。另外,当幽门开放时可见胆汁逆流,甚至向胃内喷射。有人曾在胃液中发现牛磺胆酸钠及其他表面张力减低物质。这些物质正常存在于胆汁中,因胆汁反流进入胃内,说明胃炎与胆汁有密切关系。用 ^{99m}Tc 标记的食物,观察胃-十二指肠反流情况,发现部分胃炎患者有反流。胃大部分切除、胃肠吻合术后胆汁反流入胃,胃炎的发生率也增高。

十二指肠液所含胆酸和溶血卵磷脂是损害胃黏膜的主要成分。胆盐可以溶解来自胃黏膜的磷脂和胆固醇,并干扰胃黏膜上皮细胞的能量代谢和使溶酶体膜破裂;同时对胃黏膜表面的黏液有清除作用,可抑制胃黏膜保护酶活性,损害胃黏膜屏障,使 H$^+$ 反向弥散增加,从而引起肥大细胞释放组胺,导致胃炎发生。溶血卵磷脂则会增加胆酸对黏膜的损害作用。此外,胃排空迟缓延长了胆汁与胃黏膜的接触时间,加重胃黏膜损害。

对原发性 BGR 的临床后果尚缺乏随访研究。胆汁反流作为综合因素之一,参与了慢性胃炎的发生与发展,但其所起的确切作用则不明。国内以往曾通过化学方法测定胃液胆酸浓度,证明萎缩性胃炎胃内胆汁浓度高于浅表性胃炎,但因果关系不明。对胆汁胃反流的临床意义及针对性治疗的价值是今后研究的重点。

第八章

典型医案记录

第一节　孙佩佩医师跟诊

一、孙佩佩医师跟诊医案记录一

(一)《孙向红名老中医药传承工作室》医案

张某,女,60岁,2018年06月24日初诊。

主诉:反复上腹疼痛、胀满,伴大便不成形1年余。

现病史:患者反复上腹疼痛、胀满,伴大便不成形1年余。胃镜检查提示:慢性萎缩性胃炎;幽门螺杆菌:阳性。给予正规口服西药四联疗法,病情较前略缓解。今为行中医治疗就诊。症见:进食后胃痛、呃逆、腹胀,口苦,纳差,大便溏,小便调。舌质红,苔黄腻,脉弦紧。

体格检查:神志清,精神可,双肺呼吸音清,未闻及湿啰音,心律齐,无杂音。左上腹压痛,无反跳痛,肝区无叩痛,双下肢无水肿。

辅助检查:胃镜检查提示慢性萎缩性胃炎。幽门螺杆菌:阳性。

中医诊断:胃脘痛。

证候诊断:脾胃气虚,寒湿气滞证。

西医诊断:慢性萎缩性胃炎。

治法:健脾益气,消痞散结。

处方:半夏泻心汤加减。清半夏10 g,黄连10 g,黄芩10 g,干姜6 g,甘草10 g,党参20 g,吴茱萸3 g,柴胡20 g,麸炒枳壳10 g,赤芍10 g,桔梗10 g,川牛膝15 g,蒲公英20 g,厚朴10 g,醋莪术10 g,炒鸡内金15 g,神曲20 g,佛手12 g,炒麦芽20 g。14剂,日1剂,水煎服。

二诊(2018 年 07 月 08 日):患者腹胀、呃逆明显好转,但仍大便稀,大便 3～5 次/日。舌质淡,苔白,脉弦数。处方:清半夏 12 g,黄连 3 g,黄芩 10 g,干姜 10 g,甘草 10 g,党参 30 g,吴茱萸 10 g,茯苓 20 g,肉桂 3 g,白术 30 g,柴胡 10 g,炒白芍 20 g,陈皮 10 g,防风 10 g,麸炒枳壳 10 g,炒鸡内金 15 g,神曲 20 g,醋莪术 10 g。14 剂,日 1 剂,水煎服。

三诊(2018 年 07 月 22 日):患者面带笑容,精神饱满。进食后腹胀、腹痛症状基本消失。大便次数减少。舌质淡红,苔白,脉数。处方:醋香附 20 g,高良姜 10 g,黄连 6 g,吴茱萸 9 g,清半夏 10 g,黄芩 10 g,干姜 10 g,党参 30 g,槟榔 10 g,柴胡 12 g,麸炒枳壳 12 g,炒白及 20 g,甘草 10 g,莪术 10 g,炒薏苡仁 30 g,蒲公英 20 g,泽泻 10 g,炒麦芽 20 g。14 剂,日 1 剂,水煎服。

3 月后回访患者病情稳定,进食后无腹胀、呃逆、腹痛等症状。6 月后回访患者,患者胃镜复查慢性萎缩性胃炎消失。

(二)心得体会

慢性胃炎、慢性萎缩性胃炎的临床症状主要表现为胃脘痞满、隐痛、灼热、纳差、乏力、消瘦等,属中医"胃脘痛""痞证"范畴。其发病原因不外乎饮食不节,损伤脾胃;忧思恼怒伤肝,肝失疏泄,横逆犯胃或久病入络或脾胃虚弱。其病机关键是脾胃气虚,寒湿气滞。治宜健脾、益气、养胃。半夏泻心汤主调和肝脾,寒热平调,消痞散结作用,其中半夏散结消痞,降逆止吐,为君药;干姜温中散邪,黄芩、黄连苦寒,邪热散结,为臣药;党参、大枣甘温益气,补脾气,为佐药;甘草调和诸药,为使药。寒热互用以和其阴阳,辛苦并进以调其升降,补泻兼施以顾其虚实。

半夏泻心汤用于寒热之邪结于中焦脾胃,升降失职,气机不畅,致心下痞满,按之柔软不痛。然临床所见,有饮食不节、损伤脾胃而成者,有嗜酒酿痰而成者,有脾胃虚弱而成者,原因众多,故不能被误治一说所限。凡上见呕吐、恶心、噫气,下有大便失调者,皆脾胃升降失调,不能斡旋上下也。盖脾胃居中央,中央者,四运之轴,升降之枢。脾胃和则纳化衡常,升降有序。若寒邪直中,或湿困脾阳,则脾气不升而生寒;辛辣厚味,燥伤胃阴,则胃气不降而生热。寒热互结,则升降运化障碍,致水为饮,谷为滞;津液气血化生不足,则脏腑肢骸因之而虚损。临床可见寒热错杂、虚实共有之诸多征象,如面红目赤,头重眩晕,鼻衄龈肿,口干咽燥,口苦口臭,胸中烦热,吞酸嘈杂,心下堵塞,食后不下,嗳气则快,胃脘高起如拳,肠鸣腹胀,稍冷即便溏,或大便干秘,舌边尖红赤、苔黄白或灰白而腻,用热药则下寒减而上热增,用凉药则上热减而下寒重,及形瘦体倦,四肢乏力等症状。半夏泻心汤寒热并用以和阴阳,苦辛同施以调升降,补泻共进以理虚实,三法同冶于一炉,使脾胃得复,寒热得化。故凡脾胃虚弱,升降失度所致之寒热错杂,清浊无序病证,皆可用本方治之。黄芩、黄连、干姜量可据寒热之多少予以增减,宜小不宜大。胃气上逆则呕吐,食臭,脾失健运则肠鸣下利。本方功能辛开苦降,寒热并用,补泻兼施,调和肠胃。临床根据病情辨证加减,常用于胃炎、胃酸过多、胃下垂、胃十二指肠溃疡、反流性食管炎,贲门失弛缓症。呕吐、呃逆、肠炎、痢疾、妊娠恶阻等病证,均有较好的效果。此外,凡内伤外感导致肠胃痞满病证,都可以用本方加减运用。

(三)半夏泻心汤的临床应用

1.言其通

对于痞证的治疗,《伤寒论》用的是泻心汤。治痞为什么要用泻心汤?这个泻不能理解为补泻,而是言其通。因为脘域为脾胃所居,乃为半表半里;痞者塞也,气滞而不行,中实无物,非血非水,按之则濡,实乃气痞。胃气主降,脾气主升,反之升降失常,闭塞不通,泻心汤实际上是帮助脾胃恢复升降功能之方。

2.重通降、扶阳气

助通降:中医乃大道,而"道不远人""大道至简",任何与道相背的都称为悖。我们都明白,胃归属六腑,腑气以降为顺,泻心汤助通降,痞塞可除。

扶阳气:中医认为任何疾病的发生都是由于阳气先虚,《伤寒论》处处体现了扶阳思想,半夏泻心汤原论小柴胡证因误下而成之痞,邪在少阳,应以和解,如误用下药,则伤中阳,以致升降失常,阴阳不调,寒热互结,遂成痞证。而该方扶持中阳,可协调脾胃阴阳。

3.剂量调整

《伤寒论》示人以大法,一张泻心汤其实给予我们一个方法。临证常用半夏10 g,黄连3～6 g,黄芩10 g,红枣6～10 g,党参10 g,干姜3～10 g,炙甘草6～10 g,临床上具体应用时还有一个掌握剂量变化问题。

此方中干姜的剂量最难把握,干姜是辛温散寒之品,而且比较辛辣,剂量小则3 g大到10 g,还要再加生姜。因为痞证病机寒热错杂,若寒偏重,可用干姜以温中寒,若水气偏重,则可用生姜以散水饮。

4.配伍加减

半夏泻心汤合四逆散:疏肝降逆透邪,症见手足不温,两胁抽痛不适。

半夏泻心汤合左金丸:清肝降逆止呕,症见嘈杂吞酸,口苦呕吐。

半夏泻心汤合旋覆代赭汤:降逆化痰,益气和胃,症见频频嗳气,咽中痰阻。

半夏泻心汤合理中汤:降逆温中祛寒,症见腹胀肠鸣,大便溏稀。

半夏泻心汤合平胃散:降逆燥湿运脾,症见湿困脾胃,肢体困重。

半夏泻心汤合交泰丸:清上温下,症见上热不寒。

5.注意事项

半夏泻心汤治疗脾胃病有较好疗效,只要是痞满实证,寒热错杂,虚实互见,或是虚中夹实都可辨证应用。但若证见虚证、寒证,如慢性胃炎、胃及十二指肠球部溃疡证属虚寒者,见舌淡苔少或苔光剥,脘部隐痛,脉象细弱等,因半夏性燥,易伤阴,黄芩、黄连苦寒,易伤阳,当细审慎用,可选用沙参麦冬汤、益胃汤、大小建中汤等。

二、孙佩佩医师跟诊医案记录二

(一)《孙向红名老中医药传承工作室》医案

耿某,男,43岁,2018年05月05日初诊。

主诉:进食后腹胀、嗳气,伴腹泻反复发作2年余。

现病史:患者近2年因饮食不节,进食后腹胀、嗳气,严重时恶心欲吐,且随病情进展,大便不成形,大便每日3～5次,半年体重减轻5 kg。舌质红,周边齿痕,苔白腻,脉缓。

体格检查:神志清,精神可,血压18/12 kPa(135/90 mmHg),双肺呼吸音粗,心律齐,无杂音,腹软,左上腹部叩痛。余腹部无压痛及无反跳痛。

辅助检查:胃镜提示慢性萎缩性胃炎。幽门螺旋杆菌:阴性。

中医诊断:胃痛。

证候诊断:肝脾不和证。

西医诊断:胃炎。

治法:平肝和胃,降逆止呕。

处方:旋覆代赭汤加减。旋覆花6 g(包煎),代赭石15 g,甘草6 g,党参20 g,半夏10 g,厚朴10 g,茯苓15 g,紫苏子20 g,柴胡20 g,麸炒枳壳12 g,黄连6 g,黄芩10 g,干姜6 g,莪术10 g,木瓜20 g,煅瓦楞子30 g(先煎),白及6 g,醋香附20 g,高良姜10 g,槟榔20 g,炒鸡内金20 g。14剂,日1剂,水煎服。

复诊(2018年5月19日):腹胀症状好转,仍进食后嗳气,口苦,无食欲。舌质红,苔白,脉缓。上方加藿香10 g,炙甘草10 g。14剂,日1剂,水煎服。

2019年3月电话随访,患者腹胀症状继续减轻,已无嗳气症状,胃镜结果提示慢性萎缩性胃炎消失。

(二)心得体会

本方证因胃气虚弱,痰浊内阻所致胃脘痞闷,胀满,频频嗳气。故胃虚当补,痰浊当化、气逆当降,所以拟化痰降逆,益气补虚之法。方中旋覆花性温而能下气消痰,降逆止嗳,为君药;代赭石质重而沉降,善镇冲逆,味苦气寒,半夏辛温,祛痰散结,降逆和胃,并为臣药;党参、甘草益脾胃,补气虚,扶助已伤之中气,为佐使之用。诸药配合,共成降逆化痰,益气和胃之剂,使痰得消,逆气得平,中虚得复,则心下之痞硬除二嗳气,呕呃可止。标本兼治,临床疗效明显。旋覆代赭汤是临床常用经典名方,大量临床实践拓宽了其适用范围,在辨证用药的思维下,现代研究表明旋覆代赭汤在促进胃、食管动力,改善患者胃、食管黏膜炎症和临床症状,提高适应病治疗的有效率方面效果明显。

第二节　张颖颖医师跟诊

一、张颖颖医师跟诊医案记录一

(一)孙向红名老中医药传承工作室医案

杨某,女,43 岁,2019 年 05 月 18 日初诊。

主诉:胃脘部隐痛不适 7 月余。

现病史:患者近年来胃脘部隐痛不适,反复发作,时有脘腹胀满,四肢发凉,大便溏,失眠多梦,时有头痛,月经提前,经期乳房胀痛。舌质红,苔白腻,脉弦细。

体格检查:双肺呼吸音清,未闻及干湿性啰音。心律齐,各瓣膜听诊区未闻及杂音,腹软,上腹部压痛,无反跳痛,余腹部无压痛。

辅助检查:胃镜示慢性萎缩性胃炎。

中医诊断:胃痛。

证候诊断:肝郁脾虚,寒热错杂证。

西医诊断:慢性萎缩性胃炎。

治法:疏肝理气,温中健脾。

处方:半夏泻心汤合四逆散加减。清半夏 10 g,黄连 5 g,黄芩 10 g,干姜

6 g,炙甘草 10 g,党参 20 g,柴胡 10 g,麸炒枳壳 10 g,白芍 10 g,煅瓦楞子 30 g（先煎），海螵蛸 20 g（先煎），醋莪术 10 g,浙贝母 10 g,玉竹 10 g,制吴茱萸 3 g,炒麦芽 10 g,地榆 10 g,佛手 6 g,白及 10 g。14 剂,日 1 剂,水煎服。

二诊（2019 年 06 月 03 日）：胃脘部疼痛、脘腹胀满减轻,睡眠好转,头痛消失,仍有四肢发冷。舌质淡红,苔白稍腻,脉弦细。处方：清半夏 10 g,黄连 5 g,黄芩 10 g,干姜 6 g,炙甘草 10 g,党参 20 g,柴胡 10 g,麸炒枳壳 10 g,白芍 10 g,煅瓦楞子 30 g,（先煎），海螵蛸 20 g（先煎），醋莪术 10 g,浙贝母 10 g,制吴茱萸 3 g,炒麦芽 10 g,地榆 10 g,佛手 6 g,白及 10 g,竹茹 6 g,郁金 20 g,桔梗 10 g,芦根 10 g。14 剂,日 1 剂,水煎服。

三诊：月经来潮,周期正常,未出现乳房胀痛,四肢发冷明显改善,未见有新情况出现。处方：清半夏 10 g,黄连 5 g,黄芩 10 g,干姜 6 g,炙甘草 10 g,党参 20 g,柴胡 10 g,麸炒枳壳 10 g,白芍 10 g,煅瓦楞子 30 g（（先煎），海螵蛸 20 g（（先煎），醋莪术 10 g,浙贝母 10 g,制吴茱萸 3 g,炒麦芽 10 g,地榆 10 g,佛手 6 g,白及 10 g。14 剂,日 1 剂,水煎服。

四诊（2019 年 7 月 6 日）：诸症消失,舌质淡红,苔薄白,脉弦细,服上方巩固治疗。

后电话随访,症状未再出现,一切如常。

（二）心得体会

五脏之中,脾胃居中央,为后天之本,素有"中州之称"。脾主运化,胃主受纳,一纳一化,完成后天的纳化功能。脾属脏,为阴土,喜燥恶湿,主升,以上升为顺,胃属腑,为阳土,喜润恶燥,主降,以下降为和。脾胃一脏一腑,一阴一阳,一升一降,一纳一化,一表一里,形成制约、互用、协调、和合的平衡关系,共同完成后天的收纳、运化、培育、濡养功能。脾胃居于中焦,是精气升降运动的枢纽,升则上输于心肺,降则下归肝肾。故脾胃健运才能维持"清阳出上窍,浊阴出下窍。清阳实四肢,浊阴归六腑"的正常升降运动。倘若升降失调,出入障碍,必会产生病理现象。凡病之发生与转归莫不与脾胃有关,故治病者,必先顾脾胃之盛衰。如防治外感须助胃气,因卫气来源于中焦,胃气强者,卫气始固。但一病有一病之特征,尤要辨药,才能药与证合。重点指出,用药关键在善于配伍,要明一药多用之理,还要明补泻对立统一之理、阴阳互根之理、寒热兼施之理等,且用药要纯正。

脾胃升降有序和协调统一,维持着人体气机调畅和五脏六腑功能的正常运行,机体阴阳平衡,阳升阴降。脾胃内伤主要因气机失调、升降失司,脾胃升降失常,纳运失司,清浊不分,相干于中而为病。故调和阴阳、去其偏盛、补其不足,使脾升胃降、气机调畅,乃治病大法。半夏泻心汤与四逆散相合,可疏升肝木、理通脾滞、和解枢机、调畅道路、宣布阳气。四逆散原方药仅4味,柴胡、白芍、枳实、甘草,但组方精妙,配伍奇葩,柴胡配甘草,即为小柴胡汤之雏形,此二味乃四逆散最重要的配伍,柴胡味苦平,甘草味甘平,二药配伍,实为助肝用、补脾体、舒肝气、畅脾道。甘草配白芍,即为《伤寒论》芍药甘草汤,白芍甘草相伍酸甘化阴,以生津血,降泄郁结,宣畅道路。慢性萎缩性胃炎为本虚标实的虚损病。本病之虚,主要为脾胃亏虚,脾亏虚于阳气,胃亏虚于阴液,此为发病的前提和本质。本病之实,多为虚损之后所继发,脾气亏虚,血失鼓动,血滞成瘀阻络;脾失健运,湿浊不化,痰湿停聚,阴液亏损,则易引起虚火妄动。亦认为本病的病因主要为先天禀赋不足或后天脾胃受损,脾失健运,胃失升降,运化失司,痰浊内生,乃成标实,治疗以健脾益气为先,佐以疏肝理气、燥湿化痰。加用四逆散疏肝理气,调和肝脾,方中用柴胡和解少阳,使枢机运转而郁热透达;芍药、甘草,以调理肝脾,则土木得和,气机流畅。同时柴胡与枳实同用,可以升清降浊,芍药与甘草同用,可以缓急舒挛。

二、张颖颖医师跟诊医案记录二

(一)孙向红名老中医药传承工作室医案

王某,女,55岁,2017年06月25日初诊。

主诉:上腹部疼痛,伴反酸、胃灼热感20余天,加重1周。

现病史:患者自2017年6月初进食野菜及大蒜后出现上腹部疼痛,伴有反酸、胃灼热感,未予重视。后症状持续存在,偶有好转。1周前外出就餐后上述症状加重,口服"参梅养胃颗粒",疼痛略有减轻。为求进一步治疗特来就诊。症见:自觉乏力,易疲劳,上腹部疼痛胀满不适,时有反酸、胃灼热感,进食后腹胀加重,消化不良,眠差。舌质淡,苔白稍厚,脉弦滑。

既往史:既往"高血压"病史2年,现口服缬沙坦分散片、酒石酸美托洛尔片,血压控制可;2年前查血糖、血脂高,未口服药物治疗,后复查血糖、血脂均正常。

体格检查:神志清,精神可,双肺呼吸音清,未闻及湿啰音,心律齐,无杂音。腹软,左上腹压痛,无反跳痛,肝区无叩痛,双下肢无水肿。

辅助检查:2017月06月25日胃镜检查提示慢性萎缩性胃炎。(滨州市中医医院)

14碳呼气试验:155(+)。(滨州市中医医院)

中医诊断:胃痞。

证候诊断:肝郁脾虚,痰气互结证。

西医诊断:慢性萎缩性胃炎。

治法:疏肝健脾,理气化痰。

处方:香砂六君子汤合四逆散加减。木香 10 g,砂仁 10 g(后入),党参 30 g,干姜 6 g,炙甘草 10 g,柴胡 20 g,麸炒枳壳 12 g,炒白术 15 g,白芍 20 g,桔梗 10 g,川牛膝 15 g,莪术 10 g,白及 10 g,煅瓦楞子 30 g(先煎),蒲公英 20 g,炒鸡内金 15 g,炒麦芽 10 g,醋香附 20 g,高良姜 10 g。5 剂,日 1 剂,水煎服。

二诊(2017 年 06 月 30 日):患者诉服药后自觉反酸、胃灼热感较前改善,现仍有腹胀、反酸不适。近日自觉咽痛不适。舌质淡红,苔中根部稍黄,脉弦滑。上方加玄参 10 g,甘草 6 g,丹皮 10 g,夏枯草 12 g,清热利咽,佐制整方燥热之性。5 剂,日 1 剂,水煎服。

三诊(2017 年 07 月 06 日):患者腹胀、乏力、咽痛症状较前缓解,现偶有反酸,进食后仍自觉消化不良,胸中时怅然不舒,时有太息。以健脾消食,调畅气机方,嘱坚持口服巩固治疗。处方:木香 15 g,砂仁 12 g(后入),甘草 12 g,党参 30 g,炒白术 30 g,茯苓 20 g,红景天 20 g,佛手 12 g,柴胡 30 g,丹皮 12 g,夏枯草 15 g,麸炒枳壳 20 g,白芍 40 g,桔梗 20 g,川牛膝 30 g,莪术 20 g,白及 20 g,煅瓦楞子 60 g(先煎),蒲公英 50 g,炒鸡内金 20 g,炒麦芽 30 g,醋香附 30 g。10 剂,日 1 剂,水煎服。

四诊(2017 年 8 月 2 日):患者诉坚持口服中药近 1 月,诸症明显缓解,近日夜间睡眠欠佳。舌质淡红,苔白稍厚,中根部略黄,脉弦。处方:党参 20 g,茯苓 10 g,木香 6 g,砂仁 6 g(后入),炒白术 20 g,柴胡 12 g,丹皮 10 g,麸炒枳壳 12 g,白芍 10 g,桔梗 10 g,川牛膝 10 g,莪术 10 g,煅瓦楞子 30 g(先煎),蒲公英 30 g,炒鸡内金 10 g,白及 5 g,炒麦芽 10 g,醋香附 30 g,合欢皮 10 g,板蓝根 15 g。10 剂,日 1 剂,水煎服。

后患者坚持上方加减服药 3 月余,至 2017 年 11 月份自觉腹胀、反酸、胃灼热感症状未再反复,逐渐停服中药。至 2018 年 03 月 26 日于滨州市人民医院复查胃镜诊断为慢性非萎缩胃炎。

(二)心得体会

"气畅则和,气郁则病",气机通调是人体生命活动的根本和健康保证。《素问·举痛论》曰:"百病生于气也"。外伤六淫、内生五邪、情志内郁、饮食劳倦等均可导致气机失调。因此,以调畅气机为基本的治疗思路,能在临床各种复杂的证候表现中,抓住主要病机进行诊治,达到化繁为简、治病求本的目的。通过临床观察及用药体会,发现多种疾病都与长期情志失调、气机郁滞有关。病后更加气机不畅,特别是一些慢性的、疑难的、癌症患者等,患病后少有情绪稳定、不焦虑的,多是思虑过度,焦虑抑郁,情志不畅。此即为屋漏偏逢连夜雨。脾胃居于中焦,沟通上下,既能升清降浊,又能斡旋上下气机,在维持整体气机升降平衡中起重要的枢纽作用。脾胃为后天之本,其气机升降失常,则饮食水谷不能消化,水谷精微无以化生。因此,重视脾胃气机的升降状态,使其升清降浊、纳运协调当为治病之先。通过临床反复实践、验证,在辨证处方用药抓住脾胃升降失调这一总病机,无论痰湿阻滞,抑或痰瘀互结,均在辨证基础上,配合调畅气机、柔肝之剂,往往能起到事半功倍的效果。此思路体现了"气顺百病消""调气机防治百病"的学术论点。

第三节　綦丰光医师跟诊

一、綦丰光医师跟诊医案记录一

(一)孙向红名老中医药传承工作室医案

王某,男,43 岁,2020 年 03 月 05 日初诊。

主诉:消瘦,消化不良 2 月余。

现病史:消瘦,消化不良,经常遇凉腹泻,睡眠欠佳,小便正常。舌质红,苔白腻,脉弦细。

体格检查:双肺呼吸音清,未闻及干湿性啰音。心律齐,各瓣膜听诊区未闻及杂音,腹软,上腹部压痛(一),余腹部无压痛及反跳痛。

辅助检查:胃镜示慢性萎缩性胃炎。

中医诊断:胃痛。

证候诊断:肝郁脾虚,寒热错杂证。

西医诊断:慢性萎缩性胃炎。

治法:疏肝理气,温中健脾。

处方:小柴胡汤合半夏泻心汤加减。柴胡 12 g,法半夏 12 g,黄芩 12 g,干姜 5 g,党参 6 g,炙甘草 6 g,浙贝母 15 g,海螵蛸 10 g(先煎),石菖蒲 12 g,郁金

12 g,炒酸枣仁 15 g,砂仁 10 g(后入),大枣 10 枚。7 剂,日 1 剂,水煎服。

二诊(2020 月 03 月 12 日):患者诉消瘦、消化不良、腹泻、纳差、眠差略改善,其余同前。舌质淡白,脉弦细。考虑患者中气不足,增加党参剂量鼓护中气,复胃阳。处方:柴胡 12 g,法半夏 12 g,黄芩 12 g,干姜 5 g,党参 20 g,炙甘草 6 g,浙贝母 15 g,海螵蛸 10 g(先煎),石菖蒲 12 g,郁金 12 g,炒酸枣仁 15 g,砂仁 10 g(后入),大枣 10 枚。14 剂,日 1 剂,水煎服。

三诊(2020 月 03 月 27 日):患者诉饮食增强,周身乏力、眠差明显改善,食欲可,大小便正常。舌质淡红,脉弦有力。处方:柴胡 12 g,法半夏 12 g,黄芩 12 g,干姜 5 g,党参 20 g,炙甘草 6 g,浙贝母 15 g,海螵蛸 10 g(先煎),石菖蒲 12 g,郁金 10 g,炒酸枣仁 15 g,砂仁 10 g(后入),鸡内金 10 g,大枣 10 枚。14 剂,日 1 剂,水煎服。

后复诊患者病情明显好转,嘱患者 14 剂药后服用理中丸 1 个月以巩固治疗。

(二)心得体会

慢性萎缩性胃炎发病机制尚不是十分明确。目前认为,慢性萎缩性胃炎的发生是一个多病因综合作用、漫长、多阶段、多基因的变异积累过程,尚缺乏特异的治疗方法。该病根据临床表现属于中医的"胃痞""胃脘痛"等范畴。《素问病机气宜保命集》云:"脾不能行气于脾胃,结而不散,则为痞。"指出主要病变脏腑在于脾胃。张仲景对痞的认识进一步深化,如《伤寒论·辨太阳病脉证并治》云:"谷不化,腹中雷鸣,心下痞硬而满。"《景岳全书·痞满》有"努力暴伤,肝气未平而痞。"概其病机,不外乎阴阳隔绝,气血壅塞,升降失常,所涉的脏腑有肝、脾、胃等。

小柴胡汤、半夏泻心汤出自《伤寒论》,是调和肠胃治痞之良方,两方合用去偏于苦寒之黄连,加制酸止痛之对药浙贝、海螵蛸,行气止痛之对药石菖蒲、郁金。方中柴胡推陈致新,和解少阳,疏肝利胆;半夏开结消痞,降逆和胃;黄芩苦寒,干姜与之相伍,辛开苦降、宣达结气,以泻热消痞;党参、大枣升补清阳;浙贝清热化痰、开郁散结,海螵蛸制酸、止痛,两药伍用制酸止痛之力益彰;石菖蒲开窍豁痰、化浊开胃,郁金行气解郁、祛瘀止痛,两药伍用,豁痰行气,宣痹止痛效佳;甘草调和诸药,复其升降之职。诸药共用,共奏消痞散结、和胃降逆之功。本方特点为辛开苦降,寒热并用,调其阴阳,疏肝和胃,理气止痛。恰合慢性萎缩性胃炎病机,取得较好的疗效。

"血弱气尽,腠理开,邪气因入,与正气相搏,结于胁下。"《伤寒论》97 条对小柴胡汤的病机进行了详尽的论述,即气血不足,正虚邪入,结于胁下。结者,郁也。胁下者,肝与肺也。肝肺气郁,故胸胁苦满,神情默默。脏腑相连,故不欲食,其痛必下而兼呕。若此时无寒热证,愚意非特小柴胡汤可予,逍遥散亦可予。则气郁可解,气血亦得补。惟其有寒热证,故入柴胡清热散邪,黄芩降肺清郁火而除烦。小柴胡汤之所以应用于临床多种病证,盖柴胡用量减半而功类逍遥散可扶正解郁。

《金匮要略》"呕吐哕下利病脉证治"篇中"呕而肠鸣,心下痞者,半夏泻心汤主之",可知半夏泻心汤除心下痞满外当有呕、肠鸣下利诸症。心下者,胃也。痞者,堵塞壅满也。浊气在上,则生瞋胀,胃气上逆则呕而痞;清气在下则生飧泄,脾气不升则生湿作泻。此脾胃之气升降失常而使心下气停,湿浊壅聚而成痞。柴胡以降逆和胃,半夏开结消痞之,生姜辛散气痞之功稍逊,故改为干姜,又合苦降之黄芩宣达结气以消痞,且干姜能温脾化饮,黄芩燥湿,参、草、枣健脾以复升降,如是则痞消结散,胃和湿祛。

就临床应用方面言,小柴胡汤适用于有寒热证而见胸胁苦满者,此时柴胡用量亦大。若无寒热证,柴胡减量至 9~12 g,此方功类逍遥散。腹痛者去黄芩加芍药,寒泻者,改生姜为干姜。半夏泻心汤适用于心下痞,下利者。此时亦可入柴胡少量,以柴胡"主心腹肠胃间结气",本宜于消痞,且柴胡升肝亦可助脾升也。半夏泻心汤有祛湿之功,则小柴胡汤亦当有之,以生姜复可化水饮也。此时水湿未化热或热象并不明显,若已成湿热者,仍当借鉴茵陈蒿汤、蒿芩清胆汤、二妙散之类。

二、綦丰光医师跟诊医案记录二

(一)孙向红名老中医药传承工作室医案

王某,男,40 岁,2020 年 05 月 01 日初诊。

主诉:胃脘部胀闷不适 2 月余。

现病史:胃胀,大便黏腻,经常遇凉腹泻,睡眠一般,小便正常。舌质红,苔白腻,脉弦细。

体格检查:双肺呼吸音清,未闻及干湿性啰音。心律齐,各瓣膜听诊区未闻及杂音,腹软,上腹部压痛,无反跳痛,余腹部无压痛。

辅助检查:胃镜示慢性萎缩性胃炎

中医诊断:胃痛。

证候诊断:肝郁脾虚,寒热错杂证。

西医诊断:慢性萎缩性胃炎。

治法:疏肝理气,温中健脾。

处方:小柴胡合半夏泻心汤加味。法半夏 12 g,黄连 6 g,黄芩 12 g,干姜 10 g,党参 24 g,香附 12 g,佛手 12 g,广木香 10 g,苏梗 12 g,丹参 20 g,甘草 6 g,延胡索 12 g,川楝子 10 g,炒酸枣仁 15 g,旋覆花 10 g(包煎),姜厚朴 15 g。7 剂,日 1 剂,水煎服。

二诊(2020 月 05 月 08 日):患者睡眠改善,胃胀减轻,大便成形,余改善不明显。望闻问切后上方减黄连,余不变。14 剂,日 1 剂,水煎服。

三诊(2020 月 06 月 08 日):患者诸症明显改善,望闻问切后予附子理中丸巩固 1 个月。

(二)心得体会

关于半夏泻心汤,《伤寒论》载:"但满而不痛者,此为痞,柴胡不中与之,宜半夏泻心汤。"《金匮要略》载:"呕而肠鸣,心下痞者,半夏泻心汤主之。"痞,就是堵塞的意思,一般不胀不痛,但也有伴有胀或痛的,只要是符合半夏泻心汤的病机就可使用,不用局限于症状是堵是胀还是痛。因中医开方是根据病机而用。呕,即呕吐,包括恶心、打嗝一类之症。肠鸣,即肚子经常咕咕叫,但非饿后的饥肠辘辘,乃肚子经常鸣叫,尤其食凉或饮水后。肠鸣往往会有大便不成形,甚至是腹泻,这是脾虚寒的表现。因脾中虚寒,不能升清,运化失职,表现为肠鸣下利。而胃中有热,则恶心呕吐。脾主升清,胃主降浊,脾因寒冷不能升清,胃因有热不能降浊,从而使气机升降紊乱,痞塞到中焦胃脘,阻塞了气机升降的交通要道,所以表现为胃中堵闷,伴有恶心呕吐、肠鸣腹泻等病症。

调理脾胃升降主要是降胃升脾。胃气以降为顺,胃气不降每由火旺气实所致,故降胃每用黄连、黄芩,清火即是降胃。三黄泻心汤之治吐衄,干姜黄芩黄连党参汤之治寒格吐逆,皆属清火降胃。仲景亦习惯使用姜、夏降逆和胃,此大抵为痰饮所致者而设。脾气以升为常,脾气不升多兼里寒,故既用参、草益气,亦用干姜温中。脾胃升降之间存在相互促进、相互依赖、相互影响的关系。用仲景方法治理脾胃,不治气而气机自调,脾胃升降自然恢复正常。后世在使用半夏泻心剂时,又有加枳实、木香、砂仁的方法,直接使用理气之药调理脾胃,亦有道理。

小柴胡汤组成:柴胡、黄芩、大枣、生姜、半夏、党参、炙甘草。半夏泻心汤组成:黄连、黄芩、大枣、干姜、半夏、党参、炙甘草。胸廓属少阳,内含心肝脾肺胆胰,且柴胡剂利小便、通大便、汗。机体三个排邪渠道尽已开通,故小柴胡汤的治疗范围极其广泛。刘渡舟说:"半夏泻心汤,冠于诸泻心汤之首,实为内科治疗胃脘病开辟了法门。尤其是虚实兼夹、寒热错杂证则可于诸泻心汤中随手拈来,往往获得奇效。现代医学所谓急性胃炎、胃肠炎、溃疡病,以及肝胆等疾患,凡以呕、痞为主证者,运用半夏泻心汤加减,多能获效。"半夏泻心汤在临床上主要用于消化系统,如急性胃炎、浅表性胃炎、萎缩性胃炎、糜烂性胃炎、胆汁反流性胃炎、疣状胃炎、上消化道出血、消化道溃疡出血、贲门痉挛、急慢性肠炎、痢疾、泄泻、小儿暑泻、小儿消化不良、胃黏膜脱垂、胃下垂、胃扭转、便秘、胆囊炎、消化道肿瘤、(胰头肿瘤、贲门癌、食道中断癌术后综合征)、病毒性肝炎、多涎症等,只要是寒热错杂、虚实互见的消化系统的疾病多可以此汤加减变化治疗。

第四节　唐琪医师跟诊

一、唐琪医师跟诊医案记录一

(一)孙向红名老中医药传承工作室医案

张某,男,72岁,2020年11月02日初诊。

主诉:腹胀、腹痛伴便秘3月。

现病史:患者2020年10月初因"进食后腹胀腹痛加重2周"就诊于当地医院,行电子胃镜检查提示慢性萎缩性胃炎伴糜烂。口服奥美拉唑等治疗后症状缓解不明显,特来求诊。症见:精神一般,纳谷不香,食后胃脘部胀闷不适,时感反酸、胃灼热感,胃部阵发性疼痛,大便不畅,头干尾软,排便无力感较重。舌质淡,苔中根部薄黄,脉细弱。

辅助检查:2020年10月电子胃镜检查示慢性萎缩性胃炎伴糜烂。

中医诊断:胃痞。

证候诊断:肝胃不和,脾胃虚弱证。

西医诊断:慢性萎缩性胃炎伴糜烂。

治则:疏肝健脾,行气消痞。

处方:半夏泻心汤加减。清半夏10 g,黄芩6 g,黄连6 g,干姜6 g,玄参10 g,炙甘草10 g,地榆20 g,白及10 g,醋莪术20 g,白芷6 g,郁李仁20 g,煅瓦楞子30 g(先煎),槟榔6 g,炒麦芽12 g,柴胡9 g,麸炒枳壳10 g,赤芍10 g,佛手10 g。15剂,日1剂,水煎服。

二诊(2020年11月19日):患者诉服中药后自觉食后胃部胀满症状较前有所改善,现仍有胀感,便秘,大便2～3日一行,头干尾软,排便无力,舌脉同前。患者年老体弱,中气不足,气虚便秘。上方加当归20 g、炒苦杏仁10 g、火麻仁15 g、黄芪20 g、牛膝15 g。15剂,日1剂,水煎服。

三诊(2020年12月6日):患者诉服药后感咽痛不适,食后胃部胀满明显缓解,现未感明显疼痛,仍便秘,偶有反酸、胃灼热感。舌淡红,苔薄黄,脉弱。考虑患者虚火上炎,上方去黄芪加牛蒡子10 g、海螵蛸10 g。15剂,日1剂,水煎服。

四诊(2021年1月2日):患者诉咽痛不适较前缓解,纳眠可,无明显不适。上方去牛蒡子加黄芪20 g,继续治疗。15剂,日1剂,水煎服。

五诊(2021年1月20日):患者近日生气后觉嗳气不舒,胃脘部胀满不适较前加重。舌淡红,苔薄黄,脉弦。肝气上逆,横克脾土,治宜疏肝理气降逆。处方:代赭石12 g(先煎),清半夏9 g,党参15 g,柴胡9 g,黄芩10 g,大黄3 g,赤芍10 g,麸炒枳实10 g,木香10 g,肉苁蓉15 g,乌药10 g,川楝子10 g,牛膝20 g,木瓜20 g,炙甘草10 g,乌梅20 g,炒莱菔子10 g,厚朴10 g,炒麦芽12 g,炒鸡内金12 g,地榆12 g,败酱草20 g,白及6 g。15剂,日1剂,水煎服。

六诊(2021年02月06日):患者嗳气症状较前改善,排便较前通畅,进食后偶感反酸不适。舌淡红,苔薄白,脉稍弱。处方:上方去代赭石、大黄、乌梅,加黄芪30 g、煅瓦楞子30 g(先煎)、海螵蛸10 g(先煎),继续巩固治疗月余。

七诊(2021年03月08日):患者复查胃镜提示慢性萎缩性胃炎较前好转,无明显糜烂。嘱患者继续坚持口服中成药香砂养胃丸、摩罗丹调理善后。

(二)心得体会

慢性萎缩性胃炎的病因主要为情志失调和饮食失节。前者由气机不畅,肝失疏泄,横逆犯胃所致;后者则与进食肥甘,胃府积热,耗伤胃阴有关。此外,也有因外感热邪,伤津耗液,以致胃阴亏乏;或因劳倦伤脾,脾虚湿阻,郁久化热酿成者。总之,本病初起在气,容易治愈;病久入络(胃络瘀阻),比较难治。慢性萎缩性胃炎通常以痞满胀痛为主证而出现一系列症状,其机理主要就是脾胃升降失调,并由此影响及脾胃的其他功能也随之失调。结合临床来分析,引起脾胃升降失调的原因是多方面的,但较为常见的是寒热互结、中宫虚满痞塞。慢性萎缩性胃炎患者大多属于脾阳虚弱而胃阴不足。脾阳虚弱则易生寒,胃阴不足则易生热。脾寒胃热则清气不生而浊气不降,必致寒热互结,清浊相杂,阴阳反作,天地不交,遂致胃脘痞满胀痛、纳呆嗳气、大便不调。因此立其治疗原则重在温脾清胃、平调寒热、消痞除胀、协理升降。同时,慢性胃炎所表现的胃脘痞满胀痛、纳呆食少、食不甘味等胃腑功能减退的症状,其矛盾的主要方面在于胃气失于和降,肝气不舒亦能加重其气机不畅,治疗时需重点采取和胃降气之法,辅以疏肝理气,故临床常用半夏泻心汤加减。半夏泻心汤为张仲景治疗误下伤中,以致少阳热邪乘虚内陷,郁结心下,形成寒热互结、虚实夹杂、阴阳失调、升降失常的心下痞满,或呕或利的主方。以半夏泻心汤为主,加降气和胃、消痞散结的莱菔子、麸炒枳实与酸甘化阴、缓急止痛的芍药,治疗慢性萎缩性胃炎,收效非常满意。其机理主要在于方中半夏能和胃止呕、散结消痞,以除恶心、痞满之证;干姜与半夏合,辛开祛寒以和阴,黄芩与黄连合,苦降清热以和阳;党参、炙甘草扶正以助祛邪,可使中气得复;代赭石、莱菔子,"苦辛通降",宜于胃虚气逆所致胃脘胀闷、纳呆食少、嗳气呃逆等证的治疗。综观全方,寒热并用、苦辛并进、补泻兼施、标本兼治,服后可使寒热平调、阴阳和谐、升降复常、中气振作,因此慢性萎缩性胃炎服之有效。

二、唐琪医师跟诊医案记录二

(一)孙向红名老中医药传承工作室医案

李某,女,58岁,2019年06月06日就诊。

主诉:反酸、消化不良伴胃痛加重1周。

现病史:患者食后反酸、消化不良伴胃痛,近1周加重,2019年6月初于滨州市人民医院行胃镜检查诊断为慢性萎缩性胃炎伴出血,今特来进一步就诊。症见:食欲不佳,口干口苦,进食后自觉难以消化,胃脘部胀满不适,牵连两胁部亦胀闷不适,时有反酸,食后加重,忧虑多思,郁郁寡欢,常难排解。舌边尖红,苔薄黄,脉弦细。

辅助检查:2019年6月胃镜示慢性萎缩性胃炎伴出血。(滨州市人民医院)

中医诊断:胃痞。

证候诊断:肝郁脾虚,寒热错杂证。

西医诊断:慢性萎缩性胃炎伴出血。

治则:疏肝健脾,平调寒热。

处方:左金丸合半夏泻心汤加减。吴茱萸9 g,黄连3 g,清半夏12 g,黄芩10 g,干姜6 g,甘草6 g,党参20 g,柴胡12 g,麸炒枳壳12 g,赤芍10 g,莪术10 g,蒲公英30 g,姜黄10 g,木香6 g,砂仁6 g(后入),炒鸡内金20 g,炒麦芽20 g,炒六神曲20 g。中药配方颗粒5剂,日1剂,水冲服。

二诊(2019年6月15日):患者仍忧虑不安,诉腹胀吞酸症状较前改善不明显,近日受风后头晕鼻塞不适。观其舌脉较前无明显变化,仍以前方化裁服之。处方:上方加防风10 g,荆芥10 g,降香12 g。中药配方颗粒5剂,日1剂,水冲服。

三诊(2019年7月13日):患者再次就诊,诉上次口服中药后腹胀吞酸症状明显缓解,未坚持中药治疗,近日体检查乳腺彩超示乳腺结节,患者因此忧虑多思,近日腹胀吞酸、食后消化不良、口干口苦症状再次复发,觉双胁肋部胀闷不适。时值小暑,湿热伤中,故在左金丸合半夏泻心汤基础上加以白扁豆消暑除湿,和中健脾,以夏枯草、浙贝母散结。处方:上方改赤芍为白芍10 g,加白扁豆30 g,夏枯草10 g,浙贝母10 g。中药配方颗粒14剂,日1剂,水冲服。

四诊(2019年8月29日):患者诉自上次诊治,坚持口服中药14剂,症状缓解后未再服药,近日患者因劳累再次出现食后腹胀,吞酸吐苦症状。观其舌脉,见舌质淡,边有轻度齿痕,苔薄白,脉弦细。处方:上方加陈皮12 g、防风10 g、炒白术30 g。中药配方颗粒14剂,日1剂,水冲服。

后在此方基础上加减间断治疗约3个月,于2020年6月份至滨州市人民医院复查胃镜示非萎缩性胃炎伴胆汁反流。

后随访,患者腹胀、反酸胃灼热感、口苦等症状未再出现。

(二)心得体会

慢性萎缩性胃炎由于浅表性胃炎长期不愈发展而来,反复发作经久难治。国内外报道本病与幽门螺旋杆菌感染有关,常易恶变,伴肠上皮化生者,为癌变前期征兆。该疾病早期症状不典型,甚至无明显症状,随着近年来胃肠镜检查普及,慢性萎缩性胃炎检出率随之升高。患者临床常见胃脘胀痛、反酸、胃灼热感、食后腹胀、痞闷不舒等症状,中医学属于"胃脘痛""心下痞满"范畴。通过多年对慢性萎缩性胃炎治疗观察,认为情志不畅、饮食劳倦为临床常见发病原因,本病病位初起在胃,久及脾,其病理机制多为肝郁脾虚,气机升降失调,脾虚健运失司,湿热内生,久则上壅于胃脘,其治应以调畅气机,健脾益气,清热化湿为大法,以调畅气机贯穿始终,临床常以半夏泻心汤加减治疗此病。方中半夏苦辛温燥,善能散结消痞,和胃降逆;干姜辛热,温中散寒,助半夏温胃消痞以和阴;黄连、黄芩苦寒清降,清泄里热以和阳;党参、甘草、大枣健脾益气,补虚和中,兼生津液。七味相合,使寒热得除,气机得畅,升降复常,痞、呕、利等症自愈。临床加减,"久病入络",病久瘀血为患,常以三七、三棱、莪术、蒲黄活血化瘀,行气血之滞,增加血流量,促进微循环,同用木香行气止痛;若反酸、胃灼热感较重,则加用海螵蛸、瓦楞子等制酸止痛;若伴息肉、肠化生,则加用皂角、三棱、莪术、穿山甲等化瘀散结,防止癌变。本病"三分治,七分调",在药物治疗同时,另须注意慎饮食,适寒温,远肥甘,忌辛辣、烟酒,调情志,适劳逸,如《难经·十四难》云:"损其脾者,调其饮食,适其寒温,如是有利治疗及巩固疗效"。治疗本病亦重视患者依从性,需按疗程坚持治疗。如本医案患者,情志不遂,肝气不舒,已是加重症状的不利因素,患者初期因焦虑多思,中西医多方求诊,不能坚持治疗,症状略有好转即停药不治,亦不能收到好的治疗效果。后坚持口服中药,效果即见。

第五节　毛真真医师跟诊

一、毛真真医师跟诊医案记录一

(一)孙向红名老中医药传承工作室医案

王某,女,49 岁,2020 年 01 月 07 日初诊。

主诉:上腹部胀闷、胸骨后灼热痛 5 月。

现病史:患者 5 月前饱餐后开始出现上腹部胀闷不适,伴有胸骨后灼痛,嗳气,偶有反酸,平时嗜辛辣油腻,无胸闷、心慌,无咳嗽、咳痰,无体重变化。舌质红,苔黄腻,脉滑数。

体格检查:生命体征平稳,心肺查体未见异常,腹软,上腹部压痛,余腹部无压痛,无反跳痛,肝脾肾区无叩击痛,未触及包块。

辅助检查:胃镜检查提示慢性萎缩性胃炎。

中医诊断:痞满。

证候诊断:寒热错杂之痞证。

西医诊断:慢性萎缩性胃炎。

治法:寒热平调,消痞散结。

处方:黄连 6 g,吴茱萸 3 g,党参 15 g,海螵蛸 15 g(先煎),煅瓦楞子 30 g(先煎),香橼 10 g,陈皮 10 g,清半夏 10 g,延胡索 20 g,木香 10 g,炒鸡内金 10 g,焦山楂 10 g,炒麦芽 10 g,焦神曲 10 g,茯苓 15 g,麸炒白术 20 g,佛手 10 g,麸炒枳壳 10 g,蒲公英 30 g,柴胡 10 g,广藿香 10 g,王不留行 20 g,莪术 10 g,泽泻 6 g。7 剂,日 1 剂,水煎服。

二诊(2020 年 01 月 14 日):上腹部胀闷及嗳气减轻,伴有腰膝酸软。舌质红,苔黄腻,脉滑。上方去香橼、木香、泽泻,加用桑寄生 20 g、葛根 20 g、郁李仁

10 g。7 剂,日 1 剂,水煎服。

三诊(2020 年 01 月 28 日):患者上腹部胀闷不适、胸骨后灼痛、嗳气减轻,仍反酸。舌质红,苔黄厚腻,脉滑。治疗方案调整为小柴胡汤合半夏泻心汤,治以寒热平调、制酸止痛。处方:柴胡 9 g,麸炒枳壳 10 g,赤芍 10 g,甘草 10 g,清半夏 9 g,黄连 3 g,黄芩 10 g,干姜 6 g,北沙参 10 g,炒麦芽 20 g,泽泻 10 g,茯神 20 g,郁李仁 20 g,苦杏仁 10 g,通草 6 g,煅瓦楞子 30 g(先煎),白及 6 g,蒲公英 20 g,海螵蛸 10 g(先煎),炒莱菔子 10 g。14 剂,日 1 剂,水煎服。

四诊(2020 年 02 月 14 日):患者述上腹部胀闷不适明显缓解,情绪刺激后可有波动,但较前恢复快,无胸骨后灼痛感,无嗳气减轻,偶有反酸,伴有头昏沉、咽痒咽痛,无发热恶寒,无流涕汗出。舌质红,苔腻,脉浮数。上方去北沙参,加代赭石、薄荷。处方:柴胡 9 g,麸炒枳壳 10 g,赤芍 10 g,甘草 10 g,清半夏 9 g,黄连 3 g,黄芩 10 g,干姜 6 g,炒麦芽 20 g,薄荷 6 g,泽泻 10 g,茯神 20 g,郁李仁 20 g,炒苦杏仁 10 g,通草 6 g,煅瓦楞子 30 g(先煎),白及 6 g,蒲公英 20 g,海螵蛸 10 g(先煎),炒莱菔子 10 g,代赭石 12 g。14 剂,日 1 剂,水煎服。

五诊(2020 年 03 月 01 日):患者述上腹部胀闷缓解,无胸骨后灼痛感,无嗳气,无反酸,无头昏,无咽痒咽痛,无发热恶寒,无流涕汗出,睡眠差,夜间难以入睡,睡后易醒。舌质红,苔薄黄,脉濡。上方加茯苓 30 g,炒酸枣仁 30 g,百合 10 g。处方:柴胡 9 g,麸炒枳壳 10 g,赤芍 10 g,甘草 10 g,清半夏 9 g,黄连 3 g,黄芩 10 g,干姜 6 g,炒麦芽 20 g,炒酸枣仁 30 g,泽泻 10 g,茯神 20 g,郁李仁 20 g,苦杏仁 10 g,通草 6 g,煅瓦楞子 30 g(先煎),白及 6 g,蒲公英 20 g,海螵蛸 10 g(先煎),炒莱菔子 10 g,百合 10 g,代赭石 12 g,薄荷 6 g,茯苓 30 g。30 剂,日 1 剂,水煎服。

2020 年 04 月 12 日复诊,复查胃镜提示慢性非萎缩性胃炎。不适门诊复诊。

(二)心得体会

《伤寒论》记载:"伤寒五六日,呕而发热者,柴胡汤证具……但满而不痛者,此为痞,柴胡不中与之,宜半夏泻心汤";《金匮要略》云:"呕而肠鸣,心下痞者,半夏泻心汤主之。"按《伤寒论》所述,半夏泻心汤证由小柴胡汤证误下而成,陆渊雷谓:"若其人胃不健全者,误下则成痞"。邪在少阳,法当和解,误用攻下,损伤脾胃,邪乘虚内陷,结于心下,形成虚实夹杂之痞证。误下后,损伤脾胃,中阳不足而生寒,以致太阴寒化;误下后,邪乘虚内陷,郁滞于胃而化热,成为阳明热化,寒热互结于心下,同时并见寒热错杂之痞症。从方药分析来看,本方亦是由小柴胡汤化裁得到。即小柴胡汤去柴胡、生姜,而加黄连、干姜。无半表证,故去解表之柴胡、生姜,痞因寒热错杂而成,故加寒热平调之黄连、干姜,变和解少阳之剂,而为调和肠胃之方。半夏泻心汤证的成因,不仅仅是小柴胡证误下而成,我们应该跳出《伤寒论》的圈子来看这个方证。临床上更多半夏泻心汤证见于饮食损伤、痰湿淤滞、气郁不舒、湿热阻滞等内伤杂病,并非仅限于外感伤寒误下。辨证应用时,只要抓住本方证病寒热互结胃肠,清浊升降失常的基本病机,注意观察患者是否有心下痞满、干呕、肠鸣下利的典型症状,就能准确选方用药,从而确保临床疗效。

胃痛的病因很多,包括感受寒邪、七情内伤、饮食不节等,病位多在肝、胃、脾,诸多因素引起脾胃失和,胃气阻滞,不通则痛。胃痛的发病多与饮食不当,七情失畅有关,患者多是以心下胀满、反酸、嗳气为主症,病机多为肝郁、食滞、胃热,治疗上应以降逆和胃、散结除痞为主。上方寒热并用,苦降辛开,补气和中,利于脾胃功能的恢复,临证时紧扣寒热错杂,胃失和降的辨证要点,用本方治疗以胃痛为主症的急慢性胃肠炎等疾病,亦多有效验。胃痛病程缠绵,致病因素复杂。在治疗本病时,根据患者症状,或与他方合用,或加减药味,灵活化裁,常获良效。如见脘腹胀满、口淡无味、大便黏滞不爽,苔厚腻者,予半夏泻心汤合平胃散加减;因肝气犯胃,见胃脘腹满、嗳气、矢气则舒者,喜合柴胡疏肝散加减;寒偏重者,加木香、乌药;因饮食不节,脘腹胀痛拒按、嗳腐吞酸,多与保和丸同用;湿热蕴积中焦,呕甚而痞,舌苔厚腻者,可去党参、甘草、大枣、干姜,加枳实、生姜以下气消痞止呕。

二、毛真真医师跟诊医案记录二

(一)孙向红名老中医药传承工作室医案

张某,男,73岁,2020年01年02日初诊。

主诉:上腹部满闷、不思饮食、胃灼痛1年余。

现病史:患者1年前工作和吵架后出现上腹部满闷、不思饮食,餐后上腹部胀满不适,偶有隐痛,并呈进行性加重,伴有大便干,2~3日一行,无呃逆、嗳气,无体重变化。舌质淡红,苔薄黄,脉数。

体格检查:生命体征平稳,心肺查体未见异常,腹软,无压痛,无反跳痛,肝脾肾区无叩击痛,未触及包块。

辅助检查:2019年12月28日胃镜检查提示慢性萎缩性胃炎伴有糜烂。

中医诊断:胃痞。

证候诊断:肝气郁滞,脾虚湿困证。

西医诊断:慢性萎缩性胃炎。

治法:疏肝健脾,和胃理气。

处方:半夏泻心汤和小柴胡汤加减。清半夏 10 g,黄芩 6 g,黄连 6 g,干姜 6 g,玄参 10 g,炙甘草 10 g,地榆 20 g,白及 10 g,莪术 20 g,煅瓦楞子 30 g(先煎),白芷 6 g,郁李仁 20 g,槟榔 6 g,炒麦芽 12 g,柴胡 9 g,麸炒枳壳 10 g,赤芍 10 g,佛手 10 g。7 剂,日 1 剂,水煎服。

二诊(2020 年 01 月 09 日):患者服药后疼痛缓解,追述大便干结,排便费力,伴有腰部隐痛,小便正常。舌质红,苔黄,脉数。上方去白芷,加当归 20 g、炒苦杏仁 10 g、火麻仁 15 g、黄芪 20 g、牛膝 15 g,以益气通便、引火归元。处方:清半夏 10 g,黄芩 6 g,黄连 6 g,干姜 6 g,玄参 10 g,炙甘草 10 g,地榆 20 g,白及 10 g,莪术 20 g,煅瓦楞子 30 g(先煎),郁李仁 20 g,槟榔 6 g,炒麦芽 12 g,柴胡 9 g,麸炒枳壳 10 g,赤芍 10 g,佛手 10 g,当归 20 g,炒苦杏仁 10 g,火麻仁 15 g,黄芪 20 g,牛膝 15 g。14 剂,日 1 剂,水煎服。

三诊(2020 年 01 月 21 日):患者口苦、反酸、胃灼痛缓解,上腹部胀闷减轻,大便难好转。舌质红,苔黄,脉数。原方调整黄芩为 10 g,以清热祛湿,加牛蒡子 10 g,海螵蛸 10 g 以制酸止痛。处方:清半夏 10 g,黄芩 10 g,黄连 6 g,干姜 6 g,玄参 10 g,炙甘草 10 g,地榆 20 g,白及 10 g,莪术 20 g,煅瓦楞子 30 g(先煎),郁李仁 20 g,槟榔 6 g,炒麦芽 12 g,柴胡 9 g,麸炒枳壳 10 g,赤芍 10 g,佛手 10 g,当归 20 g,炒苦杏仁 10 g,火麻仁 15 g,黄芪 20 g,牛膝 15 g,牛蒡子 10 g,海螵蛸 10 g(先煎)。7 剂,日 1 剂,水煎服。

四诊(2020 年 01 月 28 日):大便好转,腰部隐痛减轻。上方去牛蒡子、牛膝。处方:清半夏 10 g,黄芩 10 g,黄连 6 g,干姜 6 g,玄参 10 g,炙甘草 10 g,地榆 20 g,白及 10 g,莪术 20 g,煅瓦楞子 30 g(先煎),郁李仁 20 g,槟榔 6 g,炒麦芽 12 g,柴胡 9 g,麸炒枳壳 10 g,赤芍 10 g,佛手 10 g,当归 20 g,炒苦杏仁 10 g,火麻仁 15 g,黄芪 20 g,海螵蛸 10 g(先煎)。21 剂,日 1 剂,水煎服。

五诊(2020 年 02 月 20 日):患者大便基本正常,与家人生气后出现呃逆,伴有胁肋部及腰背部窜痛,上腹部灼痛,调整为旋覆代赭汤合半夏泻心汤加减。处方:旋覆花 6 g(包煎),代赭石 12(先煎),清半夏 9 g,党参 15 g,柴胡 9 g,黄芩 10 g,大黄 3 g,麸炒枳实 10 g,赤芍 10 g,木香 10 g,肉苁蓉 15 g,乌药 10 g,川楝子 10 g,牛膝 20 g,木瓜 20 g,甘草 10 g,乌梅 20 g,莱菔子 10 g,厚朴 10 g,炒鸡内金 12 g,炒麦芽 12 g,地榆 12 g,败酱草 20 g,白及 6 g。7 剂,日 1 剂,水煎服。

六诊(2020 年 01 月 27 日):诸窜痛缓解,但反酸加重。上方加黄芪 30 g、煅瓦楞子 30 g,海螵蛸 10 g。处方:旋覆花 6 g(包煎),代赭石 12 g(先煎),清半夏 9 g,党参 15 g,柴胡 9 g,黄芩 10 g,大黄 3 g,麸炒枳实 10 g,赤芍 10 g,木香 10 g,肉苁蓉 15 g,乌药 10 g,川楝子 10 g,牛膝 20 g,木瓜 20 g,甘草 10 g,乌梅 20 g,莱菔子 10 g,厚朴 10 g,炒鸡内金 12 g,炒麦芽 12 g,地榆 12 g,败酱草 20 g,白及 6 g,煅瓦楞子 30 g(先煎),海螵蛸 10 g(先煎),黄芪 30 g。7 剂,日 1 剂,水煎服。

七诊(2020 年 03 月 04 日):患者呃逆、胁肋部窜痛基本消失,情绪低落,大便费力。上方去旋覆花,代赭石,大黄,加降香 6 g,郁李仁 15 g 增强润肠理气通便作用。处方:清半夏 9 g,党参 15 g,柴胡 9 g,黄芩 10 g,麸炒枳实 10 g,赤芍 10 g,木香 10 g,肉苁蓉 15 g,乌药 10 g,川楝子 10 g,牛膝 20 g,木瓜 20 g,甘草 10 g,乌梅 20 g,莱菔子 10 g,厚朴 10 g,炒鸡内金 12 g,炒麦芽 12 g,地榆 12 g,败酱草 20 g,白及 6 g,煅瓦楞子 30 g(先煎),海螵蛸 10 g(先煎),黄芪 30 g,降香 6 g,郁李仁 15 g。30 剂,日 1 剂,水煎服。

八诊(2020 年 04 月 18 日):诸症基本消失,稍有乏力。复查胃镜提示慢性胃炎。给予香砂六君子加减。处方:木香 10 g,砂仁 6 g(后入),陈皮 10 g,法半夏 9 g,党参 20 g,茯苓 12 g,白术 20 g,黄芪 30 g,炒莱菔子 10 g,槟榔 6 g,玉竹 10 g,石斛 15 g,肉苁蓉 12 g,当归 30 g,鸡内金 12 g,炒麦芽 20 g,焦神曲 12 g,佛手 6 g。7 剂,日 1 剂,水煎服。

九诊:诸症明显缓解,上方继续服用 14 天巩固治疗。

(二)心得体会

目前,慢性胃炎－胃黏膜萎缩－肠上皮化生－异型增生－胃癌的发展模式已为国内外多数学者所认可。因此,及早识别、防治癌前疾病和癌前病变,根除 Hp 感染,是降低胃癌发生率和死亡率较为有效的方法。

脾体阴而用阳,以升为健;胃体阳而用阴,宜降则和。脾胃同居中焦,刚柔燥湿相济,阴阳相合,共司受纳、腐熟,运化水谷之职。脾胃运化的精微物质,再通过心肺的作用化生气血,滋养全身,故脾胃为气血生化之源,“后天之本”。然胃腑与外界相通,最易受到外邪侵袭,正如叶天士云:“盖胃者,汇也,乃冲繁要到,为患最易。”或由饮食失节所伤,如饮食自倍,五味过极,辛辣炙博,肥甘厚腻,饮酒如浆,以妄为常等皆会损伤脾胃;或由情志因素所起,五志过极皆会引起脾胃功能失调,如“肝为起病之源,胃为传病之所”。

以上诸多因素皆会导致脾胃损伤,慢性萎缩性胃炎大多由慢性浅表性胃炎发展而来,病程迁延日久,则脾胃虚弱,生化无权,遂致气血俱虚,胃黏膜腺体失养,遂逐渐萎缩,若反复不愈,久病必察;诚如叶天士所说:“初为气结在经,久则血伤入络。"在临证之时,观察到萎缩性胃炎的症状既有胃脘痞胀,隐痛,舌质暗或紫,舌下络脉迂曲、增粗、延长等瘀血阻络之征,又有面色无华,形体消瘦,神疲倦怠,短气乏力,头晕目眩等脾胃气虚之候;胃镜下可见胃黏膜呈苍灰色,大片苍白区,色调不均,胃黏膜变薄等,类似中医所说的"德者萎也";此当为脾胃气虚,胃络失养之象,然在胃黏膜变薄后,血管透见或固有腺体萎缩甚至消失的同时,又有胃黏膜充血、水中、糜烂,以及固有腺体萎缩后肠上皮化生,导致粘膜反而增厚,表面粗糙不平,颗粒或结节状凸起形成,此又为胃络瘀阻的客观表现。

旋覆代赭汤为胃虚痰阻气逆的常用方,出自张仲景《伤寒论·辨太阳病脉证并治》:"伤寒发汗,若吐若下,解后心下痞硬,噫气不除者,旋覆代赭汤主之。"许宏的《金镜内台方议》卷8有"汗吐下后,大邪虽解,胃气已弱而未和,虚气上逆,故心下痞硬,而噫气不除者,与旋覆花下气除痰为君,以代赭石为臣,而镇其虚气;以生姜、半夏之辛,而散逆气,除痞散硬为佐;党参、大枣、甘草之甘,而调缓其中,以补胃气而除噫也"的论述。依其裁变的干姜党参半夏丸用治脾胃虚寒或妊娠呕吐,小半夏汤用治痰饮呕吐,均属胃气上逆的范畴。后世医家经临床实践,旋覆代赭汤用治胃气虚弱又痰浊内阻之胃气上逆方面有良好的效果。

第六节　高洪雪医师跟诊

一、高洪雪医师跟诊医案记录一

(一)孙向红名老中医药传承工作室医案

阮某,男,53岁,2020年10月11日初诊。

主诉:胃痛、反复腹胀16年余。

现病史:胃中烧灼样疼痛,无嗳气反酸,腹痛腹泻,大便不成形,无黏液脓血,日行1～2次,另有畏寒,肢凉,性功能减退,腰酸,夜寐尚可。舌红,苔薄少,脉细。

体格检查:双肺呼吸音清,未闻及干湿性啰音。心律齐,各瓣膜听诊区未闻及杂音,腹软,上腹部轻压痛,无反跳痛,余腹部无压痛。

辅助检查:2005年查胃镜示反流性食管炎;2020年10月3日查胃镜示慢性萎缩性胃炎伴重度肠化,轻度异型增生。幽门螺旋杆菌:阴性。

中医诊断:胃痛。

证候诊断:脾肾亏虚证。

西医诊断:慢性萎缩性胃炎伴重度肠化,轻度异型增生。

治法:健脾益肾。

处方:太子参 10 g,黄芪 15 g,丹参 9 g,炒白术 10 g,法半夏 6 g,麦冬 15 g,仙鹤草 15 g,炒薏苡仁 15 g,续断 10 g,杜仲 10 g,巴戟天 10 g,菟丝子 10 g,白花蛇舌草 15 g,葛根 10 g,炒山楂 12 g,炒神曲 12 g。30 剂,日 1 剂,水煎服。并嘱定期复查胃镜。

二诊(2021 年 1 月 14 日):患者大便已成形,仍口干、腰酸、乏力。舌红,苔薄少,脉细。处方:原方加桑寄生 15 g,半枝莲 15 g。60 剂,日 1 剂,水煎服。嘱5 个月后复查胃镜。

三诊(2021 年 3 月 17 日):患者饮食不节易于腹泻,大便偏溏,日行 1 次,畏寒,腰酸,寐可。苔薄少,舌边有齿印,脉细。另有慢性鼻炎。辅助检查:2021 年3 月 9 日复查胃镜示慢性浅表性胃炎伴肠化,未见萎缩,未见异型增生。处方:太子参 10 g,炒白术 10 g,炒山药 15 g,炒薏苡仁 15 g,黄芪 10 g,煨葛根 10 g,焦山楂 12 g,焦神曲 12 g,仙鹤草 15 g,白花蛇舌草 15 g,辛夷 2 g(包煎)。60 剂,日1 剂,水煎服。

(二)心得体会

治疗慢性萎缩性胃炎总的治法可概括为益气活血,健运脾胃。在具体用药上,遵循气血为人身立命之本。用黄芪、太子参(或党参)二药,益气健脾,补气为主,扶正固本;丹参为活血补血要药,既可活血通络,又可养血生血;炒白术、炒薏苡仁补中健胃,运脾燥湿;仙鹤草一味,为治疗脾胃病必备之品,其能健胃补虚清热止血;白花蛇舌草,清热解毒,现代药理研究,白花蛇舌草可抑制肠上皮化生,防止萎缩性胃炎发生肠上皮化生,发展为肿瘤,正所谓"防患于未然",体现了"治末病"之思想;甘草缓中,调和诸药。此方名为二参三草汤,全方共八味药物组成,是孟河医派之用药轻清纯正使然,亦是中医中药"简便效廉"使然。方虽八味,但效专利宏,临床上对久治不愈之萎缩性胃炎,常可出奇制胜。

慢性萎缩性胃炎以气虚血瘀为总构,但又有兼夹气滞、痰湿等之不同,故应综合辨证,药随证转,灵活变通。如见胃脘痛及两胁,口苦反酸,情志不调,脉弦等,则合柴胡疏肝散加减;如胃脘胀满,恶心呕吐,肠鸣下利,不思饮食,舌苔黄腻,脉滑等,则合散结消痞、和胃降逆之半夏泻心汤加减;如见胃脘隐痛或灼痛不欲食,口干舌燥,舌红少苔,脉细数等,则与养阴益胃之沙参麦冬汤加减。此外,在辩证用药的同时,还结合辨病施治,使针对性更强。如患者有幽门螺旋杆菌感染,认为此为脾胃湿邪中阻之候,每加用苍术、厚朴、藿香、佩兰、石菖蒲、黄芩、蒲公英等清化湿热;如遇胆汁反流,则辨为肝胃不和,胆失通降,故用柴胡、枳壳、白芍、郁金等疏肝和胃而显效。

二、高洪雪医师跟诊医案记录二

(一)孙向红名老中医药传承工作室医案

金某,男,62岁,2020年11月15日初诊。

主诉: 胃脘部胀满不适1月。

现病史: 患者近1月来胃脘部胀满不适,偶有嗳气,无反酸,大便尚调,夜寐欠安。症见:胃脘胀满,食后尤甚,嗳气,无反酸,大便不爽,日行1次,苔黄,舌体胖大,脉细。

体格检查: 双肺呼吸音清,未闻及干湿性啰音。心律齐,各瓣膜听诊区未闻及杂音,腹软,上腹部轻压痛,无反跳痛,余腹部无压痛。

辅助检查: 2020年11月1日查胃镜示浅表性胃炎。病理示:(胃角)中重度慢性萎缩性胃炎并部分腺体轻度不典型增生。

中医诊断: 胃痛。

证候诊断: 肝郁脾虚证。

西医诊断: 中重度慢性萎缩性胃炎并部分腺体轻度不典型增生。

治法: 疏肝和胃,益气健脾。

处方: 柴胡10 g,枳壳10 g,香附12 g,太子参10 g,黄芪10 g,炒白术10 g,炒薏苡仁15 g,莪术10 g,仙鹤草15 g,白花蛇舌草15 g,丹参15 g,炙甘草5 g。14剂,日1剂,水煎服。

二诊(2020年11月29日): 胃脘胀满稍减,仍食后尤甚,嗳气,无反酸,口干,大便日行1次。舌红,苔薄黄,脉细。证仍属脾胃气虚,前方治疗有效,守方加减,治再加麦冬15 g。14剂,日1剂,水煎服。

三诊(2020年12月13日): 胃胀缓解,仍嗳气、口干,无反酸,大便日行1次,夜寐欠佳。舌红,苔薄黄,脉细。前方加佛手5 g,百合15 g。14剂,日1剂,水煎服。

四诊(2020年12月27日): 偶有胃脘部隐痛,伴嗳气,无反酸,口干、口苦,大便日行1次。舌红,苔薄黄,脉细。前方减黄芪,加炒白芍15 g。14剂,日1剂,水煎服。

五诊(2021年1月10日):胃脘胀满明显减轻,胃痛不著,仍伴嗳气,无反酸,口干口苦,大便日行1次,眠差。舌红,苔薄黄,脉细。前方减白芍,加玉竹15 g。14剂,日1剂,水煎服。

六诊(2021年2月17日):脘胀、寐差好转,目赤,大便调。舌红,苔薄黄。复查胃镜示慢性胃炎伴糜烂,十二指肠炎,食管中段隆起;病理示(胃角)中度慢性浅表性胃炎,间质水肿,局部淋巴组织增生。HP(一)。治再益气和胃巩固疗效。处方:太子参10 g,炒白术10 g,炒薏苡仁15 g,仙鹤草15 g,白花蛇舌草15 g,丹参15 g,炙甘草5 g,麦冬15 g,佛手10 g,百合15 g,黄芩10 g,海螵蛸15 g(先煎),急性子10 g。14剂,日1剂,水煎服。

(二)心得体会

慢性萎缩性胃炎是指胃黏膜上皮遭到反复损害后导致的黏膜固有腺体萎缩甚至消失为特征的消化系统常见病、多发病、难治病之一。本病发病率随年龄增长而增高,约占胃镜受检患者的13.8%,在胃癌高发区可达28.1%,胃癌病例50%以上有萎缩性胃炎病史,本病与胃癌的发生有密切关系,伴肠上皮化生和异型增生者,胃癌发生率达9%~10%,在我国为7%。因此,慢性萎缩性胃炎与胃癌的发生有密切关系。世界卫生组织1978年把本病定为癌前疾病或癌前状态,而在慢性萎缩性胃炎基础上伴发的肠上皮化生和异型增生,则是胃癌的癌前病变。一般认为,胃黏膜发生肿瘤并非由正常细胞一跃而变成癌细胞,而是一个由量变到质变的多步骤癌变过程。

目前中医治疗慢性萎缩性胃炎主要采用辨证施治,认为本病病因病机错综复杂,证属本虚标实,病情迁延难愈。患者多因饮食不节,劳倦过度,情志失调等因素,逐步形成虚实夹杂,寒热并见的证型,最终呈现出脾虚、气滞、血瘀的病理变化。

慢性萎缩性胃炎初期以实证为主,大多与情志不遂、气机郁滞有关,进而气郁化热化火,即所谓"气有余便是火",形成肝胃郁热证。选方选药应遵循"脾以运为补,胃以通为补,肝以敝为补"这一原则,以补虚为主,少佐率散之品。该病的中期以虚证为主,或胃阴不足证,或脾阳虚。此期治疗阳气虚者当温阳益气,胃津不足者当养阴益胃,但养阴药大多阴柔,容易碍胃,造成食欲不振,或阻滞气机造成气机郁滞,故当稍加理气醒脾的药物防止滋腻。该病之后期往往虚实夹杂、气血同病、肝脾失调,最常见的临床证型就是脾虚气滞、肝胃失和。因为肝郁气滞最易犯脾土,导致脾胃虚弱,日久形成瘀血,造成湿、热、瘀互相胶黏不解的局面,胃膜脉络瘀滞,更加重了脾胃的损伤。治疗当以益气摄血,夹瘀与活血同用。临床过程当中不论虚实,都还应注意坚守"补而勿滞"的原则,切忌猛投峻补之制,非但脾虚不愈,又易阻滞脾胃气机,加重脘痛胀满症状,此法易闭门留寇,致使邪气留恋、缠绵难愈,所以"补而勿滞"的另一含义是在补虚益气的同时,适当佐用疏理气机的药物。

此外,慢性萎缩性胃炎患者饮食宜清淡,忌暴饮暴食、过饥。不宜进食粗糙、煎炸、肥甘、过冷、辛辣等食物,应戒烟忌酒,饮食要定时定量、少食多餐,常吃蘑菇、黑木耳、酸牛奶及山楂制品等偏酸性的食物。情志因素在慢性萎缩性胃炎的发病与治疗过程中起相当重要的作用。"肝为起病之源,胃为传病之所",情志愉悦,肝气条达,胃气和降,则运化水谷功能正常。在慢性萎缩性胃炎诊疗过程中,应十分注重心理疏导,告诫患者,欲根除此疾,宜心胸豁达,怡情悦性,尽力保持心情舒畅,避免精神刺激、不宜全仗药石攻治。正所谓:"告之以其败语之以其善,导之以其所便,开之以其苦,虽有无道之人恶有不听者乎。"患者还可以根据自身的体质状况及年龄等采取适当的方式进行锻炼,生活起居要有规律,保证充足的休息和睡眠,注意防养。

中医治疗慢性萎缩性胃炎,在病因上应把握"虚""毒""瘀"三点;在治法上应以杀毒祛瘀为主,并始终不忘补虚,佐以理气开郁;重视心理疏导,指导患者适时调摄饮食起居,预防和减少复发。

参考文献

[1] 程华,姜艾利,鲁野.萎缩性胃炎一病二治[M].北京:中国科学技术出版社,2021.

[2] 杜艳茹,王彦刚,柴天川.慢性胃炎中西医诊疗[M].北京:中国中医药出版社,2019.

[3] 杨倩,韩培英,刘建平.慢性萎缩性胃炎一问一答[M].石家庄:河北科学技术出版社,2020.

[4] 黄明河.黄明河临证论治思路与验方效案精选[M].上海:上海科学技术出版社,2019.

[5] 缪佳蓉,缪应雷,南琼,等.消化内科专家门诊胃肠疾病问答[M].昆明:云南科技出版社,2019.

[6] 赵芸,田传鑫,郭艳苓.杏林春暖 张义明医案选辑[M].天津:天津科学技术出版社,2020.

[7] 白长川.脾胃新论[M].北京:中国中医药出版社,2019.

[8] 宗湘裕.脾胃病论治集要 杜长海医论医案经验集[M].北京:中医古籍出版社,2019.

[9] 黄政德,李鑫辉.脾胃病保健一本通[M].北京:中国中医药出版社,2020.

[10] 王道坤.守正传承岐黄术 王道坤与敦煌医学学派[M].北京:科学出版社,2021.

[11] 张杰.杏林积铢 张杰临证验案辑录[M].上海:上海科学技术出版社,2019.

[12] 胡玲,刘凤斌.劳绍贤中医脾胃病学术经验集[M].北京:人民卫生出版社,2020.

[13] 杜发斌,蔚林兰.跟中医专家学养生[M].郑州:河南科学技术出版社,2020.

[14] 王松坡.慢性胃炎的中西医结合治疗[M].北京:科学出版社,2020.

[15] 莫蓓蓉,王莉.常见病饮食调养一本通[M].北京:电子工业出版社,2021.

［16］王付.王付经方合方辨治疑难杂病［M］.郑州:河南科学技术出版社,2019.

［17］肖国辉,陈辉.慢性胃炎与健康［M］.成都:四川大学出版社,2020.

［18］刘绍能.中医消化科医师处方手册［M］.郑州:河南科学技术出版社,2020.

［19］李合国.慢性胃炎中医调治问答［M］.北京:中国医药科学技术出版社,2020.

［20］傅峪松.社区中医内科简明手册［M］.北京:中国中医药出版社,2019.

［21］王松坡.慢性胃炎的中西医结合治疗［M］.北京:科学出版社,2020.

［22］胡玲,刘凤斌.劳绍贤中医脾胃病学术经验集［M］.北京:人民卫生出版社,2020.

［23］张舒民,严余华.医养结合医师手册［M］.长春:吉林大学出版社,2020.

［24］吴祝平,时乐.真州杏林传承集萃［M］.北京:中国中医药出版社,2019.

［25］唐鸣歧,王辉.孙明辉医疗经验集［M］.北京:科学技术文献出版社,2020.

［26］吉跃进,沈洪,朱磊.中药治疗慢性萎缩性胃炎研究进展［J］.中华中医药学刊,2021,39(5):166-170.

［27］金登卫,李军茹,李强.慢性萎缩性胃炎的中西医研究概况［J］.中国民族民间医药,2021,30(21):72-75＋83.

［28］刘建东.根除幽门螺杆菌对慢性萎缩性胃炎患者消化道症状的影响［J］.中国药物与临床,2021,21(4):663-665.

［29］邵金华,王垂杰.从脾胃论探讨慢性萎缩性胃炎［J］.中国中医药现代远程教育,2021,19(3):68-70.

［30］钱洪印,吕冠华.解郁法在慢性萎缩性胃炎中的应用［J］.云南中医中药杂志,2021,42(10):15-18.